中医脾胃的中西医结合研究

尹光耀

U0332682

东南大学出版社
SOUTHEAST UNIVERSITY PRESS

内容提要

本书是作者长达 20 多年用中西医结合的方法对中医脾胃研究的成果。作者详细地论述了中西医结合研究的科学性,中医三个基本概念的中西医结合研究,中医脾胃研究的思路,中医脾胃的中西医研究的基础,脾虚证慢性胃炎胃黏膜癌前病变的现代病理、病理生理和治疗学基础,脾虚证慢性胃炎胃黏膜癌前病变中西医结合的病理与治疗以及与脾胃相关的肝胆的中西医结合研究等。本书内容丰富,科学性、先进性、实用性与推广应用性强。

本书可供中医、西医、中西医结合的医务工作者与研究工作者阅读。

图书在版编目(CIP)数据

中医脾胃的中西医结合研究 / 尹光耀著. — 南京:
东南大学出版社,2018.11
 ISBN 978 - 7 - 5641 - 8010 - 2

 Ⅰ. ①中… Ⅱ. ①尹… Ⅲ. ①脾胃病-中西医结合研究
Ⅳ. ①R256.3

中国版本图书馆 CIP 数据核字(2018)第 215714 号

中医脾胃的中西医结合研究

出版发行	东南大学出版社
出 版 人	江建中
社　　址	南京市四牌楼 2 号
邮　　编	210096
网　　址	http://www.seupress.com
经　　销	新华书店
印　　刷	江苏扬中印刷有限公司
开　　本	889 mm×1194 mm　1/16
印　　张	21.75
字　　数	300 千字
版　　次	2018 年 11 月第 1 版
印　　次	2018 年 11 月第 1 次印刷
书　　号	ISBN 978 - 7 - 5641 - 8010 - 2
定　　价	62.00 元

* 本社图书若有印装质量问题,请直接与营销部联系,电话:025 - 83791830。

书中有 15 项西医与中西医结合科技成果通过鉴定会议审核争议达成全体共识的内涵。谨此以诚挚感恩之心纪念与奉献给鉴定委员会中的前辈大师、院士及教授：

裘法祖,吴孟超,沈魁;过晋源,江绍基,郑芝田,张学庸,吴锡琛,肖树东;姜春华,徐景藩,贝叔英;邝安堃,吴咸中,陈可冀,李连达,赵伟康,王建华,廖家桢,谢竹藩,匡调元,陈士奎,危北海等;业师林克、季钟朴。

尹光耀于无锡市第三人民医院,2018 年 5 月 18 日

前　言

　　科学的殿堂建筑在崎岖的峰巅,有志者百折不挠,自能攀登。不少毕生致力于中西医结合研究的科学工作者,开辟了全球医学界众所瞩目的中西医互补的新领域。

　　1981 年我首先在国内完成由猪小肠黏膜中提取胆囊收缩素(CCK)胆囊造影术临床研究,论文发表于《中华消化杂志》。同年,参加中国中西医结合研究会成立大会暨全国中西医结合学术讨论会,从此走上中西医结合研究的道路。

　　我采用的自主性检测指标有:人体胃黏膜第二信使物质,人体胃黏膜、上皮细胞核、线粒体及其微量元素和氧化物;设计"病证结合"互补整合模式,采用扫描电镜、透射电镜、能量色散 X 射线分析仪,IBAS 数字图像显微分光光度计系统、免疫组织化学染色、基因表达染色和生物化学等现代科学技术手段的 38 项指标同步检测,在整体性、局部性、时相性、功能态、结构态和代谢态进行内在联系的研究。在国内外首先提出:"中西医结合胆石成因""脾虚气滞证胃病""脾虚气滞证慢性胃炎伴有不完全性结肠型肠化生有癌变倾向""中药治疗可以逆转肠化生""证候、证型和证三个不同内涵概念""有证有病,有证无病,无证有病""中医五脏,每脏都由'有形之脏'和'无形之脏'组成"等中医现代新观点新概念新理论;病证结合方法学奠定了"病证结合医学体系"的基础;这一系列科研成果,每次鉴定会基本上都有 1～2 位院士参加,2006 年一个鉴定会有 5 个院士、4 位资深教授参加。

　　6 次参加世界级学术大会作了主题报告,如 2001 年 10 月在 APEC 会议上演讲"二十一世纪中西医结合研究的发展趋向"。被欧洲、美洲和东南亚诸国邀请作为访问学者在各国往返多次;应庞鼎元基金会、孙逸仙基金会和李嘉诚基金会邀请在香港大学和澳门科技大学作专题讲座。

时序改,风雨变,世事易,皱纹添,华发白,春去秋来,夜深人静,抚案冥思,深感有责任把数十年对"脾胃"临床与实验研究的学术成果总结于后,谨供同仁诸公在推进中医药学融汇入现代主流医学的过程中批判取舍。倘能起一些抛砖引玉的启迪作用,我也就对得起自己了。

我想要说的有很多,但简而言之是:希望年青代汲取我一些有价值的,摒弃或修正我一些不足的学术观点,这就是新陈代谢,就是进步。要牢记今日的创新就是明日的传统,传统要在不断的更新中才有生命力。我倡议:"萃取全世界各民族传统医药技术之精华,扬弃其陈腐,在不断的比较研究中形成相对统一的理论,由理论推动技能发展,又由技能促进理论完善。通过'同途同归'或'殊途同归'使创建'世界通适现代医学'成为现实。"

是书所有实验研究资料与数据均来自作者亲力亲为的工作。我学会扫描电镜、透射电镜和能量色散 X 射线分析仪(能谱仪)操作技术,在地质部江苏省无锡市地质石油实验中心进行扫描电镜和能谱仪观察胃黏膜、胆囊黏膜和胆结石变化及其微量元素和氧化物测定;后来这个工作转移到上海复旦大学,这里实验室的仪器设备更全面更先进。

医学既有自然科学的属性,又有社会科学的属性。医学家必须特别重视人文领域,了解当下社会心理压力过重,心理障碍表现从脾胃病扩展到各个脏腑病,从儿童开始到老年各个年龄阶段都在迅速蔓延。医生在治疗疾病时要整体考虑。《素问·阴阳应象大论》曰:"思伤脾。"儿童课本学习负担超负荷,思想精神负担超负荷,必然导致得脾胃病,千万不要疏忽心理因素,一定要注意心理疏导,防治由"脾胃"泛化的心理障碍疾病。

尹光耀于无锡市第三人民医院,2018 年 04 月 18 日

目　录

第一章 ▶▶ 中西医结合研究的科学性

　　中西医学的发源地不同,形成了两种不同的医学体系。西方医学在西方科学技术的推动下,从 16 世纪开始,逐渐脱离了经典医学的束缚,走上了实验医学的道路,认识问题的方法从整体走向了分析,解剖学和实验生理学成为西医学的主要研究方法;医学的模式也逐渐转向了"生物医学模式"。中医仁人志士的呼吁和奋争成为中医生存发展的主要力量。民间广泛应用中医的现实,是中医不能灭亡的社会基础。经过百余年的碰撞,中西医都在反省着自己,都互有领悟,特别是中医,深感自己的不足。因此,中医在学习西医知识方面表现得特别积极;部分西医也在实践中常感到对某些病的乏术而转向中医寻找方法,彼此都感到有必要向对方学习。中西医结合工作者处在中西医的夹缝中,现在尚没有能建立起自己的理论体系。中西医结合队伍中至今没有出现"高明的理论家"。所以我们必须要重视探索中西医结合的科学性问题!

　　高新科技的不断涌现,为医学工作者在诊断、治疗、预防、康复、保健等方面能够提供技术上的平台。光子作为信息的载体,可在体内脏器甚至细胞内传递信息到体表;光子作为能量的载体,可以通过对人体自身平衡系统的调节,或改变血液流变学性质,改善血液循环。应用光子学的理论和技术进行定性、定量或半定量研究,推动中西医结合医学的理论和临床研究水平的提升。

　　有的学者把"中医研究的对象看做是'形上属性(证候)的人',把西医研究的对象看做是'形下属性(组织器官、细胞、分子)的人';中医依赖系统方法,西医依赖还原方法,这两种研究对象和方法根本不同",我恰恰认为形而上形而下是一体的,"一分为二""合二为一"也是一体的,是一个体的两个面。系统论方法与还原论方法必须综合应用。人体结构具有稳定性,又具有变易性。人体生命科学是最复杂的一门学问。中医学和西医学以及全世界各民族的传统医药技术都应当互通有无,取长补短,互相补充、互相促进、互相渗透,新陈代谢,最终创建"世界通适现代医学"。

中医诊治疾病以"辨证论治"为基础,西医则以"辨病施治"为基础,两者各有特色,但都存在一定的局限性。1933 年初杨则民在浙江中医专科学校校友会刊发表《内经之哲学检讨》一文提出"辨病与辨证相结合"的主观设想。20 世纪 80 年代初很多学者又沿用"辨病与辨证相结合",做中药临床疗效观察为主的工作。"病证结合"诊断不同于"病证双重诊断",对此,以往缺乏深入系统的比较研究,如"病证结合"的内在联系如何?"病证结合"研究方法本身的科学性如何?至今中医和中西医结合的学者没有一篇论文予以正面回答。笔者从 20 世纪 80 年代初至 2000 年,历时 20 余年,对同一器官组织细胞的不同病种间,采用多层次、多角度和多指标(包含有分子生物学、原子生物学和亚细胞病理学指标)进行系统深入的研究,得出结论:①那些指标变化在"病证结合"间差异有显著性,有规律性,可以证明"病证结合"研究方法是科学的;②基本创立"病证结合"医学体系框架结构,如"病证结合"病理学、"病证结合"病理生理学、"病证结合"临床分型和"病证结合"治疗学,并奠定了它的理论基础。

一、"病证结合"研究方法学

"证"不同于"病"又与病相关。西医慢性胃病分为慢性浅表性胃炎、慢性萎缩性胃炎和胃癌;又可分为慢性良性胃病如慢性浅表性胃炎、慢性萎缩性胃炎;慢性恶性胃病(如胃癌)。中医脾虚证一般常见有脾气虚证、脾阳虚证、脾阴虚证和脾虚气滞证。

脾气虚证和脾阳虚证胃黏膜既可有西医器质性病变存在(G 型),也可有西医无器质性病变存在(F 型);脾阴虚证和脾虚气滞证胃黏膜均有器质性病变存在,且病变程度也较 G 脾气虚证与 G 脾阳虚证为重,差异显著($P<0.05\sim0.01$)。

(一) 技术设备与应用

1. 组织细胞病理学进行慢性胃炎、肠化生(intestinal metaplasia, IM)和不典型增生(atypical hyperplasia, ATHP)的诊断与分度(轻、中、重)见图 1 - 1 至图 1 - 3。轻度和中度不典型增生现在称为低级别上皮内瘤变(low grade intraepithelial neoplasia, L-IN),见图 1 - 4;重度异型增生、原位癌和黏膜内癌称为高级别上皮内瘤变(high grade IN, H-IN)。

2. 胃膜组织化学染色切片经 $AB_{pH2.5}$/PAS、HiD/$AB_{pH2.5}$ 和 HiD/$AB_{pH2.5}$/PAS 染色,进行 IM 分型为:完全性小肠型化生(complete small intestinal metaplasia, IM I_a)、不完全性小肠型化生(incomplete small intestinal metaplasia, IM I_b)、完全性结肠型化生(complete colonic intestinal metaplasia, IM II_a)、不完全性结肠型化生(incomplete colonic intestinal metaplasia, IM II_b)(图 1 - 8)。

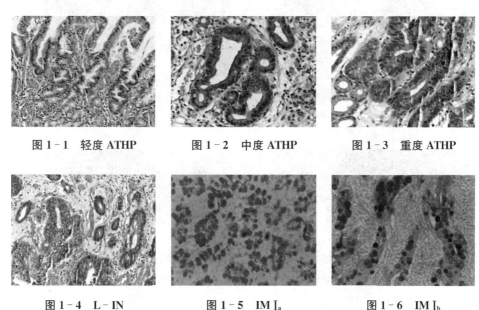

图 1 - 1　轻度 ATHP　　　图 1 - 2　中度 ATHP　　　图 1 - 3　重度 ATHP

图 1 - 4　L - IN　　　图 1 - 5　IM I_a　　　图 1 - 6　IM I_b

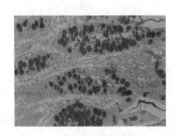

图1-7　IMⅡ_a

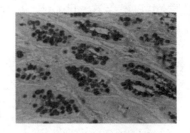

图1-8　IMⅡ_b

3. 放射免疫方法测定血浆和胃黏膜组织内环磷酸腺苷（cyclic adenosine monophoshatec，AMP），氚胸腺嘧啶核苷掺入淋巴细胞转化试验（³H-TdR lymphocyte transfer rate，³H-TdR LCT）。

4. 酶学与生物化学检测方法测定超氧化物歧化酶（superoxide dismutase，SOD）和血清过氧化脂质（serum lipid peroxide，LPO）。

5. 501B型扫描电镜附9100/60型能量色散X射线分析仪（能谱仪）进行胃黏膜组织细胞形貌超微结构和微量元素分析（Zn、Cu、ZnO、CuO）（图1-9~图1-15）。

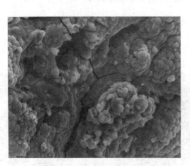

图1-9　胃黏膜形态

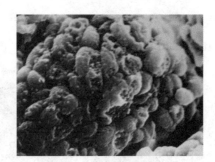

图1-10　胃黏膜形态

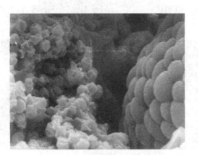

图1-11　胃黏膜形态

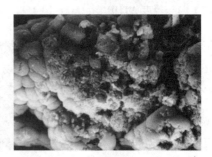

图1-12　胃黏膜形态

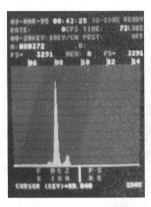
图 1-13 微量元素

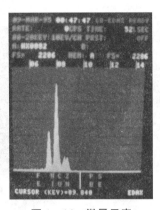
图 1-14 微量元素

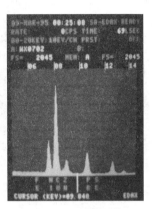
图 1-15 微量元素

6. CM200FEG 型透射电镜(TEM-PHILIPS)附 9100/60 能谱仪进行亚细胞结构(细胞核、线粒体超微结构)与微量元素分析(图 1-16～图 1-23)。

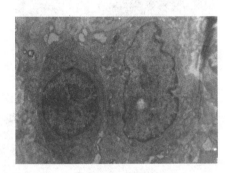
图 1-16 细胞核

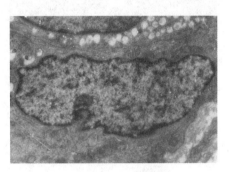
图 1-17 细胞核

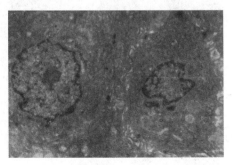
图 1-18 细胞核

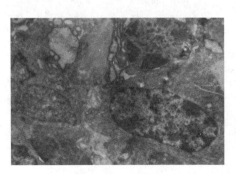
图 1-19 细胞核

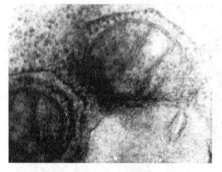

图1-20　线粒体

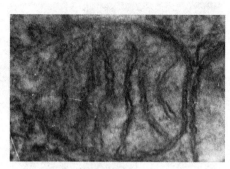

图1-21　线粒体

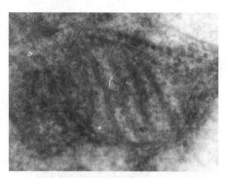

图1-22　线粒体

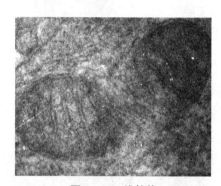

图1-23　线粒体

7. AS数字图像显微分光光度系统进行细胞核脱氧核糖核酸(deoxyribonucleic acid,DNA)测定(图1-24～图1-26)。

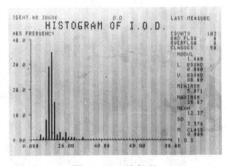

图1-24　线粒体

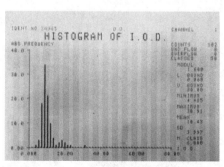

图1-25　DNA

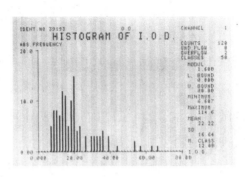

图 1-26 DNA

（二）指标的病理、病理生理意义和临床价值

体内 cAMP 对脾虚证和胃黏膜肠化生的发生、发展和转归起着十分重要的作用。cAMP 对细胞增殖周期的影响是随其浓度的改变呈双向调节的。cAMP 低，细胞的分化抑制、分裂加速，使一些非分裂周期的细胞进入分裂周期，干扰了通过蛋白激酶对基因调节的过程，DNA 的正常碱基组成或顺序（基因）发生变更，原来被编码的蛋白质（包括酶）将无法合成，或合成一些异常的蛋白质，以致改变了遗传的表现，引起胃黏膜细胞肠化生改变、间变，甚至癌变。脾虚证的产生，既可以是消化系统本身病变引起的，也可以是神经体液调节功能障碍引起的。测量组织 cAMP 和 cGMP 含量，能直接反映组织细胞代谢和病理生理状态。cAMP 在脾虚证发生、发展和转归中起着十分重要的作用。血浆 cAMP 降低反映交感神经系统（包括嘌呤能神经）功能低下，副交感神经的功能相对亢进，因而出现脾虚证的临床表现，诸如脉缓弱、舌淡胖有齿印、脘闷腹胀、肠鸣便溏、胃纳差和口泛清涎等症。胃黏膜肠化生、细胞癌变和脾虚证三者间存在密切的内在联系，可能是通过 cAMP 量变引起细胞代谢、细胞免疫功能和自主神经调节功能的改变而起作用的。

胃黏膜 cAMP 随着：①无肠化生、小肠型肠化生和结肠型肠化生顺序递减；②完全性至不完全性小肠型肠化生，完全性至不完全性结肠型肠化生顺序递减；③良性胃病至胃癌顺序递减。肠化生率、结肠型肠化生率和不完全性结肠型肠化生率和胃癌率,则脾虚气滞证较脾气虚证为高($P<0.05\sim0.01$),差异显著。

Zn、Cu 在胃黏膜中的含量随着脾气虚证和脾虚气滞证顺序递减,随着正常细胞区至病变细胞区顺序递减($P<0.05\sim0.001$),差异显著。Zn、Cu 是人体必需微量元素。Zn 在体内是碳酸酐酶、DNA 聚合酶、肽酶和磷酸酶等百余种酶的重要组成部分和激活剂。它通过调节这些酶的活性,参与和控制糖、脂类、蛋白、核酸和维生素的代谢,争夺硫醇抑制自由基反应。Cu 在体内参与 30 多种蛋白和酶的组成,调节脂肪代谢,影响细胞呼吸和细胞分裂。机体缺 Zn、Cu 时,会干扰味觉素和胰岛素的合成,影响 Fe 代谢,于是出现味觉迟钝、食欲不振、乏力倦怠、面黄神疲等脾虚证候。随着 Zn、Cu 缺乏程度的加重,脾气虚证向脾虚气滞证发展。机体组织细胞缺 Zn、Cu 时,DNA、RNA 和蛋白合成受到影响,细胞呼吸、分裂、生长和分化也受到影响,进而影响免疫功能,造成了机体对癌瘤的易感性。检测胃黏膜微量元素的结果证实,Zn、Cu 含量,胃癌比良性胃病,病变细胞区比正常细胞区,脾虚气滞证比脾气虚证均有显著降低;胃癌的脾虚气滞证发生率又远高于良性胃病($P<0.05$),差异显著。提示胃癌、脾虚气滞证与胃黏膜 Zn、Cu 之间存在密切的内在联系。因此,胃黏膜 Zn、Cu 检测可作为脾虚证研究的客观指标之一。

二、20 余年研究的总结

(一)"病证结合"研究方法学的科学性

1. 分子生物学和原子生物学指标量变和机制支撑了中西医"病证结合"的科学性   血 cAMP、SOD、^{3}H-TdR LCT 与胃黏膜 cAMP 和 Zn、Cu、ZnO、CuO 含量,以及线粒体内 Zn、Cu 含量变化,随着健康对照组→F 脾气虚证组→F 脾阳虚证组→有病无证组→G 脾气虚证组→G 脾阳虚证组→脾阴虚证组→脾虚气滞证组的顺序递减($P<0.05\sim0.01$),随着慢性浅表性胃炎组→慢性萎缩性胃炎组→胃癌组的顺序递减

（$P<0.05\sim0.01$）；而细胞核 DNA、Zn、Cu 和血 LPO 含量变化，胃黏膜组织切片 P53、Ki-67、C-erbB$_2$、P21ras 表达率则随着以上顺序递增（$P<0.05\sim0.01$），差异显著。

以上变化证明：①cAMP、Zn、Cu 在体内是通过影响自主神经系统和酶系统而对神经-体液-免疫调节系统和组织细胞活动起作用的，是"病证结合"脾虚证胃病的病理生理反应的物质基础。②中医脾虚证和现代胃病与分子生物学和原子生物学活性物质有着密切的内在联系，支撑了中西医"病证结合"的科学性。

2. 织细胞病理学和亚细胞病理学支撑了中西医"病证结合"的科学性 扫描电镜观察到胃黏膜非病灶处胃窦、胃体内的"背景病变"（微小溃疡，灶性萎缩性胃炎和肠化生）的发生率，透射电镜观察到胃黏膜上皮细胞核与核仁增大、分叶核增多、染色质密集和线粒体退变等的变化，随着健康对照组→F 脾气虚证组→F 脾阳虚证组→有病无证组→G 脾气虚证组→G 脾阳虚证组→脾阴虚证组→脾虚气滞证组顺序递增；随着慢性浅表性胃炎→慢性萎缩性胃炎→胃癌顺序递增；随着胃黏膜肠化生完全性小肠型→不完全性小肠型→完全性结肠型→不完全性结肠型顺序递增；随着胃黏膜轻度不典型增生→中度不典型增生→重度不典型增生顺序递增（$P<0.05\sim0.01$）。线粒体及其嵴的数量，则随着以上顺序递减（$P<0.05\sim0.01$），差异显著。

基本排除了心、肺、肝、胆、胰、肾、肠等脏器疾病的 188 例脾虚证患者和 42 例志愿献血者的胃黏膜，采用组织病理学、组织超微结构和上皮细胞超微结构的检测发现：F 脾气虚证、F 脾阳虚证与健康对照组比较，胃黏膜组织病理学上均无典型的器质性病变存在，可谓有证无病，但在上皮细胞亚微结构如线粒体则有质量下降的趋势（$P<0.05$）；G 脾气虚证、G 脾阳虚证、脾阴虚证和脾虚气滞证与上述 3 组比较有本质上的不同，均有器质性病变存在，可谓有证有病；G 脾气虚证和 G 脾阳虚证中慢性浅表性胃炎与慢性萎缩性胃炎偏向轻、中度，脾阴虚证和脾虚气滞证中慢性浅表性胃炎与慢性萎缩性胃炎偏向中、重度。

胃黏膜炎症细胞浸润程度、不完全性结肠型肠化生发生率、非病灶区胃黏膜内灶性萎缩性炎变、肠化生和微小溃疡等"背景病变"的发生率、上皮细胞核质比＞1 的发生率、核分叶的发生率、染色质周间颗粒密集的发生率、核仁肥大的发生率、线粒体退变的发生率等,它们随着 G 脾气虚证、G 脾阳虚证、脾阴虚证和脾虚气滞证的顺序递增,而线粒体和嵴的数目,则随上述顺序递减。这些变化在 G 脾气虚证和 G 脾阳虚证之组间,在脾阴虚证和脾虚气滞证之组间,无显著性差异;在脾阴虚证、脾虚气滞证两组与 G 脾气虚证、G 脾阳虚证两组之间,则有显著性差异($P<0.05\sim0.01$)。由此证明:①脾虚证既可发生在胃黏膜器质性病变的基础上,也可发生在胃黏膜无器质性病变的基础上;②脾虚证证候既可产生于胃黏膜组织结构病变之先,也可产生于胃黏膜组织结构病变之后;③脾胃病的功能改变与结构改变互为因果,相互影响;④脾虚证型的发展演化与胃黏膜病变的程度有密切的内在联系;⑤脾虚气滞证胃病以细胞核蛋白合成代谢旺盛、线粒体能量代谢衰微为特征,也就是以细胞分裂增殖加速、细胞分化障碍为病理特征;脾气虚以细胞核、线粒体二者代谢同步衰攲为特征,也就是以细胞早衰老化为病理特征。

以上组织细胞病理学和亚细胞病理学在中医脾虚证和现代胃病间有着密切的内在联系,支撑了"病证结合"的科学性。

(二)"病证结合"的临床分型

1. 中医"证"的现代概念　中医的"证"是致病因子与机体的防卫因子在疾病发生过程中机体整体性、局部性、阶段性(即时相性、动态性)的生理与病理的动态抗争,表现为人体结构态、代谢态、功能态同步变化的层次和水平,随着疾病发展,机体整体性、局部性、阶段性(三性),代谢态、结构态、功能态(三态)同步变化的层次和水平的不同,证的转归和演化也不同,如果向"肾"的层次和水平发展,则脾气虚证演化为脾肾阳虚证。如果向气滞血瘀的层次和水平发展,则脾气虚证演化为脾虚气滞证。如果向生理态发展,脾气虚证就向康复转归。由此可见,中医"证"本质是证既不同于病,又与病相关,所以疾病过程中机体三性三态同步变化的层次和水平也不同,是非特异性的综合征。证可以从多层次相关性指标的量变范围综合判断三性三态的层次和水平,合参诊断。临床上往往有"同病异证""异病同证""有病有证""有病无证"和"无病有证"的表现。

2. "病证结合"的病与证之间存在量化关系 中医脾虚证与现代胃病有着密切的内在联系,中西医结合有助于建立新的临床分型。分子生物学和原子生物学指标量变和组织细胞病理学和亚细胞病理学的变化是临床分型的物质基础。G脾气虚证和G脾阳虚证多见于轻、中度慢性浅表性胃炎与慢性萎缩性胃炎,脾阴虚证和脾虚气滞证多见于中、重度慢性浅表性胃炎与慢性萎缩性胃炎和不完全性结肠型化生、中度不典型增生。胃黏膜病变的程度与脾虚证型的演化互为因果。

3. 完整的"病证结合"的胃炎分类诊断标准和临床分型 一个完整的"病证结合"胃炎分类诊断标准应包括6个组成部分:①病因学(病因和相关致病因素)诊断;②中医辨证分型(单纯性脾虚证或虚实相夹证或多脏腑混合证)诊断;③疾病阶段(急性或慢性)诊断;④胃黏膜形态(胃镜检察:胃黏膜皱襞肥大或皱缩、黏膜红斑渗出或菲薄血管症透见、黏膜扁平、糜烂出血或黏膜隆起糜烂出血、有无胆汁反流)诊断;⑤黏膜组织结构(炎症是浅表性或萎缩性,其程度如何;炎症是活动性或是非活动性;是否伴发肠化生,肠化生属何种类型;是否伴发不典型增生,程度如何)诊断;⑥胃的功能与代谢状态(胃酸、胃蛋白酶活性和胆汁酸测定;胃内压力和胃电测定)诊断。完整的综合诊断是合理而高效的治疗学基础,同时,也包含三性、三态的诊断。

"病证结合"的临床分型,兼顾"病证"的整体性、局部性、阶段性,有助于从纵横交叉的层次切实制订综合治疗的原则和措施。

(三)中西医的临床治疗

采用"病证结合"的临床分型,辨证论治,应用因证而组方的"脾胃平胶囊"和"胃康复冲剂",不仅改善了临床的症状,而且提高了病理疗效。研究发现,它们是通过改善胃黏膜 Zn、Cu、cAMP、SOD 和血清 LPO,^{3}H-TdR LCT 的机制与改善胃黏膜上皮细胞核与线粒体以维护机体内环境适应性调节机制,逆转肠化生与不典型增生。"脾胃平胶囊"和"胃康复冲剂"的应用在疾病过程中随"病证"变化而调整配伍,明显优于不进行辨证而浑用胃苏冲剂的疗效。因"病证"而设的配伍药物,辨证论治,兼顾疾病过程中整体、局部和时相的"三性"特点,因而有较好的疗效。

　　无论哪种治胃药物,只能对某种胃病的某种类型某个阶段有效,不可能对所有类型所有阶段都有相同疗效。中医脾虚证型与现代医学胃炎分类诊断结合起来,必将有助于对慢性胃炎从整体性、局部性、阶段性,结构态、功能态、代谢态,辨证采用最适宜的中西医药配伍治疗,以提高疗效、减少药物的毒副作用,缩短疗程和降低医疗费用。人体是一个有机组合的整体,体内各种组织细胞的结构成分和各种生物活性物质(微量元素系列、酶系列、激素系列和信使物质系列等)都是以一定的含量、一定的量比关系组合而成的。中药复合成分的特性是中药治疗疾病调整病理比值为其治疗学机制之一,从而也就可以解释中药具有对人体多层次多靶点双向调节作用的机理。

三、总结

　　追溯两千年中医"阴阳五行"、"四诊八纲"和"天人合一"的理论,早已包含了"宏观平衡"、"模糊逻辑"和"亚宏观调节"现代科学哲理,证与脏象学说就是其典型的产物。由于传统中医理论的长期封闭性和较少鉴伪性。应用"模糊逻辑"又过于概念化,不很注重定性定位定量,遂致在某些证间的辨证标准界限不清。中医现代化必须从墨守成规的思路中解放出来,消化吸收现代科学哲理的新概念新内容,借鉴现代科学技术一切有用的知识、方法和手段,建立"病证结合"的医学体系。

　　疾病发生的外因,可以来自宏观的宇宙环境与生态条件无常变化以及病原体的不断变异和侵袭;疾病发生的内因,是由于神经-体液-免疫系统的反馈与负反馈的"自稳态"调节下维持机体内环境的动态平衡,以适应外环境变化的机制遭受扰乱或破坏,终于由生理反应变为病理生理反应,而产生疾病。这可能就是《黄帝内经》所说的"正气存内,邪不可干"的现代解说。所以"扶正固本"的新涵义应是"维护和加强机体的自稳态和整合调节作用,提高机体适应性调节能力"。如果仅仅只有一时性的细胞核和线粒体 Zn、Cu 的变化,在机体神经-体液-免疫系统的自稳态和整合作用调节下,可能不至于会产生脾虚证;只有在机体内多种生物活性物质(如 cAMP、LPO、SOD 和细胞核 DNA 等)的量变基础上才能干扰内环境动态平衡的适应性调节机制,产生脾虚证症状,导致细胞变性、坏死,细胞间变、IM、ATHP,甚至癌变。

"辨证辨病相结合"本身就是一个非常大的方法学课题,只有学贯中西的学者才会有此大胆而非凡的主观设想。1933 年杨则民首先提出,1958 年以后岳美中、姜春华两位学者仅仅在口头发表了类似的学术观点,连那些始终强调中西医两种思维模式永远不能结合的学者,也缄默不语,"病证结合"或"证病结合"才能沿用至今,没有被人质疑深思,也没有一位学者对"病证结合"或"证病结合"方法学本身的科学性做过研究。

临床实践应该是检验中西医思维模式能否统一的根本标准。现代中医临床迫切需求对疾病全面认识,是自觉地而不是强迫地进行"病证结合"。中医已经认识到仅从外在症状的变化来认识疾病,虽然是整体的,但不是全面的,特别是对疾病的一些重要的、甚至是关键的许多内在变化和病理程度仅靠外在的症状表现是不能发现和把握的。对疾病重要信息的遗漏,造成的将是治疗上的贻误。疾病是外在症状与内在病理密切联系、不可分割的一个整体,科学地判断疗效也应当是从疾病的整体上去把握,既不忽略外在症状,也不能忽略内在病理。毫无疑义,现代中医临床的中西医诊治方法、手段的结合,根本上就是两种思维模式的结合。

笔者到了不逾矩的年龄总结以前所做的这项开创性研究，不仅证明了"病证结合"方法学本身的科学性，并建立"病证结合"医学体系框架结构，希望新生代的年轻学者们摒弃门户之见，通力合作，对此"病证结合"医学体系的研究继续拓宽研究范围，深入细致研究各个环节，弥补我的疏漏不足并纠正错误之处，使其不断充实完善。

在学术上必须坚守"独立人格，自由思想，求实精神，严谨作风"，耐得住寂寞，耐得住清贫，一代代年轻学者们一定会对中西医不断地"去伪存真""去粗存精""精益求精"，终将会有包容世界各民族传统医药学精华的相对统一的医学科学体系《世界通适现代医学》发展起来，这是我坚信不疑的方向。

"读古人的书，一方面要知道古人聪明到怎样，一方面也要知道古人怎样傻"。这是胡适的话，非常耐人寻味，颇有哲理。古人与今人，由于时空的关系，对不断变化的自然界、劳动生产力和生态环境的认知能力及适应能力是不同的，古人对"药物"性味的认识是通过嗅觉、味觉来判断的，这是原始的化学测知方法，在当时是非常聪明的，到现在科技非常昌明的时代再沿用这套方法就显得有些"傻"了。真正的科学是不断更新不断发展的。再加上胡适另一句"大胆假设，小心求证"，确实是做学问和科学研究的至理名言。

第一节　中医学五脏都由"有形之脏"和"无形之脏"组成

　　30 年来笔者对中医五脏通过临床与现代实验以及文献进行研究，结论是中医脏象学说的各个脏腑，实际上都是以"综合功能"为基础，辅以某些解剖结构而组成的"系统层次"。因而鲜明地体现出中医脏腑在机体中整体联系的特点，如中医"脾胃"（splenica-gaster）是以消化吸收营养代谢功能为主，并包括最易受此影响的器官系统（造血、免疫、肌肉等）的功能，在神经-体液-免疫系统的调节下，协调活动，组合成一个"综合功能的系统层次"；"脾胃"这个"综合功能的系统层次"的机能活动状态，决定着出生后个体的存在发展，故为"后天之本"；又如，"肾"则是内分泌、泌尿生殖功能为主，并包括最易受此影响的器官系统（骨、髓等）的功能，同样在神经-体液-免疫系统调节下，协调活动。这个"综合功能的系统层次"的机能活动状态，决定着种属的繁衍及个体素质的遗传，故为"先天之本"。机体在罹患各种疾病时，由于机体整体性调节和个体遗传素质的影响，疾病对以"五脏"为系统层次的各"综合功能单位"的影响不同，每个个体在整体性、阶段性、局部性、结构态、功能态和代谢态反应的主次和水平也不同，因而产生"异病同证"和"证相演化"的临床现象。

　　在以上研究的基础上，笔者认为中医学的五脏，每个脏都由"有形之脏"和"无形之脏"组成。"无形之脏"是把调节功能产生的相关效应的结果归纳在本脏的范围内。所以中医之脏往往超越现代医学实质性脏器的范畴。中医学在当时的历史条件下虽然没有认识到它所界定的每个脏都由"有形之脏"和"无形之脏"组成的概念,但所采取的辨证论治、"同病异治"和"异病同治"实质上是在弥补当时界定的不足。

传统中医学在古代就采用"五行"学说来表达"五脏相关的理论",确实是天才的发现。我认为不要把"五行"当做实体的物质,而应把它当做"代数"的和有功能的符号(这个功能的界定是否确切是必须商榷和研究的!)。西方医学直到现在才发现器官系统在神经-内分泌-免疫调节系统调节下,以及器官系统运动的动力学相互影响产生"代偿"和"失代偿"的联系。现代医学对器官系统相关性研究有可信的"金指标"将它们显示出来。传统中医学"以象测脏"、"取象比类"和"司外揣内"研究的方法,缺少科学研究的严密性,更多的带有临诊医师各自"经验"的主观设想,判断往往大相径庭,缺乏标准,缺乏深入系统的比较研究,因而更需要进一步从多层次、多角度和多指标进行比较研究,用可信的"金指标"将它们显示出来,提供足够的科学根据,证实"五脏相关理论"的科学性、合理性与可行性,对于提高传统中医学临床治疗水平有重要意义,更是对中西医互补整合建立起一种"相通的逻辑规律"有重要意义。这是对传统中医学的辉煌的创新研究!它的突破口就在"有形之脏"和"无形之脏"的研究方面。

中医学每个脏的"有形之脏"和"无形之脏"也可以通过神经-内分泌-免疫调节系统的指标,采用中医"无穷嵌套"、"阴阳之中复阴阳"病理生理学整体联系的"证"的思维模式和西方现代主流医学以病理学为基础的"病"的思维模式,进行整合互补病证结合研究。从临床表现(功能态)、组织结构变化(结构态)和分子生物学生物活性物质量变(代谢态)"三维结构"的多层次、多角度和多指标进行比较研究。

采用现代最精密的仪器由技术精良、经验丰富、责任心强的科技人员操作,所获得的数据、图像是最可靠的,中医药学学者对这些数据、图像一定要明确西医学者对此的判断标准,但不为其的理解所制,为其左右,恰恰相反要以中医理论去审视这些数据和图像,那么,这些数据和图像就会变成鲜活的东西,为我所用,为我所有,充实中医理论自身的内涵和证据,建立自己的判断标准。中医学引进了数学并以数学为依据,中医理论才能进入更加科学化的范畴。

中医"肝"是五脏中最复杂最难理解的脏器。"肝"由"有形之肝"和"无形之肝"组成。"有形之肝"与西医的肝基本相同,所犯病及其临床表现也基本相同;"无形之肝"在临床上"辩证"所反映的现象是属于现代医学自主神经-内分泌调节系统功能失调的范畴,所犯病比较复杂,范围广泛,如高血压病、妇女月经失调、更年期综合征,乳腺小叶增生、乳腺癌癌前病变和乳腺癌,此外,"肝"与筋腱关节病有关等等。

例如:乳腺增生病属于中医"乳癖"范畴。"乳癖"是中医的病名,范围比较广泛,从"辩证"着眼比较确切。综合起来主要有肝气郁滞、肝郁化火、肝肾不足、冲任失调、肝郁脾虚、气郁痰凝、气滞血瘀、痰瘀互结、气血两虚等证型。前6个证型与"无形之肝"关系比较密切。

由于"辩证"标准各家不统一,没有明确的可操作性诊断标准,难以进一步对中医药治疗乳腺增生病疗效评价。当务之急就是要研究肝气郁滞、肝郁化火、肝肾不足、冲任失调和肝郁脾虚的确切标准(将影像学等客观指标纳入研究)。这对于研究中医"无形之肝"至关重要。

肝气郁滞、肝郁化火、肝肾不足、冲任失调和肝郁脾虚"证"与乳腺增生病在现代病理生理学基础方面究竟有什么内在联系?搞清楚了,中医宏观"证"的临床简便和实用的价值就大了。中医"证"是临床宏观诊断。宏观诊断必须有微观指标作为依托。因此,在"证"的客观化研究中,必须引进分子生物学、基因组学和蛋白组学等指标,也必须引进组织形态学、病理组织学和细胞结构学以及必要的影像学,去印证临床的"证"。这种反复的重复研究有利于提炼临床"证"的客观、真实、简便、实用和可操作性指标的价值。

乳腺增生病是激素依赖性疾病,雌激素作为刺激乳腺组织分裂增殖的重要因子,在乳腺增生病发生发展过程中扮演着重要角色。其参与这一过程的机制可能性是：①影响细胞信号传导，致细胞信号传导紊乱；②调控乳腺增生病相关基因的表达；③抑制细胞凋亡，雌激素可诱导人乳腺细胞 Bcl-2 蛋白的过度表达，从而阻止细胞凋亡。

当然也必须关注情志因素对乳腺增生病的影响，不良的心理刺激是一种强烈的促发性病因。明代陈实功《外科正宗》："忧郁伤肝，思虑伤脾，积想在心。所愿不得者，致经脉痞涩，聚结成核。"人际关系失和，长期的精神刺激，不良的生活方式和行为都会造成机体的神经-内分泌-免疫功能的紊乱和变化，引起机体免疫机能低下，抗病能力减弱，诱使乳腺增生病或细胞突变而发生肿瘤，并且影响疾病的发展过程。

情志因素起始于大脑皮层功能失调，最终落实于自主神经-内分泌调节系统的功能失调，表现为"无形之肝"的肝气郁滞、肝郁化火、肝肾不足、冲任失调和肝郁脾虚的"证"。常因肝肾不足，气虚血弱，致冲任二脉空虚，而易感受外邪，导致痰、毒、瘀聚集。乳房属足少阴肝经，肝脉布络胸胁，肝失疏泄则胸胁气血运行不畅，导致气滞血凝，聚痰为毒，搏结于胸乳中，日积月累而成为乳腺增生病或癌症。

中医药对乳腺增生病的临床总有效率为 $82\% \sim 96.55\%$。这在一定程度上提示中医药对乳腺癌癌前病变可能有阻断与逆转作用，表明中医药阻断与逆转乳腺癌癌前病变的可行性。疏肝补肾类中药对乳腺增生病患者的内分泌系统有调节作用，甚至对整个神经-内分泌-免疫网络系统具有调节作用。

仙茅、淫羊霍具有兴奋垂体肾上腺皮质系统，刺激女性肾上腺皮质分泌雄性激素以对抗雌激素的作用，从而调整不平衡的性激素水平，纠正雌二醇和孕酮比值失衡；鹿茸精对肿瘤细胞 c-myc 表达有抑制作用；丹参酮对肿瘤细胞 c-myc、H-ras 的表达有抑制作用；低分子量地黄多糖可明显增加肿瘤野生型 P53 基因的表达。上述结果为中医药阻断逆转乳腺增生病和乳腺癌提供了理论依据，也说明"无形之肝"影响范围之大。

高血压病、妇女月经失调和更年期综合征以及某些眼科疾病也与中医"无形之肝"有关；重症肌无力、肌萎缩和内源性因子减少性出血等疾病与"无形之脾"有关；内源性因子减少性出血和贫血或白血病等疾病也与"无形之肾"有关；水肿不仅与"有形之肝""有形之心""有形之脾""有形之肾"和"有形之肺"有关，也与"无形之肺"有关；"无形之心"与脑有关。中医学"有形之脏"和"无形之脏"的深入研究，是现代中医学与时俱进的创新研究，直接关系到"五脏相关理论"的实质性课题。

不要走"废医存药"的道路！现在这种倾向很严重，动物实验与临床治疗的结果差距很大，所以收效甚微！中医证的动物模型几乎没有成功的！四诊（望、问、闻、切）在动物身上能体现出来吗？所以动物实验与临床疗效差距很大，也就不难理解了。中医的望、问、闻和切"四诊"诊断方法，每个中医师都有各自的主观"经验"，很难达到客观的统一标准，所以问题也就很多。

由中医学学者、现代医学学者、生物化学学者、生物物理学学者、计算机软件学者、医学统计学专家和各类专业技术专家一起共同组成攻关集体，在"无穷嵌套"、"阴阳之中复有阴阳"纵横交叉联系的思维模式指导下，应用现代科学技术的一切手段和方法加紧中西医整合互补进行"有形之脏"、"无形之脏"和"五脏相关理论"的研究，既有理论意义又有临床实用价值。

中医要认识自己，所谓传统是个沿袭应用的习惯问题。生活和工作等习惯以及民俗、民风是能够随着时代和环境的改变而改变的，现在我们生活在新的传统中！坚持传统能变革和发展的观点者才是真正的唯物辩证的科学家！

第二节　中医"有证无病""有证有病"和"无证有病"的病理学与病理生理学基础的现代研究

《黄帝内经》曰："圣人不治已病，治未病"；孙思邈《备急千金要方》

曰:"上医医未病之病,中医医欲病之病,下医医已病之病。""医未病",治"欲病之病"即亚健康(亚疾病)是中医学对世界医学的伟大贡献,至今仍然是中医学的特色和特长。本课题采用先进科学技术对中医"有证无病""有证有病"和"无证有病"进行现代病理生理学基础研究。

1996年1月至1998年10月,收集本院门诊与住院病人资料,获得研究对象知情同意后,经临床体检、X线胸透、胃肠造影、B型超声检查、血生化检查、纤维胃镜与病理组织检查,取初步排除了心、肺、肝、胆、胰、肾及肠等脏器疾病的188例脾虚证患者作为研究对象。

经过2名中医师同日先后独立检查病人,按脾虚辨证分型标准,诊断一致者纳入研究对象。脾虚辨证共同证候:胃脘疼痛、食后腹胀、食欲减退和面黄神疲、乏力倦怠。①脾气虚证(spleen qi deficiency,SQD):胃脘喜暖喜按、便溏、舌淡或胖有齿印和苔白润或薄,脉细缓无力。②脾阴虚证(spleen yin deficiency,SYinD):口苦干,喜冷饮,便干,舌瘦舌尖红,苔少或细裂,脉细速。③脾虚气滞证(spleen deficiency with qi stagnation,SDQS):口干口渴,干呕呃逆,大便时溏时结,舌淡或暗红,苔薄黄或薄白,脉沉细无力。

依据慢性胃炎的分类、纤维胃镜诊断标准及萎缩性胃炎的病理诊断标准和1990年8月第九届世界胃肠病学会议 Misiewicz 等提出的悉尼慢性胃炎分类法系统为原则,结合中国内科临床实际操作的情况,将慢性胃炎分为慢性浅表性胃炎(chronic superficial gastritis,CSG)、慢性萎缩性胃炎(chronic atrophic gastritis,CAG)。188例脾虚证患者明确诊断为慢性浅表性胃炎(CSG)68例,慢性萎缩性胃炎(CAG)64例;胃黏膜组织基本正常者56例。42例志愿献血者明确诊断为CSG 18例、CAG 9例、胃黏膜组织基本正常者15例。

胃黏膜无器质性病变(F)者称为"有证无病"(亚健康、亚疾病)56例:①脾气虚证F组:29例,男11例,女18例;年龄22~58岁,平均年龄39岁;病程1~2年。②脾阳虚证F组:27例,男11例,女16例;年龄23~60岁,平均年龄40岁;病程1~2年。胃黏膜有器质性病变(G)者称为"有证有病"132 例:①脾气虚证 G 组:36 例,男 21 例,女 15 例;年龄 22～64 岁,平均年龄 41 岁;病程 3～5 年。其中 CSG 24 例,CAG 12 例。②脾阳虚证 G 组:35 例,男 20 例,女 15 例;年龄 22～70 岁,平均年龄 43 岁;病程 3～6 年。其中,CSG 23 例,CAG 12 例。③脾阴虚证 G 组:30 例,男 19 例,女 11 例;年龄 27～71 岁,平均年龄 46 岁;病程 4～8 年。其中 CSG 11 例,CAG 19 例。④脾虚气滞证 G 组:31 例,男 20 例,女 11 例;年龄 29～70 岁,平均年龄 48 岁;病程 4～10 年。其中 CSG 10 例,CAG 21 例。其中,①与②合并成为"有证有病"A 组;③与④合并成为"有证有病"B 组。42 例志愿献血者根据胃黏膜组织病理学检查结果又分为 2 组:①健康对照组(既无临床证候又无胃黏膜组织病理学变化):15 例,男性 6 例,女性 9 例;年龄 25～42 岁,平均年龄 37 岁。②有病无证组(虽无临床证候,但有轻度胃黏膜组织病理改变):27 例,男性 20 例,女性 7 例;年龄 29～45 岁,平均年龄 40 岁。其中 CSG 18 例,CAG 9 例。

在胃镜直视下取病灶区胃窦黏膜,用于制作组织切片、扫描电镜切片、透射电镜切片和组织生物活性物质测定。胃黏膜病理组织学观察胃黏膜组织经常规甲醛固定后,石蜡包埋,行连续切片(4 μm 厚),用于 HE 染色。胃黏膜超微结构观察采用 501B 型扫描电镜(scanning electron microscope,SEM)观察。胃黏膜上皮细胞超微结构观察和细胞核、线粒体微量元素检测对每例患者病灶区胃窦黏膜固定部位取材,在 CM200FEG 型透射电镜(Transmission electron microscope,TEM-PHILIPS)直视下,对细胞核与线粒体采用 9100/60 型能量色散 X 射线分析仪(X-ray energy disperse analysis system,EDAX)能测定原子序数 12 以下的元素,通过电子计算机自动计算出各元素在元素间的原子数百分比(AT %)。细胞核与线粒体的 Zn 和 Cu 在微量元素间的 AT %量变显著,因此本文只研究细胞核与线粒体的 Zn 和 Cu 的量变。每例患者测 10 个细胞核和 20 个线粒体,取 AT %均值。胃黏膜上皮细胞核 DNA(IOD)检测。DNA(IOD)检测采用西德 IBAS2000 型图像分析仪（image analysis technique）。将胃黏膜细胞涂片经 Feulgen 染色后，置于 AIAS 型显微镜下，审定需测的细胞核，由该系统摄像机摄取细胞核图像，输入阵列处理计算机，转换为数字后显示于监视器上，并由主计算机进行运算：入射光强度除以出射光强度，取其对数，为被测细胞核光密度（OD），OD 乘以细胞核面积，为积分光密度（IOD），即为细胞核 DNA 相对含量。每张经 Feulgen 染色的细胞涂片，测定 100 个细胞核，取 IOD 平均值，结果以直方图形式打印输出。胃黏膜 cAMP 与 SOD 测定，采用放射免疫法测定胃黏膜 cAMP 含量，采用化学发光法测定胃黏膜 SOD 活性。

胃黏膜组织病理变化健康对照组和脾气虚证 F 组，胃黏膜固有层内仅有极少量单核细胞和淋巴细胞存在，胃腺体无异常，定标为相对正常胃黏膜。慢性胃炎胃黏膜，固有层内有不同程度的淋巴细胞、浆细胞、嗜酸性粒细胞和中性粒细胞浸润，黏膜上皮有不同程度的变性、坏死、糜烂和萎缩，腺体破坏而减少，有的腺体呈囊性扩张。炎症细胞浸润黏膜层由浅入深程度（轻度$<1/3$，$1/3<$中度$<2/3$，重度$>2/3$），固有膜腺体减少程度（分度同上）。脾气虚证 G 组和脾阳虚证 G 组中 CSG 与 CAG 偏向轻中度，脾阴虚证 G 组和脾虚气滞证 G 组中 CSG 与 CAG 偏向中重度，见表 2-1。胃黏膜组织切片经 $AB_{pH2.5}$/PAS、HiD/$AB_{pH2.5}$ 和 HiD/$AB_{pH2.5}$/PAS 染色，IM 分为：完全性小肠型化生（complete small intestinal metaplasia，IM_{I_a}）、不完全性小肠型化生（incomplete small intestinal metaplasia，IM_{I_b}）、完全性结肠型化生（complete colonic intestinal metaplasia，IM_{II_a}）、不完全性结肠型化生（incomplete colonic intestinal metaplasia，IM_{II_b}）。它们的检测结果见表 2-2。

胃黏膜超微结构相对正常胃黏膜表面清晰，被纵横交错的小沟分隔成许多胃小区，呈脑回状。胃小区内有许多胃小凹（胃腺开口）。胃小凹外形如火山口。凹壁衬有圆形或椭圆形上皮细胞，体积基本一致。放大倍数，细胞表面粗糙不平，有短而稀的微绒毛，也有很多半圆形小丘、少数微突和小窝孔。小窝孔是由小丘破裂排出黏液后留下的痕迹；凹口周围凸出如堤状。胃窦部黏膜比较粗糙，折叠明显，小凹口多数呈长短不一的沟形，底部很深。慢性胃炎胃黏膜在低倍观察，病灶胃黏膜纵横交叉的沟变浅，脑回结构平坦，小凹口变形，大小不一，高低不平，分布不均匀；堤状隆起高低起伏，宽窄不等。高倍观察，病灶胃黏膜有散在变性、溃破和坏死脱落的上皮细胞（图2-1），细胞表面可见"S"形弯曲幽门螺杆菌（图2-2）。成片上皮细胞溃破、糜烂和脱落，形成微小溃疡（图2-3）。溃疡由中心向外扩展，邻近细胞被挤压、破坏，形状和排列不规则。小凹壁上皮细胞萎缩变性，细胞大小不一，排列不规则，细胞溃破坏死，有炎症细胞浸润，严重者固有腺呈格架状结构（图2-4）。肠化生黏膜上皮细胞表面有一层较厚的外衣，绒毛不外露，细胞间界不清（图2-5）。排空后的杯状细胞为圆形或多角形空穴，开口处有排出的黏液物质呈散在星状白点。非病灶区胃黏膜内，也能见到灶性萎缩性炎变、肠化生细胞群、微小溃疡和幽门螺杆菌，故统称其为"背景病变"。非病灶区胃黏膜内"背景病变"在健康对照组、有病无证组、有证无病组、有证有病A组和有证有病B组的存在状态见表2-3。

表2-1 胃黏膜病理学检测 ［例（%）］

组别	例数	炎症细胞浸润程度			固有膜腺体减少程度		
		轻	中	重	轻	中	重
健康对照组	15	0(0.0)	0(0.0)	0(0.0)	0(0.0)	0(0.0)	0(0.0)
有病无证组	27	18(66.7)	9(33.3)	0(0.0)	6(22.2)	3(11.1)	0(0.0)
有证无病组	56	0(0.0)	0(0.0)	0(0.0)	0(0.0)	0(0.0)	0(0.0)
有证有病A组	71	46(64.8)	20(28.2)	5(7.0)	21(29.6)	3(4.2)☆	0(0.0)
有证有病B组	61	15(24.6)★●	19(31.1)	27(44.3)●	12(19.7)★●	18(29.5)▲★□●	10(16.4)

注：χ^2 检验，△▲与健康对照组比较；☆★与有病无证组比较；□■与有证无病组比较；○●与有证有病A组比较；右上角空心标记者为 $P<0.05$；右上角实心标记者为 $P<0.01$；表2-6同。

表 2-2 　胃黏膜组织化学染色肠化生分型 　　　　　　 ［例（%）］

组别	例数	IM I$_a$	IM I$_b$	IM II$_a$	IM II$_b$
健康对照组	15	2(13.3)	1(6.7)	0(0.0)	0(0.0)
有病无证组	27	7(25.9)▲	5(18.5)▲	1(3.7)	0(0.0)
有证无病组	56	5(8.9)△★	3(5.4)	0(0.0)	0(0.0)
有证有病 A 组	71	26(36.6)▲★■	11(15.5)▲■	2(2.8)	0(0.0)
有证有病 B 组	61	6(9.8)▲★●	8(13.1)▲★■	17(27.9)★●	6(9.8)

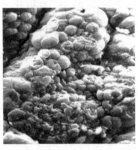

图 2-1 　非病灶区胃黏膜慢性灶性炎变 　×640

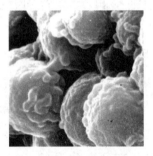

图 2-2 　非病灶区胃黏膜幽门螺杆菌 　×2 500

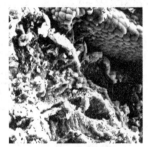

图 2-3 　非病灶区胃黏膜微小溃疡 　×320

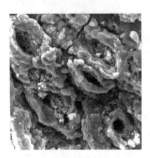

图 2-4 　非病灶区胃黏膜慢性灶性萎缩性炎变 　×320

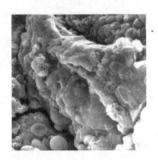

图 2-5 　非病灶区胃黏膜灶性肠化生 　×640

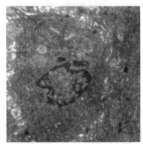

图 2-6 　胃黏膜上皮细胞和核 　×10 000

表 2-3　胃黏膜扫描电镜分析"背景病变"　　　　[例(%)]

组别	例数	灶性萎缩性炎变	灶性肠化生	微小溃疡	幽门螺杆菌
健康对照组	15	0(0.0)	3(20.0)	0(0.0)	0(0.0)
有病无证组	27	9(33.3)	13(48.1)▲	0(0.0)	7(25.9)
有证无病组	56	0(0.0)	8(14.3)▲★	0(0.0)	15(26.8)
有证有病 A 组	71	24(33.8)	39(54.9)▲☆■	24(33.8)	31(43.7)▲★■
有证有病 B 组	61	40(65.6)★●	37(60.7)▲★■●	49(80.3)●	36(59.0)▲★■●

胃黏膜上皮细胞超微结构:慢性胃炎胃黏膜上皮细胞核(图 2-6、图 2-7)分化差的上皮细胞和肠化生细胞其核质比大于 1,分叶核增多;染色质间颗粒或染色质周颗粒密集增多,常染色质增多;核仁肥大靠近核边缘(称核仁边集)。衰老退化的上皮细胞核缩小,核质比更小;异染色质密集于核周围,核中心电子密度低,核呈圈状(称染色质边集);核皱缩呈齿状,核内呈中等均匀电子密度,见不到染色质(称染色质均匀化)。慢性胃炎胃黏膜上皮细胞线粒体(图 2-8、图 2-9)肿胀肥大、固缩和透明变性,乃至空泡变性,畸形线粒体,呈 C 字形或 U 字形。线粒体嵴有之字嵴、纵向嵴、稀疏嵴和致密嵴,嵴排列紊乱。线粒体及嵴的数目减少。以上变化,在脾气虚证 G 组和脾阳虚证 G 组,这两组称为 A,它们之间无显著性意义($P>0.05$);在脾阴虚证 G 组和脾虚气滞证 G 组,这两组称为 B,它们之间无显著性意义($P>0.05$);在 B 与 A 之间,则有显著性差异($P<0.05\sim0.01$),见表 2-4、表 2-5。

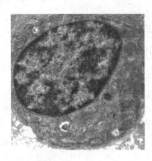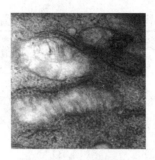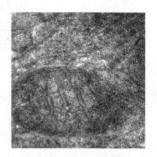

图 2-7　胃黏膜上皮细胞　　图 2-8　胃黏膜上皮细　　图 2-9　线粒体外膜由
核和线粒体×10 000　　　胞线粒体　×10 000　　二层组成,线粒体嵴呈管
　　　　　　　　　　　　　　　　　　　　　　　　状壁有孔缺　×17 000

　　脾虚证胃黏膜上皮细胞核的变化,脾阴虚证 G 组与脾虚气滞证 G 组与其他五组组间有显著性差异,$P<0.05\sim0.01$;而脾气虚证 F 组、脾阳虚证 F 组与健康对照组组间,脾气虚证 G 组与脾阳虚证 G 组组间,脾阴虚证组与脾虚气滞证组组间,则无显著性差异(χ^2 检验),见表 2-4。脾虚证胃黏膜上皮细胞线粒体变化,脾阴虚证 G 组与脾虚气滞证 G 组,与其他五组组间有显著性差异,$P<0.05\sim0.01$,而脾气虚证 F 组、脾阳虚证 F 组与健康对照组组间、脾气虚证 G 组与脾阳虚证 G 组组间、脾阴虚证 G 组与脾虚气滞证 G 组组间,则无显著性差异(表 2-5)。

　　胃黏膜 cAMP、SOD 含量、细胞核 DNA、Zn 和 Cu 含量和线粒体 Zn、Cu 含量的变化,胃黏膜 cAMP、SOD 和线粒体 Zn、Cu 的含量随健康对照组、脾气虚证 F 组、脾阳虚证 F 组、有病无证组、脾气虚证 G 组、脾阳虚证 G 组、脾阴虚证 G 组和脾虚气滞证 G 组的顺序递减($P<0.05\sim0.01$);细胞核 DNA、Zn 和 Cu 在脾虚证型间的量变规律与胃黏膜 cAMP、SOD 相反,随上述顺序递增($P<0.05\sim0.01$)(表 2-6)。

　　脾虚证所反映的机体消化吸收营养代谢功能改变,不仅存在于消化道疾病的患者,也存在于健康与非健康之间的即亚疾病(亚健康)状态的人群中,因而临床上虽说有证常有病,但未必都有病;有病常有证,但未必都有证(由于机体代偿等因素致使症状体征为隐匿状态)。脾气虚证 F 组、脾阳虚证 F 组与健康对照组比较,胃黏膜组织病理学上均无典型的器质性病变存在,可谓有证无病——虽有脾虚证,无 CSG 或 CAG,但在上皮细胞亚微结构——线粒体则有质量下降的趋势($P<0.05$),差异显著,证明了孙思邈《备急千金要方》的"欲病之病"是有物质基础的。

我们已经证明了:①脾虚证既可发生在胃黏膜器质性病变的基础上,也可发生在胃黏膜无器质性病变的基础上;②脾虚证证候既可产生于胃黏膜组织结构病变之先,也可产生于胃黏膜组织结构病变之后;③脾胃病的功能改变与结构改变互为因果,相互影响;④脾虚证型的发展演化与胃黏膜病变(CSG、CAG)的程度有密切的内在联系;⑤线粒体是三羧循环的工厂,产生三磷酸腺苷。线粒体质量降低是产生虚证的基础,生物活性物质也随此发生互为因果的变化;⑥孙思邈《备急千金要方》的"欲病之病"是有物质基础的,"有证无病"、"有病无证"或"有病有证"也是以物质基础的差异为根据的;⑦"有证无病"、"有病无证"和"有病有证"的研究,我们在 1998 年发表的论文中就有与此相关研究内容。

鉴此,无论"有证无病"、"有病无证"或"有病有证",特别是在学生中因社会心理因素所造成的有证无病的临床势态有上升的趋向,这些都应受到临床医学家的足够重视,一则必须采用现代科学技术手段对病证结合深入研究;二则必须加强对有证无病和有病无证患者积极治疗,以达到治未病、早治病及早康复的目的;三则必须对"有病无证"、"有证无病"和"有病有证"的三种临床表现,从基因着手进行遗传素质与疾病表现的相关研究。

表 2 - 4　脾虚证型间胃黏膜上皮细胞核超微结构的比较　　　　　　　　　　　　*n*(%)

组别	例数	外形		染色质		核仁	
		核质比>1	核分叶	边集或均匀化	周间颗粒密集	肥大或边集	圈状
健康对照组	15	0(0.0)	0(0.0)	1(6.7)	1(1.7)	0(0.0)	0(0.0)
有证无证组	27	3(11.1)	2(7.41)	11(40.7)c	4(14.8)	3(11.1)	5(18.5)
有证无病组	56	0(0.0)	0(0.0)	3(5.36)★	3(5.36)▲★	1(1.79)▲	0(0.0)
有证有病 A 组	71	7(9.86)	5(7.04)	33(46.78)▲★■	11(15.49)▲★■	8(11.27)★	13(18.31)▲■
有证有病 B 组	61	18(29.51)▲★■○	16(26.23)▲★■○	7(11.48)▲★■○	23(37.70)▲★■○	21(34.43)▲★■○	3(4.92)★●

注：△▲与健康对照组比较；☆★与有病无证组比较；□■与有证无病组比较；○●与有证有病 A 组比较；右上角空心标记者为 P<0.05；右上角实心标记者为 P<0.01。

表 2 - 5　脾虚证型间胃黏膜上皮细胞线粒体超微结构的比较　　　　　　　　　　　*n*(%)

组别	例数	线粒体					线粒体嵴	
		数目	肿胀肥大	基质变浅	空泡变性	固缩	数目	断裂与排列紊乱
健康对照组	15	86.5±27.3	3.4±1.6	3.0±1.1	2.9±1.9	1.1±0.8	12.8±43.2	2.2±
有证无证组	27	84.5±24.2	4.2±2.3	4.1±2.9	3.2±1.2	1.5±0.9	11.3±72.2	3.2±1.2
有证无病组	56	83.1±25.8▲★	5.4±2.7▲★	4.3±2.3▲	2.9±1.8	1.2±0.7	11.2±2.3	3.9±1.3
有证有病 A 组	71	68.1±25.2▲★■	6.9±3.3▲★■	7.1±5.1▲★■	6.3±4.6▲★■	1.7±0.9▲★■	9.2±3.2▲★■	5.6±2.7▲★■
有证有病 B 组	61	52.4±20.7▲★■●	10.8±4.2▲★■●	11.6±5▲★■●	11.5±7.8▲★★●	3.6±0.9▲★★●	7.0±9.1▲★■●	3.4±3.3▲★■●

表 2-6 脾虚证型间胃黏膜 cAMP、SOD、DNA 和上皮细胞核、线粒体微量元素量变比较

组别	例数	胃黏膜		上皮细胞核			线粒体	
		cAMP (pmol/g)	SOD (μ/g)	DNA IOD	Zn (AT%)	Cu (AT%)	Zn (AT%)	Cu (AT%)
健康对照组	15	15.9±1.5	170.5±6.1	12.6±2.7	7.6±0.4	58.4±0.3	9.2±0.5	58.3±0.3
有病无证组	27	15.5±1.9	166.6±5.8	13.7±3.2	7.8±0.3	58.6±0.4	8.8±0.5☆	58.0±0.3
有证无病组	56	15.7±1.7	168.4±5.7▲	13.5±4.7▲	7.8±0.4	58.7±0.5	8.9±0.5	58.0±0.3
有证有病 A 组	71	14.6±1.3▲★■	166.3±5.4▲■	14.3±3.2▲★■	8.1±0.5	58.9±0.5▲★	8.6±0.4▲★	57.9±0.4▲★
有证有病 B 组	61	13.5±1.4▲★●	161.0±5.7▲★●	16.3±4.5▲★■●	8.5±0.5★★■○	59.2±0.5▲★■●	8.4±0.4☆□	57.7±0.4▲★■●

本研究结论对临床实践的指导意义在于："有病有证"采用西医西药对病治疗和中医中药辨证施治；"有病无证"采用西医西药对病治疗为主，中医中药调养；"无病有证"采用中医中药辨证施治、养生调摄和精神情绪疏导。

第三节　中医"医未病"的现代病理学基础研究

《黄帝内经》曰："圣人不治已病，治未病。"孙思邈《备急千金要方》曰："上医医未病之病，中医医欲病之病，下医医已病之病。""医未病"，治"欲病之病"即亚健康（亚疾病）的预防医学思想是对世界医学的伟大贡献。

经临床体检、X线胸透、胃肠造影、B型超声检查、血生化检查、纤维胃镜与病理组织检查，取初步排除了心、肺、肝、胆、胰、肾及肠等脏器疾病的225例脾虚证患者作为研究对象。

经过2名中医师同日先后独立检查病人，按脾虚辨证分型标准，诊断一致者纳入研究对象。脾虚辨证共同证候：胃脘疼痛、食后腹胀、食欲减退和面黄神疲、乏力倦怠。①脾气虚证（spleen qi deficiency，SQD）：胃脘喜暖喜按、便溏、舌淡或胖有齿印和苔白润或薄，脉细缓无力。②脾阴虚证（spleen yin deficiency，SyinD）：口苦干，喜冷饮，便干，舌瘦舌尖红，苔少或细裂，脉细速。③脾虚气滞证（spleen deficiency with qi stagnation，SDQS）：口干口渴，干呕呃逆，大便时溏时结，舌淡或暗红，苔薄黄或薄白，脉沉细无力。

依据慢性胃炎的分类、纤维胃镜诊断标准及萎缩性胃炎的病理诊断标准和1990年8月第九届世界胃肠病学会议Misiewicz等提出的悉尼慢性胃炎分类法系统为原则，结合中国内科临床实际操作的情况，将慢性胃炎分为慢性浅表性胃炎（chronic superficial gastritis，

CSG)、慢性萎缩性胃炎（chronic atrophic gastritis，CAG）和胃癌（gastric cancer，CA）。225例脾虚证患者明确诊断为CSG 68例，CAG 64例，CA 37例，胃黏膜组织基本正常者56例。42例志愿献血者明确诊断为CSG 18例，CAG 9例，胃黏膜组织基本正常者15例。

胃黏膜无器质性病变（F）者称为"有证无病"组（亚健康、亚疾病）56例：男22例，女34例；年龄22~60岁，平均年龄40岁；病程1~2年。其中，脾气虚证9例，脾阳虚证27例。胃黏膜有器质性病变（G）者称为"有证有病"组169例：男104例，女65例；年龄22~73岁，平均年龄45岁；病程4~10年。其中，CSG 68例，CAG 64例CA 37例；脾气虚证39例，脾阳虚证35例，脾阴虚证42例，脾虚气滞证53例。42例志愿献血者根据胃黏膜组织病理学检查结果又分为2组：①健康对照组（既无临床证候又无胃黏膜组织病理学变化）：15例，男性6例，女性9例；年龄25~42岁，平均年龄37岁。②有病无证组（虽无临床证候，但有轻度胃黏膜组织病理改变）：27例，男性20例，女性7例；年龄29~45岁，平均年龄40岁。其中CSG 18例，CAG 9例。

在胃镜直视下取病灶区胃窦黏膜或胃切除手术取病灶区胃窦黏膜，用于制作组织切片、扫描电镜样本，胃黏膜组织经常规甲醛固定后，石蜡包埋，行连续切片（4 μm厚），用于HE染色、组织化学染色和免疫组织化学SP法染色。HE染色用于疾病病理诊断和病变诊断如肠上皮化生（intestinal metaplasia，IM）和不典型增生（atypical hyperplasia，ATHP）等。组织化学染色采用 $AB_{pH2.5}$/PAS、HiD/$AB_{pH2.5}$和 HiD/$AB_{pH2.5}$/PAS 染色，将肠化生分为4种类型：完全性小肠型化生（complete small intestinal metaplasia，IM I_a）与不完全性小肠型化生（incomplete small intestinal metaplasia，IM I_b），完全性结肠型化生（complete colonic intestinal metaplasia，IM II_a）与不完全性结肠型化生（incomplete colonic intestinal metaplasia，IM II_b）。ATHP分为轻度、中度、重度。胃黏膜超微结构观察采用501B型扫描电镜(scanning electron microscope,SEM)观察。

即用型非生物素免疫组织化学 Elivision™ Plus 检测。P53(MAB-0142)、C-erbB2(MAB-0198)、Ki-67(MAB-0129)和 P21^{ras}单抗NCC-Ras-001 抗体(MAB-0143),Elivision™ Plus 组化试剂盒(KiT-9902),均为即用型,液体 DAB 显色试剂盒(DAB-0031)。试剂购自福州迈新公司。严格按试剂盒说明操作,过程略。用已知 P53、C-erbB$_2$、Ki-67 和 P21^{ras}单抗 NCC—Ras 阳性切片作为阳性对照,以磷酸盐缓冲液 PBS 代替一抗作为阴性对照。阳性结果为细胞内相应部位(细胞膜或浆或细胞核)呈棕黄色或棕褐色,在光镜下数 5 个高倍视野,计数阳性细胞,阳性细胞数占所研究细胞数的百分比>10%,以上为阳性表达,小于 10%为阴性表达。切片中着色的阳性细胞必须具备:①细胞结构清晰;②阳性颗粒定位准确,必须定位细胞膜或浆或细胞核:③细胞膜或浆或细胞核的着色要明显高于背景。

胃黏膜组织病理变化:健康对照组和有证无病组,胃黏膜固有层内仅有极少量单核细胞和淋巴细胞存在,胃腺体无异常,定标为相对正常胃黏膜。慢性胃炎胃黏膜,固有层内有不同程度的淋巴细胞、浆细胞、嗜酸性粒细胞和中性粒细胞浸润,黏膜上皮有不同程度的变性、坏死、糜烂和萎缩,腺体破坏而减少,有的腺体呈囊性扩张。炎症细胞浸润黏膜层由浅入深程度(轻度<1/3,1/3<中度<2/3,重度>2/3),固有膜腺体减少程度(分度同上)。它们在 4 组之间检测结果见表 2-7。胃黏膜上皮细胞不典型增生在 4 组之间检测结果见表 2-8。胃黏膜上皮细胞肠化生(IM)分型胃黏膜组织切片经 AB$_{pH2.5}$/PAS、HiD/AB$_{pH2.5}$和 HiD/AB$_{pH2.5}$/PAS 染色,IM 分为:IM I$_a$,IM I$_b$,IM II$_a$,IM II$_b$。它们的检测结果见表 2-9。

表 2-7　胃黏膜病理学检测　　　　　　　　　　　　　　　[例(%)]

组别	例数	炎症细胞浸润程度			固有膜腺体减少程度		
		轻	中	重	轻	中	重
健康对照组	15	0(0.0)	0(0.0)	0(0.0)	0(0.0)	0(0.0)	0(0.0)
有病无证组	27	18(66.7)	9(33.3)	0(0.0)	6(22.2)	3(11.1)	0(0.0)
有证无病组	56	0(0.0)	0(0.0)	0(0.0)	0(0.0)	0(0.0)	0(0.0)
有证有病组	169	65(38.5)★	57(33.7)	47(27.8)	42(24.9)	33(19.5)★	26(15.4)

注: χ^2 检验,△▲与健康对照组比较;☆★与有病无证组比较;□■与有证无病组比较;○右上角空心标记者为 $P<0.05$;右上角实心标记者为 $P<0.01$。

表 2-8　胃黏膜上皮细胞不典型增生分度　　　　　　　　　[例(%)]

组别	例数	轻度	中度	重度
健康对照组	15	0(0.0)	0(0.0)	0(0.0)
有病无证组	27	2(7.4)	1(3.7)	0(0.0)
有证无病组	56	0(0.0)	0(0.0)	0(0.0)
有证有病组	169	9(5.3)	20(11.8)★	47(27.8)

表 2-9　胃黏膜组织化学染色肠化生分型　　　　　　　　　[例(%)]

组别	例数	IM I_a	IM I_b	IM II_a	IM II_b
健康对照组	15	2(13.3)	1(6.7)	0(0.0)	0(0.0)
有病无证组	27	7(25.9)▲	5(18.5)▲	1(3.7)	0(0.0)
有证无病组	56	5(8.9)△★	3(5.4)	0(0.0)	0(0.0)
有证有病组	169	33(19.5)▲☆■	26(15.4)▲■	27(15.9)★	16(9.5)

胃黏膜超微结构　相对正常胃黏膜表面清晰,被纵横交错的小沟分隔成许多胃小区,呈脑回状。胃小区内有许多胃小凹(胃腺开口)。胃小凹外形如火山口。凹壁衬有圆形或椭圆形上皮细胞,体积基本一致。放大倍数,细胞表面粗糙不平,有短而稀的微绒毛,也有很多半圆形小丘、少数微突和小窝孔。小窝孔是由小丘破裂排出黏液后留下的痕迹;凹口周围凸出如堤状。胃窦部黏膜比较粗糙,折叠明显,小凹口

多数呈长短不一的沟形,底部很深。慢性胃炎胃黏膜在低倍观察,病灶胃黏膜纵横交叉的沟变浅,脑回结构平坦,小凹口变形,大小不一,高低不平,分布不均匀;堤状隆起高低起伏,宽窄不等。高倍观察,病灶胃黏膜有散在变性、溃破和坏死脱落的上皮细胞(图2-10),细胞表面可见"S"型弯曲幽门螺杆菌(图2-11)。成片上皮细胞溃破、糜烂和脱落,形成微小溃疡(图2-12)。溃疡由中心向外扩展,邻近细胞被挤压、破坏,形状和排列不规则。小凹壁上皮细胞萎缩变性,细胞大小不一,排列不规则,细胞溃破坏死,有炎症细胞浸润,严重者固有腺呈格架状结构(图2-13)。肠化生黏膜上皮细胞表面有一层较厚的外衣,绒毛不外露,细胞间界不清(图2-14)。排空后的杯状细胞为圆形或多角形空穴,开口处有排出的黏液物质呈散在星状白点。非病灶区胃黏膜内,也能见到灶性萎缩性炎变、肠化生细胞群、微小溃疡和幽门螺杆菌,故综称其为"背景病变"。胃癌细胞见图2-15。

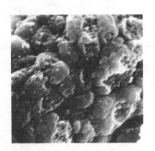

图2-10 非病灶区胃黏膜慢性灶性炎变 ×1 250

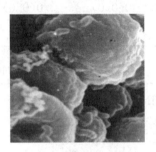

图2-11 非病灶区胃黏膜幽门螺杆菌 ×2 500

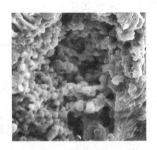

图2-12 非病灶区胃黏膜微小溃疡 ×320

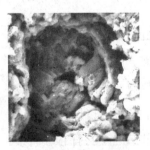

图2-13 非病灶区胃黏膜慢性灶性萎缩性炎变 ×420

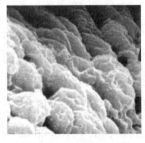

图2-14 非病灶区胃黏膜灶性肠化生 ×1 250

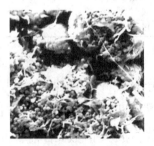

图2-15 胃癌细胞 ×1 250

非病灶区胃黏膜内"背景病变"在健康对照组、有病无证组、有证无病组和有证有病组的存在状态见表2-10。

P53、P21^{ras}、C-erbB$_2$和Ki-67表达在4组之间检测结果见表2-11。

中医学和现代医学的脾胃功能既有区别,又有联系。中医学的"脾"主要属于消化、吸收、营养系统,现代医学的脾属于血液与免疫系统。中医学的"脾胃"功能是一体化的,现代医学的脾、胃功能是没有直接紧密联系的。

表2-10　胃黏膜扫描电镜分析"背景病变"　　　　［例(％)］

组别	例数	灶性萎缩性炎变	灶性肠化生	微小溃疡	幽门螺杆菌
健康对照组	15	0(0.0)	3(20.0)	0(0.0)	0(0.0)
有病无证组	27	9(33.3)	13(48.1)▲	0(0.0)	7(25.9)
有证无病组	56	0(0.0)	8(14.3)▲★	0(0.0)	15(26.8)
有证有病组	169	95(56.2)★	107(63.3)▲★■	103(60.9)	96(56.8)▲★■

表2-11　胃黏膜上皮细胞P53、C-erbB$_2$、Ki-67和Ras的阳性表达

组别	例数	P53 阳性例(％)	C-erbB$_2$ 阳性例(％)	Ki-67 阳性例(％)	R21^{ras} 阳性例(％)
健康对照组	15	0(0.0)	0(0.0)	0(0.0)	0(0.0)
有病无证组	27	2(7.4)	2(7.4)	5(18.5)	2(7.4)
有证无病组	56	0(0.0)	0(0.0)	0(0.0)	0(0.0)
有证有病组	169	22(13.0)★	24(14.2)★	52(30.8)★	37(21.9)★

有证无病与健康对照组比较,胃黏膜组织病理学上均无典型的器质性病变存在。有证有病与上述2组比较有本质上的不同,均有器质性病变存在。胃黏膜炎症细胞浸润程度、固有膜腺体减少程度、IM II$_b$发生率、ATHP发生率、P53、P21^{ras}、C-erbB$_2$和Ki-67表达发生率等,在健康对照组、有病无证组、有证无病组和有证有病组之间存在明显差异,$P < 0.05 \sim 0.01$,证明:①脾虚证既可发生在胃黏膜器质性病变的基础上,也可发生在胃黏膜无器质性病变的基础上;②脾虚证证候既可产生于胃黏膜组织结构病变之先,也可产生于胃黏膜组织结构病变

之后;③脾胃病的功能改变与结构改变互为因果,相互影响;④脾虚证型的发展演化与胃黏膜病变(CSG、CAG、CA 和 $IM II_b$、ATHP)的程度有密切的内在联系;⑤非病灶区胃黏膜有"背景病变"的存在。

P53 突变常导致其抑制癌作用的丧失,还可能促进细胞的恶性转化。P53 的高表达与癌关系密切;$C-erbB_2$ 基因又称人类表皮生长因子相关基因,编码分子量为 185KD 的跨膜蛋白,该蛋白与表皮生长因子受体(EG、FR)具有高度的同源性,也具有酪氨酸激酶活性,与 EGF 或其他特异性配体结合,促进细胞有丝分裂,激活细胞生长;$P21^{ras}$ 基因激活为癌基因后持续刺激细胞生长与分化,在细胞恶变过程中起引发作用,是肿瘤生长的启动基因;Ki-67 是与细胞增殖相关的核抗原,Ki-67可以体现细胞的增殖活性,为疾病的活动提供客观指标,Ki-67 已广泛用于细胞增殖指数的免疫标记。对胃黏膜活检病例常规监测 P53、$C-erbB_2$、$P21^{ras}$ 和 Ki-67,对预测、诊断早期胃癌有重大意义;免疫组化的共同表达比它们分别表达具更大的意义。

无论有病有证、有证无病、有病无证,这些都应受到临床医学家的足够重视,一则必须采用现代科学技术手段对证病结合深入研究;二则必须加强对有证无病和有病无证患者积极治疗,以达到治未病、早治病及早康复的目的;三则必须对有病无证、有证无病和有病有证的三种临床表现,从基因着手进行遗传素质与疾病表现的相关研究。

机体罹患各种疾病时,由于机体整体性调节(神经-内分泌-免疫)和个体遗传素质的影响,疾病对以"五脏"为系统层次的各"综合功能单位"的影响不同,个体整体性、阶段性、局部性、结构态、代谢态、功能态反应的主次和水平也不同,因而产生"异病同证"、"同病异证"和"证相演化"的临床现象。治疗上则采用相应的"同病异治"、"异病同治"的法则。

第一节 中西医结合研究思路的讨论

60多年来我国的医药学事业从医药院校、医院和医务人员数量有了很大的发展,学术团体也同样有很大发展。中医药、中医药现代化和中西医结合恰恰是呼声最大。

一、中医药现代化和中西医结合

两千多年来中国哲学中的"阴阳五行"和"天人合一"被传统医药技术接纳为其基础理论,其中"宏观平衡"、"模糊逻辑"和"亚宏观调节"贯穿整个理论的始终。

《黄帝内经》约初编于战国时期,经汉、唐各个历史时期文人儒医的勘校增删遂成现在的版本。《黄帝内经》以"阴阳五行""相生相克""相乘相侮"和"天人相应"的哲学思想为总纲,形成时而灵活的时而机械的,对自相矛盾进行自圆其说的理论体系——"朴素的辩证法"。这是一部哲学著作、医术著作和精美的骈体文文学著作,华丽的辞藻和形容词太多,夸大的色彩影响其自然科学属性。《黄帝内经·脉要精微论》:"夫精明五色者,气之华也。赤欲如白裹朱,不欲如赭;白欲如鹅羽,不欲加盐;青欲如苍璧之泽,不欲如蓝,黄欲如罗裹雄黄,不欲如黄土;黑欲如重漆色,不欲如地苍。"谁看见过这样的脸? 恐怕只有在中国京剧脸谱中可见。

37

中国传统医药技术的理论表述不规范,概念模糊,所采用的"以象测脏"、"取象比类"和"司外揣内"研究的方法,缺少科学研究的严密性。中国自古至今,文字学和语言学历经变革(文字沿革:甲骨文、钟鼎文、秦篆秦隶、汉隶、宋楷;书写语言有文言文、白话文,现在还有"网络语言"、"电子语言"),唯独传统医药技术理论的术语不变。随着现代科学技术的迅速发展,其理论的语言表述形式已无法适应时代需求,出现了因语言形式滞后而导致传统医药技术的科学内涵难以被理解和接受的现状。通过反思,发现不足,"取其精华,去其糟粕","自我突破"将是传统医药技术寻求现代化发展的必然趋势。必须提倡王清任《医林改错》的革新精神!

1933年初,杨则民在浙江中医专科学校校友会刊发表《内经之哲学检讨》一文提出"辨病与辨证相结合"的主观设想。20世纪80年代初很多学者又沿用"辨病与辨证相结合"名词。但是"病证结合"研究方法本身的科学性如何?至今中医和中西医结合的学者(包括权威学者)没有一篇论文予以正面回答,可见没有几个人去思考是否可行的根本问题。2012年10月21日第四届世界中西医结合大会上我有个主题报告"病证结合医学体系研究——关于脾虚证病证结合内涵及外延的探讨",从多层次多角度进行比较研究,提供足够的科学根据,证实"病证结合"的内在联系以及它的科学性、合理性与可行性,正面回答了这个问题。

"结合"的概念是含糊而混淆不清的,结合可能为一,可能仍然是各自为一;"整合"的概念是在有条件选择情况下产生的有机融合,即合二为一,成为一个整体。《中医药法》确定沿用"中西医结合医学"这个名词,免得当前用词争辩,不是没有道理的,相信凡是科学都会与时俱进。

我思考真正的中西医结合必须有一整套完整的一元化理论能够解释中西医共同的问题,而且能够不断深入发展下去。如果不能不断深入发展,中西医结合这条路值得深思。比如,马与驴交配产生骡;狮与虎交配产生狮虎兽；虎与狮交配产生虎狮兽；骡、狮虎兽和虎狮兽，虽然是结合的后代，但是这个后代没有生育能力，就没有发展前途，也就是说这种结合是不成功的。中西医结合的道路是漫长的，必须奋力开拓前行，其学术权威尚在萌芽中，要经过严格严肃的考验，才会成长。

二、中医药技术未来研究的重心

先进的代替落后的，科学的代替愚昧的，民主自由代替专制独裁，这是人类社会进化的普遍规律，谁也违背不了。在两千多年前的希波格拉底时代西方的经验医学已拥有数百种天然药物。西方自然科学出现废除医学之父希波格拉底的四元体液平衡理论对医学的统治，并没有废除天然药物，而是采用科学实验方法搞清天然药物成分与证明对人体的药效。显然中医用西医科学理念搞清疾病诊断治疗，用西医实验技术对天然药物开发取得的科研成果，正是现代医学革命的产物。西医用的化学药物是现代科技对天然药物的科技延伸。因为现代医学是跨学科多领域、多技术、综合开放发展的知识领域，根本没有天然药和化学药的界线。

（一）中医药技术迫切需要研究的问题

任何一个民族的发展都离不开创新，丢弃旧的落后的糟粕。传统中国医药技术的精华与糟粕必须区别开来！究竟哪些精华值得深入发掘研究？我认为至少纲领性精华应该通过先进的科学技术研究，赋予它们现代概念。

1. 辨证论治　辨证论治开启了现代医学个体化治疗理念的原型。

辨证论治是复合式的动宾结构，辨是动词，证是名词；论是动词，治是名词；名词必定要有确切的内涵和严密的定义。有关证候、证型和证是三个不同内涵的概念。

我们认识"脾"涉及：①消化系统以及与之相关的物质代谢和能量代谢机构；②血液系统和免疫器官，它们的物质基础来源于正常的消化吸收和物质代谢；③自主神经系统（包括嘌呤能神经）肾上腺系统和环化酶-环核苷酸系统，它们起着调节和保证消化吸收、能量转化等正常功能与动态平衡的作用。"脾是以消化系统为主的多系统多器官的综合功能单位。脾虚证则以消化、吸收、营养和代谢障碍为其主要证候，可以发生在不同系统、不同器官疾病发展过程中的某一阶段，表现相同或相似的症候群。脾虚证可以是消化器官本身病变所致，也可以是神经体液调节失衡所致。微量元素在体内可能是通过影响酶系统而对神经体液调节和组织细胞活动起作用的"；由于代谢态、结构态的变化，功能态也发生相应异常变化，如 Zn 水平降低，干扰唾液蛋白（味觉素）和胰岛素合成，产生味觉迟钝，食欲减退，乏力倦怠。Cu 水平降低，干扰 Fe 代谢，引起贫血，面黄神疲。CAMP 水平降低，副交感神经兴奋性偏亢，出现脉缓无力，口泛清涎，腹胀肠鸣便溏等症状，产生脾虚的证候。

证候、证型和证三个不同内涵的现代概念：证候是疾病表现于外的患者与医生可以清晰或模糊感受得到的症状和体征，可以是非特异性的或特异性的症候群，由于不同的或同一人在不同的或同一疾病过程中出现一种或多种不同的或相同的非特异性的或特异性的症候群，这是证分型的基础即一般所谓证型。"证"是疾病过程中机体整体性、局部性、阶段性（三性）的生理与病理的动态抗争，表现为人体结构态、代谢态、功能态（三态）同步变化的层次和水平，随着疾病发展，这三性三态同步变化的层次和水平也不同，证的转归和演化也不同，如向"肾"的层次和水平发展，则脾气虚证演化为脾肾阳虚证。如果向气滞血瘀的层次和水平发展，则脾气虚证演化为脾虚气滞证。如果向生理态发展，脾气虚证就向康复转归。由此可见，"证"既不同于病，又与病相关，是疾病过程中机体三性三态同步变化的层次和水平。证没有特异性指标，但可以从多层次相关性指针综合判断三性三态的层次和水平中,确立中医证的定位定性定量的客观化指标进行合参诊断。

2. 脏象　给中医学的脏象学说赋予了现代概念:中医学的"脾胃"是以消化、吸收、营养、代谢功能为主,并包括最易受此影响的器官系统(造血、免疫、肌肉等)的功能,在神经-体液系统的调节下,协调活动,组合成一个"综合功能的系统层次";"肝藏血"、"藏精于肝"和"肝主疏泄",实际上就是现代消化系统中肝脏生理功能的宏观概括。肝脏对营养物质的代谢起着十分重要的作用,营养物质经过肝脏的处理,输送进入血液循环系统,以供全身组织细胞生理活动的需要,或暂时贮留在肝脏内,或形成尿素经尿排出体外,从而维持机体内环境的动态平衡。如果,"肝主疏泄"的作用有障碍,就可影响整个消化系统各器官的生理功能,以至于影响循环系统和神经系统生理功能。但是,"肝胆"与神经系统互为影响的相关联系,并不能认为"肝"和"胆"就代表神经系统的功能,如谋虑、决断,都是受高级神经中枢所支配的,而不是肝脏的功能。"肾"则是以内分泌、泌尿生殖功能为主及其相应的现代医学的器官系统,并包括最易受此影响的器官系统(骨、髓等)的功能,在神经-体液-免疫系统的调节下,协调活动,组合成一个"综合功能的系统层次"。其机能活动,决定着种族的繁衍及个体素质的遗传,故为"先天之本"。

概括之:传统中医脏象学说的各个脏腑,实质上都是以"综合功能"为基础,辅以某些解剖结构组合成为纵横交叉联系的"综合功能系统层次",绝非是现代医学的孤立的单一组织结构器官系统,如现代医学肝合成凝血酶原功能就被划归在"脾"的气血生化统摄血液的功能范围,实际上"脾"只是起到消化吸收提取提供给肝能够合成凝血酶原的物质的功能。这就鲜明地体现脏腑学说整体功能联系的特点。各个脏腑,在神经-体液系统调节下,协调活动。机体在罹患各种疾病时,由于机体整体性调节和个体遗传素质的影响,疾病对以"五脏"为系统层次的各"综合功能单位"的影响不同,个体整体性、阶段性、局部性、结构态、代谢态、功能态反应的主次和水平也不同,因而产生"异病同证"、"同病异证"和"证相演化"的临床现象。五脏都由"有形之脏"和"无形之脏"组成。治疗上则采用相应的"同病异治"、"异病同治"的思维模式。

3. 天人合一　中国先民的生活既要服从于自然力量的支配,又要接受社会关系的制约,这两股力量在他们幻想世界中成为神秘而又神圣的对象,集中表现为对自然和祖先的崇拜,由此,从旧石器时代晚期至新石器时代早期开始出现原始宗教(距今 6 000 多年)。到周代晚期逐渐被道家综合为"天人合一"的理念。因而"天人合一"至少有两个层次:①天有神,人有灵魂。原始宗教的祭师与祭祀天地神灵的活动,企求神灵保佑风调雨顺、五谷丰登、牲畜繁衍,驱邪降魔、人丁兴旺、康泰长寿;②自然环境与人体内环境有着动态的相关影响的哲学理念。宇宙万物随着年代的推移而不断变化,人体内环境同样随着自然界的变化而变化,不断形成新的适应能力,才能生存和发展。

前一层次趋向于巫术与宗教的发展,在自然科学中属于糟粕;后一层次的哲学概念对自然科学的发展有部分启示和推动作用属于精华。

由于自然界大环境极大变化以及人为的对生态环境的破坏,更甚的是金钱利益的驱使,不法商人在动植物食品中掺入对人体有害物质或伪造食品,对民族体质造成严重的慢性伤害,如成为引起骨关节膜变薄的原因之一,致使磨损性关节炎患者以及癌症患者越来越多,并有年轻化发展趋向,当然还有其他很多的疾病产生。这是外环境引起人体内环境变化的实例。"药食同源",这种现状应该引起学术界正直的有识之士广泛关注、研究与呼吁! 这才是尊重生命的爱国之道。

4. 整体观的研究　人体是一个有机组合的整体,体内各种组织细胞的结构成分和各种生物活性物质(微量元素系列、酶系列、激素系列、免疫和信使物质系列等)都是以一定的含量、一定的量比关系组合而成的。测定各种生物活性物质的"绝对"含量固然重要,但是测定系列活性物质之间的含量比值则更为重要,更能说明机体的整体性和内环境变化的动向及规律;正常机体的这种比值在一定的域值范围内处于动态平衡状态,打破这种动态平衡就会产生病理现象和机能失调。某一生物活性物质的比值波动超过或低于正常域值范围,就能引起这一生物活性物质系列连锁的比值变化,由此产生现代医学的某一诊断明确的病,同时也会产生中医的证候、证型和证。测定系列活性物质之间的含量比值,将是医学科学和生命科学今后研究的方向。

5. 传统动植物药的研究　服中药直接与中医脾胃有关系!

传统动植物药在中国称之为中药。中药复合成分的特性可以假设是"中药"治疗疾病调整病理比值为其治疗学机制之一,以此解释"中药"具有对人体多层次、多靶点双向调节的作用;调整病理比值的过程是比较缓慢的,因此,"中药"的治疗作用(效果)也是相对缓慢的。但是,每种中药其自身所含的化学成分非常多而且非常复杂,如果几种甚至几十种中药混合在一起,按照传统汤剂煎煮,煎煮时间煎煮火候至今没有统一标准,应该是不同的煎煮时间煎煮火候煎煮出化学成分是不同的,这些化学成分能够产生哪些化学反应,最终给患者口服的汤药里面根本无法了解有哪些化学成分,含量多少,哪些成分是真正有治疗作用的,会有哪些毒副作用。这些问题至今没有研究清楚,却大肆宣传冬令进补采用少则三五十种多则上百种动植物组成的膏方,显然是误导民众,有害无益!

凡有生命力的传统一定是随着时序改变而不断发展的。中药加工规范化、标准化、工业化是"中医药"现代化刻不容缓的研究课题。中药材中疗效确切的有效成分的分离纯化,有效化合物重新配伍并确定其量比关系进行组方,将是今后中药现代化研究的方向之一,也能为中成药正常化生产奠定基础。然而(从中药)找到活性成分却非易事。原来中医治病通常都是用复方。有些复方包括多达50种草药,含上千种化合物。要真正了解中医的治疗,科学家认为需要了解这些复杂的成分是怎样联合起作用的。虽然某个活性成分可以像西药一样发挥作用,但作用不明的其他成分以及活性成分的易于变动还是使西方那些谨慎者感到困惑。Nicholson 说,(中药成分的)易变性使人们感到不安,同一品种中药生长在不同区域或在不同季节收获都可能有不同的化学组成。这一直是一个困扰草药研究者的问题。

(二) 世界统一的医学研究标准与完成基本一元化的医学理论体系

我们必须承认人类的共同特点和人类社会发展的"一般逻辑规律"。通过比较,发现寻找规律,探索中西医(或各民族传统医学知识)互补整合的现代医药学,这不是不可能。当今中西医互补整合医学(即中西医结合)还是初级阶段,没有崇高的权威性,需要我们中西医结合医学学者在加强自身专业修养的同时,博学旁通其他现代专业科学的修养,团结由中医学学者、现代医学学者、生物化学学者、生物物理学学者、计算机软件学者、医学统计学专家和各类专业技术专家一起共同组成攻关集体,采用"无穷嵌套"、"阴阳之中复有阴阳"纵横交叉联系的思维模式,对待原有的中医药理论进行鉴伪改错,取其精华去其糟粕,化繁为简,这个过程是创新的科研工作,在创新过程中可以借鉴现代科学技术和现代主流医学的一切先进的实验思维和手段,与多学科融合,构建中医药的研究方法体系,例如植物中疗效确切的有效成分的分离纯化,重新配伍并确定其量比关系进行组方,丰富和发展中医药现代理论,这将是中医药学的必然选择。

随机、双盲、对照、可重复等一系列原则作为一个方法,相当于研究工具,任何一个工具都有适用范围的限制。其前提就是研究对象要有统一的标准,中医的许多领域还没有形成统一的标准。通过统一的研究标准,才能与世界各民族的传统医药一样,采用先进科学技术研究,赋予它们现代概念,融汇产生基本一元化医学理论体系的世界主流医学。

东西方医学工作者团结起来共同努力奋斗,萃取全世界各民族传统医药技术之精华,扬弃其陈腐,在比较研究中形成相对统一的理论与技能,"同途同归"或"殊途同归"创建"世界通适现代医学",这也是我们中国医药界义不容辞的担当。

第二节　临床研究的启迪

临床上西医辨病和中医辨证,两者各有特色,但都存在一定的局限性。很多人沿用"辨病与辨证相结合"的主观设想,但缺乏病证之间系统深入的比较研究,更需要进一步从多层次多角度多指标进行比较研究,提供足够的科学根据,证实"病证结合"的科学性、合理性与可行性,这对于提高临床新治疗水平有重要意义。

中西医结合医学是中国大陆的通适医学。作为中西医结合学者就应该全力以赴一心一意努力开发研究。同一方法可以用来研究不同的对象,而同一对象也可用不同的方法来研究。还原方法的实质就是分析的方法。其特点就是把研究对象分解为若干部分,一部分一部分地去认识,进行深入地科学研究。近代科学的发展,近代医学的出现就是还原分析运用和系统整体联系的综合结果。

现代医学就是从 20 世纪中叶引进了系统论、信息论、控制论以及社会科学等方法,将分析与综合相结合、静态与动态相结合、宏观与微观相结合、定性与定量相结合,并通过多学科的渗透和新技术的采用发展而来的。神经-内分泌学说、稳态学说、应激学说、受体学说以及免疫学、环境医学、身心医学、社会医学等学科的建立与发展,以及生物医学模式向生物-心理-社会医学模式的转变,客观地说西医学已经越来越注意对系统方法的应用。

中西医结合可以运用现代一切科学技术和现代医学的研究方法,研究中医学的理法方药的可靠性和科学性。例如,用免疫学来阐明中医所说的"正气",用稳态学说来解释"阴平阳秘";用阴阳学说在肿瘤发病学中把原瘤基因和瘤基因看作阳,抑瘤基因看作阴。这些说法是否精准还有待研究。

　　我国学者对中西医结合治疗肿瘤有了比较明确的共识:①在病人初次就诊时由于邪盛,首要任务是应用中西医各种方法包括手术、放射线、化学药物尽可能地打击和消灭肿瘤,但在这时要注意保护机体的正气(免疫功能)。②待肿瘤负荷大大减低以后,则将治疗重点转为最大限度地促进骨髓和免疫功能的恢复,即重建正气的阶段。由于肿瘤本身就是一个抑制因素,而且会诱导过量的抑制细胞如 Ts 的活性,在第一阶段单纯扶正常常不可能达到目的;而在第二阶段如果忽视将治疗重点转为扶正治疗疗效也会降低。③经过一阶段的免疫和骨髓功能的重建,在必要时还可再转入以打击肿瘤为主的第三阶段即巩固治疗,尽可能地扫除潜在的残存细胞。④以后再转入长期的扶正治疗。这样的治疗模式已在很多常见的肿瘤中如胃癌、肺癌、淋巴瘤、子宫颈癌、乳腺癌中证明不但能改善病人的免疫功能和一般状况,而且可在一定程度上提高治愈率,因而受到国内外学术界的瞩目。在同样思路的指导下,日本田口铁男等在胃癌化疗的同时和以后应用香菇多糖,美国 Smalley 等在淋巴瘤化疗后给予干扰素都证明可以在一定程度上提高疗效。

　　免疫功能的缺损至少部分地概括了虚证的某些共性。其他如肾上腺皮质和甲状腺功能、能量代谢、蛋白质合成和造血功能低下也都与某些虚象有联系。扶正中药的作用也是多方面的,调节免疫功能只是其中的一方面,但无疑是一重要的方面。扶正中药对细胞免疫功能有一定的增强作用,这类中药对化疗和放疗所致的肾上腺皮质和骨髓功能的抑制也有一定保护作用。长期随访说明配合放疗对乳腺癌和子宫颈癌可在一定程度上提高 10 年生存率。此后,我们与国内外科研单位合作开展系列实验研究,发现黄芪、女贞子的水提物和活性成分具有消除肿瘤病人过量的抑制性淋巴(Ts)细胞的活性,从而使正常免疫功能得到恢复。

中国传统医学理论有些惊人的魅力,有指导临床实践的功力,必须系统继承。但学术继承还应保持科学理智,做到不泥古和不食古不化。尤其是由于中国传统医学理论体系尚不尽完善,基本概念中也存在若干含混和不确定性,也影响了与现代各学科及国际上的交流,需要在发扬不离宗的前提下,作出认真的梳理,取其精华,去其糟粕,使这一理论更加具有科学性、系统性和实践性,能更好地为大家所理解和接受。寻找和发现更多的中西医学交叉点和结合部,实现理论和临床上的飞跃。在实施宏观微观结合、辨病辨证结合过程中,应当大胆结合当代新进展,与我国传统医学相结合,提高疗效,做出新成绩。现代化的道路和方式可以是多态性的,但现代化的进程必然是动态性的,必须紧随着现代科学技术的新发展而不断把中西医结合医学向前推进。

胃的慢性胃炎症与癌前病变是多发病变,也是常见病。慢性胃炎发病率为 80%～90%、胃癌死亡率占所有恶性肿瘤的 25%。探索胃的慢性胃炎症与癌前病变的发病机制,早期诊断,早期治疗,促进慢性胃炎痊愈、阻止癌前病变发展成胃癌,是国内外学者共同关心的重点研究课题,目前虽已取得重大进展,但在某些方面还没有取得重大突破,有待中西医结合发挥两个学术体系的优势互补,攻克这个课题。

国内外在治疗慢性胃炎、癌前病变、提高疗效和降低癌变率的药物研究方面取得了明显进展,但在疗效、防癌效果和降低胃癌发生率三方面还很不理想,急需研制高效低毒既可治疗慢性胃炎又可防治癌前病变,降低胃癌发生率的有效药物。

采用中医"无穷嵌套"、"阴阳之中复阴阳"病理生理学整体联系的"证"的思维模式和西方现代主流医学以病理学为基础的"病"的思维模式,进行整合互补"病证结合"研究慢性胃炎与胃黏膜癌前病变临床表现(功能态)、胃黏膜组织结构变化(结构态)和分子生物学生物活性物质量变(代谢态)"三维结构"的创新研究思维。

采用现代科学手段,在机体结构态-代谢态-功能态的系统层次,从整体-组织-细胞-亚细胞-分子生物学水平多指标同步检测。旨在研究：①西医慢性胃炎分类、中医脾虚证分型和中西医互补整合"证病结合"的现代病理生理学基础，以及研究中西医互补整合"病证结合"分型与胃黏膜癌前病变的内在联系；②为创立中西医整合互补的"病证结合"提高阻断癌前病变发展为胃癌（二级预防）和早期胃癌诊断水平奠定坚实的临床应用的实验基础和理论基础。

采用纤维胃镜和胃黏膜活检组织病理学检查、血红蛋白测定和网织红细胞计数、常规肝功能和血清蛋白测定、24 小时尿 17-羟、17-酮类固醇测定、放射免疫法血浆皮质醇含量测定、蛋白结合竞争法血浆环核苷酸含量测定、氚胸腺嘧啶核苷掺入法测定淋巴细胞转化、血清免疫球蛋白测定、PHA 培养转型法淋巴细胞转化率测定、E-玫瑰花结形成试验、乙酸纤维薄膜蛋白电泳、血清胆碱酯酶比色测定、苯替酪胺（胰功肽）试验、木糖吸收试验、唾液淀粉酶活性测定、血清淀粉酶活性测定、尿淀粉酶活性测定、血清淀粉酶稀释法测定、葡萄糖耐量试验、胃液量和酸度测定、甲状腺 I 吸收率测定、肝超声波检查等等项目，利用一切可以利用的现代科学先进设备和技术方法，如 501B 型扫描电镜、CM200FEG 型透射电镜（TEM-PHILIPS）观察、9100/60 型能量色散 X 射线分析仪（能谱仪），IBAS 数字图像显微分光光度系统、组织细胞病理学、组织细胞化学、放射免疫与酶学等，对慢性胃炎脾虚证患者胃黏膜进行组织病理学诊断，组织化学肠化生分型、组织细胞形貌超微结构和微量元素分析（扫描电镜附能谱仪）、亚细胞结构——细胞核、线粒体超微结构与微量元素分析（透射电镜附能谱仪），不同类型肠化生组织环核苷酸（cAMP、cGMP）、超氧化物歧化酶（SOD）测定、细胞核脱氧核糖核酸（DNA）测定和血清过氧化脂质（LPO），以及氚胸腺嘧啶核苷掺入淋巴细胞转化试验（^{3}H-TdR LCT），在整体-组织-细胞-亚细胞-分子生物学水平，从机体结构态-代谢态-功能态的系统层次，研究慢性胃炎分类、脾虚证分型和互补整合"证病结合"的现代病理生理学基础，以及研究互补整合"证病结合"分型与胃黏膜癌前病变的内在联系。

选择指标的检测意义：

（1）组织病理学 HE 染色进行慢性胃炎、肠化生和不典型增生的诊断与分度。典型增生现称为上皮内瘤变（intraepithelial neoplasia，IN）。轻度和中度不典型增生现在称之为低级别上皮内瘤变（low grade intraepithelial neoplasia，L-IN）；重度不典型增生、原位癌和黏膜内癌现在称之为高级别上皮内瘤变（high grade IN，H-IN）。

（2）胃黏膜切片经 $AB_{pH2.5}$/PAS 染色，上皮中只含有肠型的酸性黏蛋白，称为完全性肠化生，同时伴有中性黏蛋白，称为不完全性肠化生；经 HiD/$AB_{pH2.5}$ 染色，依据有无硫黏蛋白而将肠化生分为结肠型和小肠型；经 HiD/$AB_{pH2.5}$/PAS 染色，可进一步将肠化生分为完全性和不完全性结肠型；完全性和不完全性小肠型 4 类肠化生。光镜下肠化生分型原则为：①胃黏膜切片中 2/3 被小肠型肠化生占据者，称小肠型肠化生；②1/3 以上被结肠型肠化生占据者，称结肠型肠化生；③完全性或不完全性肠化生超过该型上皮的 1/2 者，则称为完全性或不完全性结肠型肠化生，完全性或不完全性小肠型肠化生，见图 3-1～图3-4。

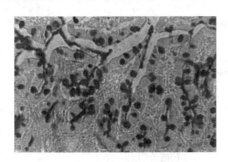

图 3-1　完全性小肠化生

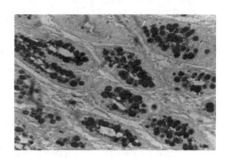

图 3-2　不完全性小肠化生

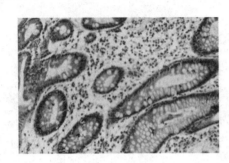
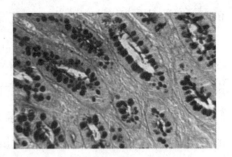

图 3-3 完全性大肠化生 　　　　　图 3-4 不完全性大肠化生

（3）组织细胞形貌超微结构和微量元素分析（扫描电镜附能谱仪）。

（4）亚细胞结构——细胞核、线粒体超微结构与微量元素分析（透射电镜附能谱仪）。

（5）Zn 在体内是碳酸酐酶、DNA 聚合酶、肽酶、磷酸酶和过氧化物歧化酶等百余种酶的重要组成部分和激活剂。它通过调节这些酶的活性，参与和控制糖、脂类、蛋白质、核酸和维生素的代谢，争夺硫醇抑制自由基反应。

（6）Cu 在体内参与 30 多种蛋白质和酶的组成，调节脂肪代谢，影响细胞呼吸和细胞分裂。

（7）环核苷酸（cAMP、cGMP）第二信使物质调节机体的某些生命活动。

（8）DNA 是决定机体遗传的生物活性物质。

（9）SOD 具有清除氧自由基功能。

（10）^{3}H-TdR LCT 是细胞免疫功能指标。

在国内外笔者首先提出"脾虚气滞证胃病"确实存在于临床，"有证有病，有证无病，无证有病"；"脾虚气滞证慢性胃炎伴有不完全性结肠型肠化生有癌变倾向"三个新观点、新概念、新理论，其可重复性得到学术界应用和认可，这对提高防治水平起到积极的推进作用。"有病有证"可考虑采用西医西药对病治疗和中医中药辨证施治；"有病无证"可考虑采用西医西药对病治疗为主，辅以中医中药调养；"无病有证"可考虑采用中医中药辨证施治、养生调摄和精神情绪疏导。

中医脾胃的中西医结合研究在整体-组织-细胞-亚细胞-分子生物学水平进行研究。对慢性胃炎与胃黏膜癌前病变临床表现（功能态）、胃黏膜组织结构变化（结构态）和生物活性物质量变（代谢态）从多层次、多角度和多指标研究，提供足够的科学根据，证明"病证结合"的内在联系；证明"病证结合"的科学性、合理性与可行性。

通过比较，发现寻找各民族文化间共同的"逻辑规律"，建立起中西医互补整合的新医药学是完全可能的；本课题提出的新概念新理论，弥补和丰富了中医、西医和中西医结合互补慢性胃炎与胃黏膜癌前病变临床医学的理论和诊疗内容，对医学科学的发展作出了贡献。

1983 年无锡市第三人民医院首先提出"脾虚气滞证胃病"新概念，1986 年在中西医结合杂志提出临床上发现"脾虚气滞证慢性胃炎伴有不完全性结肠型肠化生是胃的癌变信号，应高度重视"和 1989 年提出"有证有病、有证无病和无证有病"的新概念、新理论，都得到国内学术界认可，对提高防治水平起到积极的推进作用。

采用中医"证"和西医"病"的两种思维模式，进行互补整合"病证结合"的研究，从思路、方法和手段诸方面的先进性、科学性和实用性都较同类研究领先。

第三节　中医脾胃与现代西医哪些检测指标有关

脾胃学说是中医理论核心之一。脾气虚证是一个最常见的单纯类型，有利于研究脾本质。以往做纤维胃镜和胃黏膜活体组织病理学检查，血红蛋白测定和网织红细胞计数、常规肝功能和血清蛋白测定、24 小时尿 17-羟、17-酮类固醇测定、放射免疫法血浆皮质醇含量测定、蛋白结合竞争法血浆环核苷酸含量测定、氚胸腺嘧啶核苷掺入法测定淋巴细胞转化、血清免疫球蛋白测定、PHA 培养转型法淋巴细胞转化率测定、E-玫瑰花结形成试验、乙酸纤维薄膜蛋白电泳、血清胆碱酯酶比色测定、苯替酪胺（胰功肽）试验、木糖吸收试验、唾液淀粉酶活性测定、血清淀粉酶活性测定、尿淀粉酶活性测定、血清淀粉酶稀释法测定、葡萄糖耐量试验、胃液量和酸度测定、甲状腺 I^3 吸收率测定、肝超声波检查等等项目的综合检验，发现脾的实质涉及：消化系统以及与之相关的物质代谢和能量代谢器官；血液系统和免疫器官，它们的物质基础来源于正常的消化吸收和物质代谢；自主神经系统（包括嘌呤能神经）肾上腺系统和环化酶-环核苷酸系统，它们起着调节和保证消化吸收、能量转化等生理功能与动态平衡的作用。因而维持了整体生命活动的正常进行。所以有"脾主运化、脾胃者仓廪之官、谷气通于脾""脾藏营、营出中焦、脾胃为气血生化之源""四季脾旺不受邪，邪之所凑，其气必虚""脾为后天之本"的学术观点。

这里必须特别强调对"脾胃"的研究决不能以单一的指标作出定性定量的结论，比如北京的木糖吸收试验，广州的唾液淀粉酶活性测定，都需要多项目多指标的综合检验综合判断。1996 年"脾气虚证慢性胃病肠化生的临床与实验研究"课题的成果鉴定会议上，对课题成果中"病证结合"研究方法，南北学者有一段耐人寻味的争论，我至今保存着这部完整的录像。最终"病证结合"研究方法，被鉴定委员会全票通过，已故的令人永远尊敬的王建华终身教授能够亲力亲为具体操作实验工作，心胸宽阔，知不足而图上进，他坚信笔者的"病证结合"研究方法是中西医结合必走之路。事实也被后来很多科学工作者长期研究所证实与认可。

随着现代科技和现代医学的不断创新发展，新的检测指标层出不穷，我们应该随时根据"病证结合"的需要，针对性选择新的检测指标，充实我们的研究内容，提高可靠性、先进性。

一、环核苷酸（环磷酸腺苷 cAMP、环磷酸鸟苷 cGMP）

血浆 cAMP 随着胃黏膜无肠化生的发展到有肠化生的脾气虚证、

脾虚气滞证顺序递减;而胃黏膜肠化生率则随着脾气虚证的发生、发展到脾虚气滞证的慢性浅表性胃炎、慢性萎缩性胃炎和胃癌顺序递增,即血浆 cAMP 与肠化生率成反比。因而胃癌患者血浆 cAMP 较正常健康人下降尤为显著($P<0.001$)。提示胃病的脾虚证、肠化生、癌变均与血浆环核苷酸的改变有关。体内环核苷酸的改变(尤以 cAMP 为敏感)对脾虚证和胃黏膜肠化生的发生、发展、转归起着相当重要的作用。cAMP 对细胞增殖周期的影响,是随其浓度的改变呈双向调节作用的。

脾虚证的产生,既可以是消化系统本身病变引起的,也可以是神经体液调节功能障碍引起的。神经体液调节过程多半是通过环核苷酸的量变来实现。测知血浆 cAMP 和 cGMP 含量,对衡量机体的生理和病理状态有一定的价值;测知组织 cAMP 和 cGMP 含量,则能直接反映组织细胞的代谢和病理生理状态。cAMP 在脾气虚证、脾虚气滞证患者病灶胃黏膜中的含量比正常胃黏膜中的含量降低显著,同样,血浆 cAMP 也显著降低。血浆 cAMP 降低反映交感神经系统(包括嘌呤能神经)功能低下,副交感神经的机能相应亢进。因而在脾虚证患者中出现诸如脉缓弱、舌淡胖有齿印、脘闷腹胀、肠鸣便溏、胃纳差和口泛清涎等症状。胃黏膜中 cAMP 降低,则胃黏膜细胞的正常代谢受到干扰,细胞分化受到抑制,而细胞分裂加速,使一些非分裂周期的细胞进入分裂期,干扰了通过蛋白激酶对基因调节的过程,以致改变了细胞遗传,引起胃黏膜肠化、间变,甚至癌变。

癌细胞内常伴有环核苷酸代谢的失调。Stevens 用放射线长期照射诱发大鼠肠癌,其癌细胞内 cAMP 较正常组织明显降低;Deruberfis 测得人结肠癌组织中 cAMP 低于正常肠组织。Jass 等认为含硫黏蛋白的肠化生与胃癌关系密切,实际上不完全性结肠型肠化生与胃癌的关系更为密切。不完全性肠化生在形态上具有不稳定的特性,有的可分化为完全性肠化生,有的则不能分化为完全性肠化生。前者可能是增殖分化协调的结果,后者则可能是增殖分化不协调的缘故。

笔者的工作证明了 cGMP 不仅可以促进加快细胞分裂增殖,还能扩张血管。美国学者设想利用扩张血管的作用研究治疗冠心病的药,结果对冠状血管效果不大,对阴茎海绵体的充血有效,于是以正为副以副为正更名为"伟哥"。

自 Goldberg 提出了环核苷酸可能是阴阳学说的物质基础以来,国内外学者的研究初步发现环核苷酸的变化与人体阴阳消长有一定的关系 。Koide 等研究肝部分切除后肝细胞的再生过程,发现 cGMP 是通过在细胞内的移位来发挥调节作用的,它与 cAMP 并无互为消长的关系。尹氏我不支持 Goldberg 观点,认为阴阳学说作为矛盾对立统一的哲学概念,绝非是一对物质所能包罗万象解释得通的。这个古老学说的现代概念应建立在整体条件下的神经体液正负反馈基础上。

二、501B 型扫描电镜(SEM)观察胃黏膜组织细胞形貌超微结构

正常胃黏膜、脾虚证胃黏膜和胃癌胃黏膜在低倍镜下观察,病灶胃黏膜纵横交叉的沟变浅,脑回结构平坦,小凹口变形,大小不一,高低不平,分布不均匀;堤状隆起高低起伏,宽窄不等。高倍镜下观察,病灶胃黏膜有散在变性、溃破和坏死脱落的上皮细胞,细胞表面可见"S"型弯曲幽门螺杆菌。成片上皮细胞溃破、糜烂和脱落,形成微小溃疡。溃疡由中心向外扩展,邻近细胞被挤压、破坏,形状和排列不规则。小凹壁上皮细胞萎缩变性,细胞大小不一,排列不规则,细胞溃破坏死,有炎症细胞浸润,严重者固有腺呈格架状结构。肠化生黏膜上皮细胞表面有一层较厚的外衣,绒毛不外露,细胞间界不清。排空后的杯状细胞为圆形或多角形空穴,开口处有排出的黏液物质呈散在星状白点。非病灶区胃黏膜内,也能见到灶性萎缩性炎变、肠化生细胞群、微小溃疡和幽门螺杆菌,故总称为"背景病变"。

正常胃小凹外形如火山口。凹壁衬有圆形或椭圆形上皮细胞,体积基本一致(图 3-5、图 3-6),慢性炎症细胞破裂(图 3-7、图 3-8)。

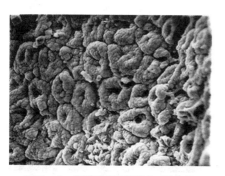

图3-5　正常胃黏膜形态,胃小凹

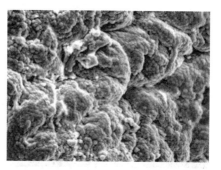

图3-6　正常胃黏膜形态,胃小凹

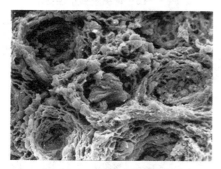

图3-7　慢性炎症胃黏膜

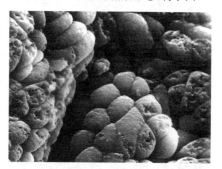

图3-8　炎症胃粘膜

　　慢性胃炎胃黏膜在低倍镜下观察,病灶胃黏膜纵横交叉的沟变浅,脑回结构平坦,小凹口变形,大小不一,高低不平,分布不均匀;堤状隆起高低起伏,宽窄不等。

　　病灶胃黏膜有散在变性、溃破和坏死脱落的上皮细胞,细胞表面可见"S"形弯曲幽门螺杆菌(图3-9、图3-10)。

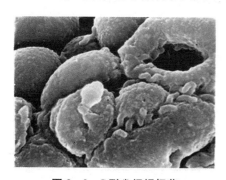

图3-9　S形幽门螺杆菌

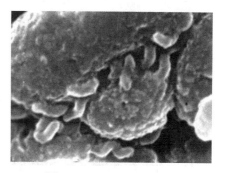

图3-10　S形幽门螺杆菌

　　成片上皮细胞溃破、糜烂和脱落,形成微小溃疡(图3-11、图3-12)。

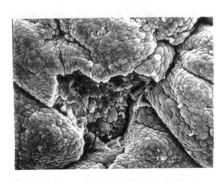

图 3-11　胃黏膜微小溃疡

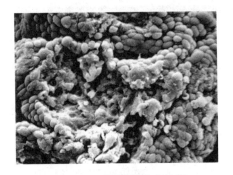

图 3-12　胃黏膜微小溃疡

　　溃疡由中心向外扩展,邻近细胞被挤压、破坏,形状和排列不规则。小凹壁上皮细胞萎缩变性,细胞大小不一,排列不规则。细胞溃破坏死,有炎症细胞浸润(图 3-13、图 3-14)。

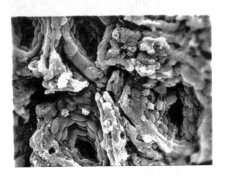

图 3-25　胃小凹上皮细胞萎缩变性,
　　　　　细胞大小不一,排列不规则

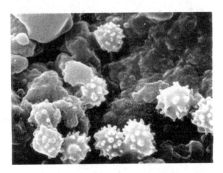

图 3-14　炎性细胞浸润

　　严重慢性胃炎者固有腺呈格架状结构(图 3-15、图 3-16)。

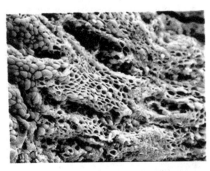

图 3-15　固有腺体呈格架状结构

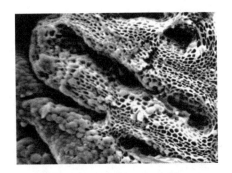

图 3-16　固有腺体呈格架状结构

　　肠化生黏膜上皮细胞表面有一层较厚的外衣,绒毛不外露,细胞间界不清(图 3-17、图 3-18)。

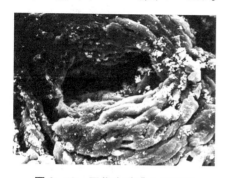

图 3-17 肠化生黏膜上皮细胞

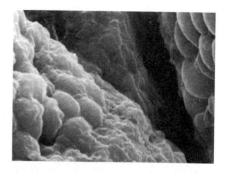

图 3-18 肠化生黏膜上皮细胞界限不请

胃黏膜变性、增殖或细胞再生,增生细胞大小不一、形态不一,活跃黏膜呈小结节状(图 3-19、图 3-20)。

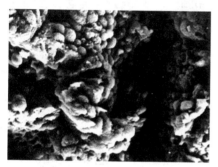

图 3-19 黏膜呈结节状

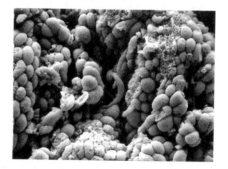

图 3-20 黏膜呈结节状

胃癌细胞形状大小不一,排列无序,有明显的异形性,成团成蔟,形成葡萄状(图 3-21、图 3-22)或菜花型。

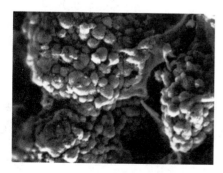

图 3-21 胃癌细胞呈葡萄状

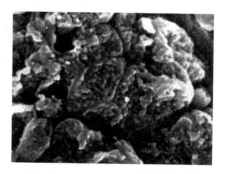

图 3-22 胃癌细胞呈葡萄状

通过对胃切除患者被保留残胃的非病灶区胃黏膜取材作扫描电

镜观察分析,发现肉眼观察属于正常的胃黏膜中确实存在"灶性浅表性炎变、灶性萎缩性炎变和微小溃疡"等"背景病变",证明十二指肠球部溃疡、胃溃疡等慢性胃病是全胃性疾病,绝不是局部病变。

良性胃病做胃大部分切除手术,尤其是 Billroth II 式后,发生边缘溃疡、残胃炎和残胃癌并不罕见。多数学者认为这可能与局部黏膜屏障损伤、胆汁反流和细菌感染有关;受损黏膜处低酸和亚硝酸盐的存留,也可能成为癌变的促发因素。非病灶区胃黏膜内通常存在的、程度不等的灶性浅表性胃炎、萎缩性胃炎、肠化生细胞群和微小溃疡这类"背景病变"(background lesions),一则说明在残胃黏膜中完全有可能存在此类相同的病理改变;二则说明 Du、Gu 和 GC 不是局部性疾病,而是由特征性病灶与"背景病变"共同组成的全胃性疾病。手术并不能把所有的"背景病变"完全切除,遗留在残胃黏膜内的"背景病变"则成为残胃发病的原始病理基础,而与术式相关的胆汁反流和胃酸降低则是残胃发病的诱发因素。

"背景病变"在脾虚气滞证与脾气虚证胃病间有非常显著的差异,因而,西医辨病中医辨证的临床分型,有助于对疾病从局部至整体的全面判断,有助于制订综合治疗的原则与措施。对非癌变或无癌变倾向的良性胃病,如无严重并发症,原则上应避免手术治疗;手术也应严格选择术式和掌握切除范围;术后仍需中西医结合内科治疗,以预防残胃疾病的发生。

三、CM200FEG 型透射电镜(TEM-PHILIPS)观察胃黏膜组织细胞上皮细胞核超微结构

正常上皮细胞核呈圆形,胞质内有粗面内质网、分泌颗粒、高尔基体和线粒体(图 3-23);正常上皮内分泌细胞较小,核呈圆形,胞质中可见大量球形分泌颗粒(图 3-24);正常上皮细胞核呈圆形或椭圆形,核质比小于 1;核仁无被膜包裹(图 3-25);核质比大于 1(图 3-26),分叶核(图 3-27、图 3-28);核仁肥大靠近核边缘称核仁边集(nucleolar margination,图 3 - 29）；异染色质密集于核周围，核中心电子密度低，核呈圈状（称核染色边集，图 3 - 30）；细胞间隙增宽，胞质内黏液颗粒或分泌颗粒减少（图 3 - 31）；核及核仁增大凹陷曲折，线粒体减少（图 3 - 32）；核变形有核内小体，细胞质相对减少，线粒体减少（图 3 - 33、图 3 - 34）。

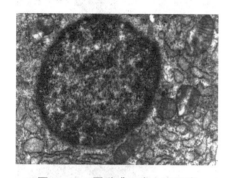

图 3 - 23　胃黏膜正常上皮细胞

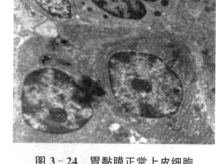

图 3 - 24　胃黏膜正常上皮细胞

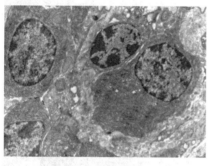

图 3 - 25　正常上皮细胞核呈圆形或椭圆形，核质比小于 1；核仁无被膜包裹

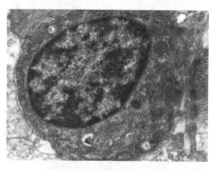

图 3 - 26　核质比大于 1

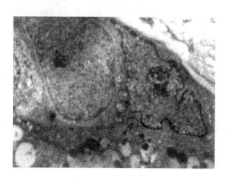

图 3 - 27　分叶核

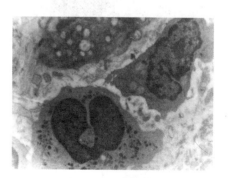

图 3 - 28　分叶核

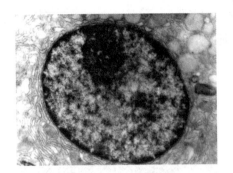

图 3 - 29　核仁边集

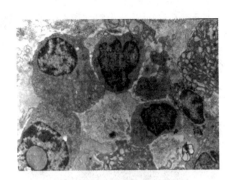

图 3 - 30　核染色体边集

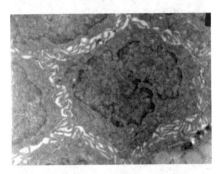

图 3 - 31　细胞间隙增宽

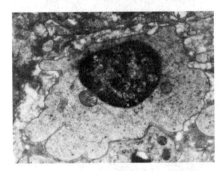

图 3 - 32　核及核仁增大凹陷曲折

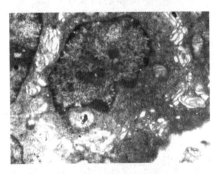

图 3 - 33　核变形,有核内小体细胞质
　　　　减少,线粒体减少

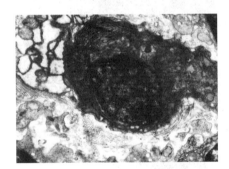

图 3 - 34　核变形,有核内小体细胞质
　　　　减少,线粒体减少

　　TEM 观察脾虚证与胃黏膜上皮细胞核超微结构:相对正常胃黏膜上皮细胞表面黏液细胞是覆盖于胃腔表面和胃小凹内面的柱状上皮细胞,游离面有短小微绒毛,细胞核较大,位于细胞底部,胞质内有大小不等的黏液颗粒、大量的粗面内质网和散在的线粒体。颈部黏液细胞分布在胃腺颈部,核呈圆形或半月形,胞质内核上方有大量的分

泌颗粒、较发达的高尔基体、较少的粗面内质网和散在的线粒体,细胞顶部有少量短粗的微绒毛。主细胞分布在胃腺体及底部,核呈圆形,胞质内有大量平行排列的粗面内质网、大量的分泌颗粒、发达的高尔基体和散在的线粒体。壁细胞较大呈圆锥形,锥顶端向腺腔,核在细胞中心,胞质内充满小泡状光滑内质网(分泌盐酸)、细胞内小管(输送盐酸)和丰富的线粒体。内分泌细胞夹于主细胞与壁细胞之间,细胞较小,核呈圆形位于细胞基底部,胞质中可见大量小球形内分泌颗粒、粗面内质网的少量线粒体,高尔基体位于细胞核附近。胃黏膜正常上皮细胞核,核呈圆形或椭圆形,核被膜略有曲折,分叶核极少,核与胞质截面积比(核质比)小于1;核内染色质呈散在分布、随核仁分布和沿核周分布,核中央异染色质间的浅亮区是常染色质,核仁有较高电子密度,无被膜包裹。

脾虚证胃黏膜上皮细胞核,分化差的上皮细胞和肠化生细胞其核质比大于1,分叶核增多;染色质间颗粒或染色质周颗粒密集增多,常染色质增多;核仁肥大靠近核边缘(称核仁边集)。衰老退化的上皮细胞核缩小,核质比更小;异染色质密集于核周围,核中心电子密度低,核呈圈状(称染色质边集);核皱缩呈齿状,核内呈中等均匀电子密度,见不到染色质(称染色质均匀化)。以上变化,脾阴虚证与脾虚气滞证与其他五组间有显著性差异($P<0.05\sim0.01$);而 F 脾气虚证、F 脾阳虚证与健康对照组间,G 脾气虚证与 G 脾阳虚证组间,脾阴虚证与脾虚气滞证组间,则无显著性差异。

四、CM200FEG 型透射电镜(TEM-PHILIPS)胃黏膜组织细胞上皮细胞线粒体超微结构

胃黏膜正常上皮细胞线粒体,为圆形或椭圆形,散在于细胞核周围。线粒体由外膜、内膜、外室、内室与嵴组成。嵴由内膜向内折叠而成,为中空管道,与外室相通(图 3-35)。有些线粒体嵴直通细胞质(图 3-36)。细胞核周围的线粒体呈空泡变性(图 3-37)。嵴通常呈

板层状排列,互相平行,并垂直于线粒体长轴(图3-38、图3-39)。嵴紊乱有融合趋向(图3-40～图3-42),线粒体致密变嵴(图3-43),线粒体嵴道管交织呈网状(图3-44)。脾虚证胃黏膜上皮细胞游离面微绒毛脱落,细胞间隙增宽,细胞连接减少;线粒体数量减少,肿胀或嵴断裂,空泡变性,粗面内质网扩张呈环状排列;高尔基体萎缩,失去其典型的结构;胞质内分泌颗粒减少;细胞核增大或缩小。壁细胞胞质内小管扩张,微绒毛变短变细或消失。脾虚证胃黏膜上皮细胞线粒体肿胀肥大、固缩和透明变性,乃至空泡变性,畸形线粒体呈C字形或U字形。线粒体嵴有之字嵴、纵向嵴、稀疏嵴和致密嵴,嵴排列紊乱。线粒体及嵴的数目减少。以上变化,脾阴虚证与脾虚气滞证组,与其他5组间有显著性差异($P<0.05$～0.01),而F脾气虚证、F脾阳虚证与健康对照组间、G脾气虚证与G脾阳虚证组间、脾阴虚证与脾虚气滞证组间,则无显著性差异。

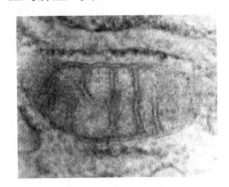

图3-35 线粒体嵴由内膜向内折叠而成,为中空管道与外室相通

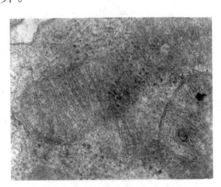

图3-36 腺粒体嵴直通细胞质

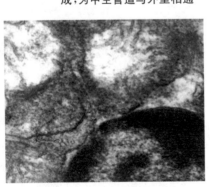

图3-37 腺粒体呈空泡状

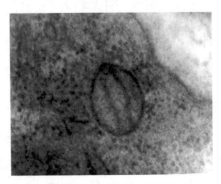

图3-38 嵴呈板状排列,互相平行

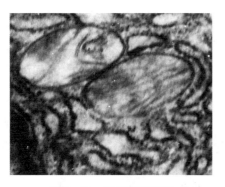

图 3-39 嵴呈板状排列

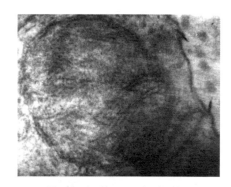

图 3-40 嵴紊乱,有融合趋向

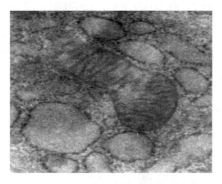

图 3-41 嵴紊乱

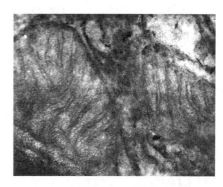

图 3-42 嵴紊乱

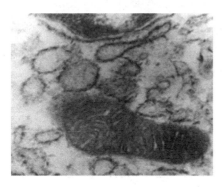

图 3-43 线粒体致密变成嵴

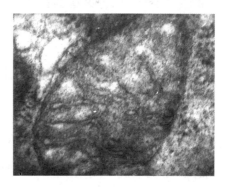

图 3-44 腺粒体嵴管交织成网状

线粒体是三羧循环(tricarboxylic acid cycle)的工厂,线粒体质量改变,三磷酸腺苷(adenosine triphosphate,ATHP)产生减少,细胞活动能量供应不足而功能虚弱,结构萎缩,胃酸分泌减少,甚至细胞坏死。无器质性病变(F)和有器质性病变(G),F脾气虚证、F脾阳虚证与健康对照组比较,胃黏膜组织病理学上均无典型的器质性病变存在,可谓有证无病,但在上皮细胞亚微结构——线粒体则有质量下降的趋势($P<0.05$);G脾气虚证、G脾阳虚证、脾阴虚证和脾虚气滞证与上述三组比较有本质上的不同,均有器质性病变存在,可谓有证有病;G脾气虚证和G脾阳虚证中CSG与CAG偏向轻中度,脾阴虚证和脾虚气滞证中CSG与CAG偏向中重度;胃黏膜炎症细胞浸润程度、II_b型肠化生发生率、非病灶区胃黏膜内灶性萎缩性炎变、肠化生和微小溃疡等"背景病变"的发生率、上皮细胞核质比>1的发生率、核分叶的发生率、染色质周间颗粒密集的发生率、核仁肥大的发生率、线粒体退变发生率等,它们随着G脾气虚证、G脾阳虚证、脾阴虚证和脾虚气滞证的顺序递增,而线粒体和嵴的数目,则随上述顺序递减。这些变化在G脾气虚证和G脾阳虚证组间,在脾阴虚证和脾虚气滞证组间,无显著性意义($P>0.05$);在脾阴虚证、脾虚气滞证两组与G脾气虚证、G脾阳虚证两组间,则有显著性差异($P<0.05\sim0.01$)。由此证明:①脾虚证既可发生在胃黏膜器质性病变的基础上,也可发生在胃黏膜无器质性病变的基础上;②脾虚证证候既可产生于胃黏膜组织结构病变之先,也可产生于胃黏膜组织结构病变之后;③脾胃病的功能改变与结构改变互为因果,相互影响;④脾虚证型的发展演化与胃黏膜病变的程度有密切的内在联系。脾虚证所反映的机体消化吸收营养代谢功能改变,不仅存在于消化道疾病的患者,也存在于健康与非健康之间的,即亚疾病(亚健康)状态的人群中,因而临床上虽说有证常有病,但未必都有病;有病常有证,但未必都有证(由于机体代偿等因素致使症状体征为隐匿状态)。鉴此,无论有证无病、有病无证或有病有证,目前特别是在中小学生中脾胃病特别多!因为学习负担超越了儿童与青少年生理和心理发育的自然生长规律,首先伤害了他们的脾胃功能和心智功能!当下社会心理因素所造成的有证无病的临床心理障碍病势态有上升的趋向,这些都应受到国家领导和临床医学家的足够重视。一则必须采用现代科学技术手段对病证结合深入研究;二则必须加强对有证无病和有病无证患者积极治疗,以达到治未病、早治病及早康复的目的;三则必须对有病无证、有证无病和有病有证的三种临床表现,从基因着手进行遗传素质的研究。

五、501B 型扫描电镜附能谱仪(EDAX)和 CM200FEG 型透射电镜附能谱仪(EDAX)检测胃黏膜组织与其细胞上皮细胞核和线粒体的微量元素及氧化物

EDAX 能自动检测样本中 0.1～0.001 mm 范围内原子序数 12 以后的元素,通过电子计算机自动计算出各元素在所测得元素系列中的重量百分比(WT%),作为相对重量单位;并能在同一点上同步测得该元素系列相应的氧化物系列及相应的 WT%。病变组织和正常组织定 15 个点重复同步测定 15 次微量元素及其氧化物,取 WT%的均值。胃黏膜正常与病变组织微量元素 WT%之和的均值,称为综合量。氧化物综合量也是这样测算。胃黏膜组织中 ZnO 和 CuO 降低,而 Zn/ZnO 和 Cu/CuO 的比值升高,反映出 Zn、Cu 在组织中有效利用率降低。胃黏膜组织中 Zn/ZnO 和 Cu/CuO 的比值升高愈显著,Zn、Cu 有效利用率也愈低,组织结构中缺 Zn、缺 Cu 也愈厉害。

六、细胞核脱氧核糖核酸(DNA)、超氧化物歧化酶(SOD)、血清过氧化脂质(LPO)和氚胸腺嘧啶核苷掺入淋巴细胞转化试验(^{3}H-TdR LCT)测定

胃黏膜上皮细胞核 DNA(IOD)检测采用西德 IBAS2000 型图像分析仪。将胃黏膜细胞涂片经 Feulgen 染色后,置于 AIAS 显微镜下,审定需测的细胞核,由该系统摄像机摄取细胞核图像,输入阵列处理计算机,转换为数字后显示于监视器上,并由主计算机进行运算:入射光强度除以出射光强度,取其对数,为被测细胞核光密度(OD),OD 乘以细胞核面积,为积分光密度(IOD),即为细胞核 DNA 相对含量。每张经 Feulgen 染色的细胞涂片,测定 100 个细胞核,取 IOD 平均值,结果以直方图形式打印输出。SOD、LPO 采用生物化学方法测定;^{3}H-TdR LCT 采用放射免疫测定。

胃黏膜细胞核 DNA 组方图,脾虚气滞证良性胃病与胃癌有相似之处,但此两种病组与脾气虚证良性胃病完全不同(图 3-45～图 3-47)。

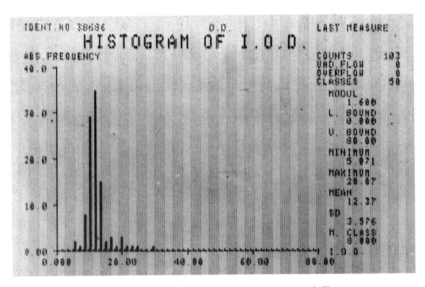

图 3-45　良性胃病脾气虚证细胞核 DNA 含量

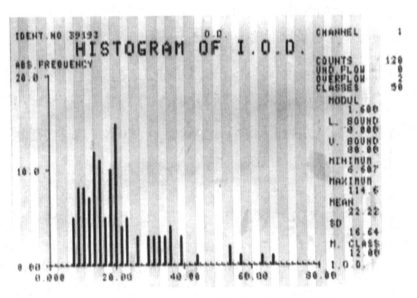

图 3-46　脾虚气滞证良性胃病细胞核 DNA 含量

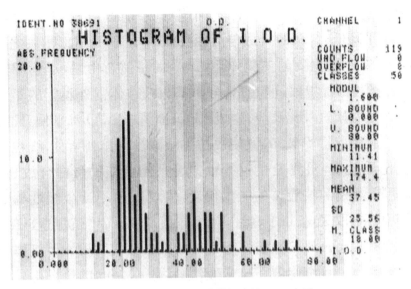

图 3-47　胃癌胃黏膜细胞核 DNA 含量

癌细胞有染色体畸变,而细胞核 DNA 是染色体的物质基础。细胞核 DNA 量变在先,染色体畸变在后。胃黏膜内与 DNA 相关的生物活性物质也有同步的量变。癌灶组织,其细胞核 DNA 含量异常增高,而黏膜内 cAMP、Zn、Cu、ZnO 和 CuO 则明显降低;腺体萎缩组织,不完全性结肠型肠化生组织,则有与癌灶组织十分近似的变化。证明腺体萎缩、不完全性结肠型肠化生这两种病理组织有癌变的倾向;不完全性结肠型肠化生是"肠型胃癌"的癌前期病变。

细胞分裂增殖的速度与 cAMP 浓度成反比,与 DNA 浓度成正比。Zn 与 cAMP 的量变还能影响淋巴细胞的代谢途径,抑制淋巴细胞转化,[3]H-TdR LCT 降低。由于机体代谢态、结构态的变化,功能态也发生相应的变化,产生脾虚证证候及"证的演化"。

当胃黏膜遭受有害物质或缺血等损害后,机体内 Zn、Cu 代谢失常,由此扰乱了体内酶系统。Zn 在体内是碳酸酐酶、DNA 聚合酶、肽酶、磷酸酶和过氧化物歧化酶等百余种酶的重要组成部分和激活剂。它通过调节这些酶的活性,参与和控制糖、脂类、蛋白质、核酸和维生素的代谢,争夺硫醇抑制自由基反应。Cu 在体内参与 30 多种蛋白质和酶的组成,调节脂肪代谢,影响细胞呼吸和细胞分裂。当机体内 Zn、Cu 水平降低时,SOD 合成与活性被抑制;由于 NADPH 氧化还原循环及黄嘌呤氧化酶的催化作用,产生大量氧自由基,远远超过了 SOD 的清除能力,积累过剩的氧自由基与线粒体内外膜上的不饱和脂肪酸发生脂质过氧化反应,生成 LPO,血清中 LPO 水平便升高;线粒体内外膜因此遭受破坏,致使线粒体嵴减少与排列紊乱,线粒体室腔内径比质改变,最终发生退行性改变。细胞核的蛋白合成(包括 DNA 复制)代谢和线粒体的能量代谢,均需要 Zn、Cu 依赖性酶的参与。细胞核摄取 Zn、Cu 多,蛋白合成旺盛,核分裂增殖加速,增加了基因突变的机会。环核苷酸作为机体的第二信使物质调节机体的某些生命活动。一旦细胞内环核苷酸(尤其是 cAMP)的量发生异常变动时,影响细胞分化,常会导致机体出现病理状态(CSG 与 CAG 和 IM)。cAMP 的量变引起细胞代谢、细胞免疫和自主神经功能的改变。机体内 cAMP 水平降低致使交感神经(包括嘌呤能神经)功能抑制,而且副交感神经的功能相对亢进,出现消化道症状。Zn 和 cAMP 的量变,通过影响淋巴细胞的代谢途径,进而影响细胞呼吸、细胞分化,抑制淋巴细胞转化,致使 ^{3}H-TdR LCT 水平降低。

脾虚证既可发生在胃黏膜器质性病变的基础上(有证有病——既有脾虚证,又有 CSG 或 CAG),也可发生在胃黏膜无器质性病变的基础上(有证无病——虽有脾虚证,但无 CSG 或 CAG,亚疾病状态),但都发生在胃黏膜上皮细胞的细胞核与线粒体 Zn、Cu 互为消长的量变基础上。有一些患者虽有胃黏膜器质性病变存在,但由于其遗传素质和代偿功能等因素的影响,而产生"有病无证"(虽有 CSG 或 CAG,但无脾虚证)的临床现象。胃黏膜 cAMP、SOD、Zn、Cu,线粒体 Zn、Cu 和细胞核 DNA、Zn、Cu 的量变既是胃黏膜组织结构产生病变的物质基础,也是决定脾虚证分型的物质基础。脾虚证本虚的共性表现是血 cAMP 和细胞免疫水平降低,胃黏膜组织 Zn、Cu、SOD、cAMP 水平降低,血清 LPO 增高;脾虚气滞证细胞核代谢旺盛、线粒体能量代谢衰弱,细胞分裂增殖超过细胞分化成熟;脾气虚证细胞核代谢与线粒体能量代谢同步衰微,细胞早衰老化。

这几种临床现象的产生与胃黏膜的超微结构改变和组织病理学改变是一致的。这就是慢性胃炎分类的病理生理的缘由。由此可见,胃黏膜上皮细胞亚微结构及其生物活性物质的质量改变是决定慢性胃炎分类和不同分类之所以具有不同临床表现的物质基础。

临床上发现脾虚气滞证胃病胃黏膜组织细胞 Zn、Cu 含量降低,细胞核 DNA 含量异常增高,以及胃黏膜组织伴有 II_b 型肠化生,细胞核增大畸形,线粒体退变率增高,是胃的癌变信号,应高度重视,有助于胃癌早期诊断。

国内医学界采用自主原创性指标进行课题研究比较少,多数采用国外学者发现的新指标,为国外学者做验证。因而必须采用自主原创性指标。经深入系统的多层次、多角度和多指标研究,证明"病证结合"的病理学和病理生理学内在联系;证明"证病结合"原则的科学性、可行性和合理性。

第四节　书中采用的开创性指标

在中医脾胃研究中自主创新指标有:①人体胃黏膜 cAMP 和cGMP 测定;②人体胃黏膜微量元素及其氧化物测定;③人体胃黏膜上皮细胞线粒体微量元素测定;④人体胃黏膜上皮细胞核微量元素测定及其氧化物测定。

采用即用型非生物素免疫组织化学 ElivisionTM Plus 检测 P53（MAB0142）、C-erbB$_2$（MAB0198）、Ki-67（MAB0129）和 P21^{ras} 单抗NCC-Ras-001 抗体（MAB0143），ElivisionTM Plus 组化试剂盒（KiT9902），均为即用型,液体 DAB 显色试剂盒（DAB0031）。试剂购自福州迈新公司。严格按试剂盒说明操作。用已知 P53、CerbB2、Ki-

67 和 P21^{ras} 单抗 NCC-Ras 阳性切片作为阳性对照,以磷酸盐缓冲液 PBS 代替一抗作为阴性对照。阳性结果为细胞内相应部位(细胞膜或浆或细胞核)呈棕黄色或棕褐色,在光镜下数 5 个高倍视野,计数阳性细胞,阳性细胞数占所研究细胞数的百分比大于 10% 为阳性表达,小于 10% 为阴性表达。切片中着色的阳性细胞必须具备:①细胞结构清晰;②阳性颗粒定位准确,必须定位细胞膜或浆或细胞核;③细胞膜或浆或细胞核的着色要明显高于背景。

从亚细胞的结构态、代谢态与功能态水平研究的结果:①证明脾虚气滞证是以细胞核蛋白合成代谢旺盛,线粒体能量代谢衰微为特征,也就是以细胞分裂增殖加速、细胞分化障碍为其病理特征;脾气虚证是以细胞核、线粒体两者代谢同步衰微为特征,也就是以细胞早衰老化为其病理特征;脾虚证本虚的共性表现是线粒体退变、组织 cAMP、Zn、Cu 和 SOD 降低,血 cAMP、细胞免疫降低,LPO 升高。②证明脾虚气滞证胃病因其病理特征而成为癌前状态(或称癌前疾病,包括西医胃镜诊断和病理明确诊断的各种胃炎、胃息肉、胃手术后的残胃、胃黏膜巨肥症和恶性贫血等)的。③为中医临床脾虚证分型的科学性提供了科学的依据。

第一节　中医"脾胃"、"肝胆"的生理学基础

"脾胃"在中医脏腑学中占有特别重要的地位。"脾胃学说"是中医理论体系的重要组成部分。"脾胃"的主要生理功能是"主运化",其延伸功能为"气血生化""主统血""合肌肉主四肢"。中医认为,"脾胃"为气血生化之源,脏腑经络之根,是人体赖以生存的仓廪,故"为后天之本";调理"脾胃"是强壮身体、防治疾病的重要环节。

中医学的"脾"与现代医学的脾根本不同,它是见不到摸不着的一个"综合功能单位"。这个"综合功能单位"几乎囊括了现代医学的全部消化器官,口、食管、胃、肠道、肝、胆和胰及它们的消化、吸收、营养代谢功能,并包括神经、激素和免疫的功能;现代生理学的脾属于血液与免疫系统。中医学的"脾"与"胃"的生理功能是一体化的,"脾"被称为气血生化之源,后天之本;而现代生理学的脾与胃的功能之间,没有直接紧密的联系。中医"脾胃"并不是指解剖学上的脾,专指中医生理学上的"脾胃"(splenico-gaster)。"脾主运化"泛指消化、吸收、营养代谢的一个宏观概念。"脾主肌肉"也与营养代谢有关。

中医学与现代医学的肝与胆,在外形、结构与在体内的解剖位置上,是基本相同的。中医学的肝与胆是表里关系。《血证论·脏腑病机论》:"木之性主于疏泄,食气入胃,全赖肝木之气以疏泄之,而水谷乃化;设肝之清阳不升,则不能疏泄水谷……"现代医学研究证实,肝脏有分泌胆汁的作用,胆汁贮存于胆囊,根据消化食物的需要,胆汁逐

渐输入小肠,帮助消化食物与调节营养物质的新陈代谢。肝胆的这个助"脾运化"的生理作用,是"肝主疏泄"功能之一。"肝主疏泄"功能中的调畅气机、调适情志,以及"肝藏魂",似与现代生理学中精神神经系统的关系较为密切,中医学的"肝藏血",这与现代医学的研究结果是完全一致的。

一、中医"脾胃"、"肝胆"生理的基本内容

"脾胃"一藏一腑,一阴一阳,有足太阴脾经与足阳明胃经相互络属而为表里。"脾胃"的功能,大体上就是现代生理学中消化道的生理功能。"脾胃"在五脏六腑中处于"中心"的地位,与各个脏腑间的关系最为密切,相互协同,合力完成运化水谷精微,进行气血津液化生,以维持机体生长发育和一切生命活动。诚如《素问·金匮真言论》:"言人身之藏府中阴阳,则藏者为阴,府者为阳。肝、心、脾、肺、肾,五藏皆为阴;胆、胃、大肠、小肠、膀胱、三焦,六府皆为阳。"《素问·灵兰秘典论》:"脾胃者,仓廪之官,五味出焉。大肠者,传道之官,变化出焉。小肠者,受盛之官,化物出焉。"《素问·六节藏象论》:"脾、胃、大肠、小肠、三焦、膀胱者,仓廪之本,营之居也,名曰器,能化糟粕,转味而入出者也。"《素问·玉机真藏论》:"五藏者,皆禀气于胃,胃者五藏之本也。"《素问·六节藏象论》:"五味入口,藏于肠胃,味有所藏,以养五气,气和而生,津液相成,神乃自生。"《灵枢·本输》:"脾合胃,胃者五谷之腑。"《灵枢·经脉》:"脾足太阴之脉,起于大趾之端,循趾内侧白肉际,过核骨后,上内踝前廉,上腨内,循径骨后,交出厥阴之前,上膝股内前廉,入腹,属脾络胃。""胃足阴阳之脉,起于鼻之交頞中,旁纳太阳之脉,下循鼻外,入上齿中,还出挟口环唇,下交承浆,却循颐后下廉,出大迎,循颊车,上耳前,过客主人,循发际,致额颅;其支者,从大迎前下人迎,循喉咙,入缺盆,下膈属胃络脾。"《素问·平人气象论》:"平人之常气禀于胃,胃者平人之常气也。人无胃气曰逆,逆者死。"

"肝"位于腹腔,横膈之下,右胁之内;"胆"在"肝"之短叶间。"肝"

与"胆"直接相连。"肝胆"一藏一腑,一阴一阳,有足厥阴肝经与足少阳胆经相互络属而为表里。肝胆协同疏泄水谷,助"脾胃"以完成运化的功能。《素问·六节藏象论》:"肝者,……以生血气。"《灵枢·本输》:"肝合胆。胆者,中精之腑。"《医贯·内经十二官》:"膈膜之下有肝,……肝短叶中有胆附焉。"《灵枢·经脉》:"肝足厥阴之脉,起于大指丛毛之涘,上循足跗上廉,去内踝一寸,上踝八寸,交出太阴之后,上腘内廉,循股阴,入毛中,过阴器,抵小腹,挟胃属肝络胆。""胆足少阳之脉,起于目锐眦,上抵头角,下耳后,循颈行手少阳之前,至肩上,却交出手少阳之后,入缺盆;其支者,从耳后入耳中,出走耳前,至目锐眦后;其支者,别锐眦,下大迎,合于手少阳,抵于䪼,下加颊车,下颈合缺盆,以下胸中,贯膈络肝属胆。"

二、"脾胃"的生理特性

中医学的"脾胃"是一阴一阳、相反相成、对立统一的一个小整体。"脾胃"的生理特性和运动规律是:"脾"主化,"胃"主纳;"脾"主升,"胃"主降;"脾"性湿,"胃"性燥。"脾胃"的纳化、升降和燥湿协调统一,便能产生和发挥"脾胃"的正常生理功能。

(一)纳与化

《素问·五藏别论》:"胃者,水谷之海,六府之大源也。五味入口,藏于胃以养五藏气……是以五藏六府之气味,皆出于胃。"《灵枢·玉版》:"人之所受气者,谷也。谷之所注者,胃也。胃者,水谷气血之海也。"《素问·厥论》:"脾主为胃行其津液者也。"《类经·十二官》:"脾主运化,胃司受纳,通主水谷。"《素问·太阴阳明论》:"脾藏者常著胃之精也,土者生万物而法天地,故上下至头足,不得主时也。"《类经·脾不主时》:"脾胃相为表里,脾常依附于胃,……而为之行其津液;……脾胃皆属乎土……为藏府之本。""脾胃"各有所司,无受纳,也就无运化。纳与化,是对立统一的运动过程,是"脾胃"生理活动的一个特性。

（二）升与降

《素问·阴阳应象大论》："清气在下，则生飧泄；浊气在上，则生䐜胀。"《灵枢·阴阳清浊》："受谷者浊，受气者清。清者注阴，浊者注阳。"《素问·五藏别论》："夫胃、大肠、小肠、三焦、膀胱，此五者……泻而不藏。此受五藏浊气，名曰传化之府，此不能久留输泻者也。魄门亦为五藏使，水谷不得久藏。""水谷入口，则胃实而肠虚；食下，则肠实而胃虚。故曰实而不满，满而不实也。"《灵枢·平人绝谷》："胃满则肠虚，肠满则胃虚，更虚更满，故气得上下，五藏安定，血脉和利，精神乃居，故神者水谷之精气也。"《类经·十二官》："小肠居胃之下，受盛胃中水谷而分清浊，水液由此而渗于前，糟粕由此而归于后。脾气化而上升，小肠化而下降，故曰化物出焉。""大肠居小肠之下，主出糟粕，故为肠胃变化之传道。"《类经·奇恒藏府藏泻不同》："肛门失守则气陷而神去，故曰魄门。不独是也，虽诸府糟粕固由其泻，而藏气升降亦赖以调，故亦为藏使。"《临证指南医案·脾胃》："脾宜升则健，胃宜降则和。"《医学衷中参西录》："脾主升清，所以运津液上达；胃主降浊，既以运糟粕下行。"《四圣心源》："中气旺则胃降而善纳，脾升而善磨。水谷腐熟，精气滋生，所以无病。"《慎斋遗书·脏腑阴阳》："胃气为中土之阳，脾气为中土之阴；脾不得胃气之阳则多下陷，胃不得脾气之阴则无转阴。"

由此可见，中医学早就明确"胃肠"通降是消化道生理运动的规律；"脾升胃降"则宏观地概括了整个消化、吸收和营养物质输布的"脾胃"生理特性和运动规律。

（三）燥与湿

"脾"为太阴湿土之藏；"胃"为阳明燥土之腑。《临证指南医案·脾胃》："太阴湿土，得阳始运；阳明燥土，得阴自安，以脾喜刚燥，胃喜柔润也。"《四圣心源》："脾喜刚燥，胃喜柔润，而燥湿调停，在乎中气，中气旺则阴阳和平,燥润相得。"《血证论·脏腑病机论》:"胃土以燥纳物,脾土以湿化气。"《医学读书记》:"土具冲和之德,而为生物之本。冲和者,不燥不湿,不冷不热。乃能化生万物,是以湿土宜燥,燥土宜润,便归于平。"由此可见,燥湿是"脾胃"的生理特性;"脾胃"间的燥湿相济,才能产生和发挥"脾胃"的正常生理功能。

三、"脾胃"的生理功能

"脾胃"生理功能一体化,在"肝胆"、"大肠"和"小肠"等多脏腑共同参与下,完成现代医学中的消化、吸收和营养代谢生理活动,从而维持了个体的生存。《脾胃论·脾胃虚则九窍不通论》:"脾受胃禀,乃能熏蒸腐熟五谷者也。"《脾胃论·脾胃胜衰论》:"胃中元气盛,则能食而不伤,过时而不饥。脾胃俱旺,则能食而肥;脾胃俱虚,则不能食而瘦。"《脾胃论·大肠小肠五脏皆属于胃,胃虚则俱病论》:"大肠主津,小肠主液。大肠小肠受胃之营气,乃能行津液于上焦,灌溉皮肤,充实腠理。"

"脾胃"的主要生理功能是运化功能。气血生化、统摄血液和合肌肉主四肢则是"脾胃"运化的延伸功能(对这明确的观点,曾经在中医学界引起一场学术争论的风波,最终对此达成共识)。"脾胃"与精神意识、躯体五官的关系,表现为"在志为思","在液为涎","在窍为口","其华在唇"。

(一)运化功能

"脾胃"具有把水谷(饮食物)化为精微转输至全身的生理功能,此即为运化功能,包含着消化与吸收的过程。运化功能可分为运化水谷和运化水液两个方面。这两方面的作用是相互联系不可分离的。《素问·经脉别论》:"食气入胃,散精于肝,淫气于筋。食气入胃,浊气归心,淫精于脉。脉气流经,经气归于肺,肺朝百脉,输精于皮毛。毛脉合精,行气于府。府精神明,留于四脏,气归于权衡。……饮入于胃;

游溢精气,上输于脾,脾气散精,上归于肺,通调水道,下输膀胱,水精四布,五经并行。"

"脾胃"运化功能正常,则脏腑、经络、四肢百骸以至筋肉皮毛,都能得到充分的营养,进行正常的生理活动,以保持机体的健康。《素问·太阴阳明论》:"四支皆禀气于胃而不得至经,必因于脾,乃得禀也。"《素问·奇病论》:"夫五味入口,藏于胃,脾为之行其精气。"强调了"脾胃"功能一体化。《医宗必读·肾为先天本脾为后天本论》:"脾何以为后天之本?盖婴儿既生,一日不食则饥,七日不食,则肠胃涸绝而死。经云:安谷则昌,绝谷则亡。犹兵家之饷道也,饷道一绝,万众立散。胃气一败,百药难施。一有此身,必资谷气。谷入于胃,洒陈于六腑而气至,和调于五脏而血生。而人资之以为生者也,故曰后天之本在脾。"强调了"脾胃"运化功能的重要性,人出生即以消化吸收营养为后天之本。

(二)气血生化功能

气血生化的物质基础是"脾胃"升降运化产生的水谷精微。因而,气血生化是运化功能的延伸。消化吸收营养代谢障碍会产生气血生化不足。卫气似与现代医学的免疫物质相似,直接与水谷精微(营养素)供给的盈亏有关。"脾胃"虚弱,运化功能不足,体内营养素减少,免疫物质的产生也就不足,机体的防卫力量减弱;"脾胃"是以营养素影响免疫系统的。

《灵枢·刺书真邪》:"真气者,所受于天,与谷气并而充身也。"《灵枢·五味》:"谷始入于胃,其精微者,先出于胃之两焦,以溉五藏,别出两行营卫之道。"《素问·阴阳应象大论》:"谷气通于脾。""阳为气,阴为味。味归形,形归气,气归精,精归化;精食气,形食味,化生精,气生形。"《灵枢·决气》:"谷入气满……中焦受气,取汁变化而赤,是谓血。"《灵枢·营卫生会》:"人受气于谷,谷入于胃,以传于肺,五脏六腑皆以受气。其清者为营,浊者为卫;营在脉中,卫在脉外。营周不休，……如环无端。"《素问·痹论》："营者，水谷之精气也，和调于五脏，洒陈于六腑，乃能入于脉也，故能循脉上下，贯五脏络六腑也。卫者，水谷之悍气也，其气慓疾滑利，不能入于脉也，故循皮肤之中，分肉之间，薰于盲膜，散于胸腹。"《灵枢·邪客》："营气者，泌其津液，注立于脉，化以为血，以营四末，内注五脏六腑。卫气者，出其悍气之慓疾，而先行于四末分肉皮肤之间，而不休者也。"《脾胃论·脾胃虚实传变论》："元气之充足，皆由脾胃之气无所伤，而后能滋养元气。"《脾胃论·脾胃虚九窍不通论》："五脏之气上通九窍，五脏禀受于六腑，六腑受气于胃。"《景岳全书·传忠录·脏象别论》："血者，水谷之精也，源源而来，而实生化于脾。"《张氏医通·诸血门》："经言血之与气，异名同类，虽有阴阳清浊之分，总由水谷精微所化。"《医门法律·虚劳门》："盖饮食多自能生血，饮食少则血不生。血不生则阴不足以配阳，势必五脏齐损。"《医碥·气血》："气……与血并根抵于先天，而长养于后天。"

《灵枢·本脏》："卫气和，则分肉解利，皮肤调柔，腠理致密矣。"《类经·身形候藏府》："卫者，藏府之护卫也。"《灵枢·百病始生》："风雨寒热，不得虚，邪不能独伤人。"《素问·刺法论》："正气存内，邪不可干。"《金匮要略》："四季脾旺不受邪。"《脾胃论》："欲人知百病皆由脾胃衰而生也。"

（三）统血功能

"脾胃"通过其运化功能，从食物中摄取水谷精微，化生气血及推动气血运行的物质与能量，气血并行，则血液循行于经脉之内而不外溢。故这种统摄血液的功能实质上亦渊源于运化功能。

《难经·四十二难》："脾……主裹血，温五脏。"《赤水玄珠·调经门》："夫血者，水谷之精气也，和调五脏，洒陈六腑，男子化而为精，女子上为乳汁，下为经水。故虽心主血，肝藏血，亦皆统摄于脾。补脾和胃，血自生矣。"《血证论·脏腑病机论》："经云脾统血。血之运行上下,全赖于脾。脾阳虚则不能统血;脾阴虚又不能滋生血脉。"《血证论·吐血》:"气为血之帅,血随之而运行;血为气之守,气得之而静谧。气结则血凝,气虚则血脱,气迫则血走。"《寿世保元》:"盖气者血之帅也,气行则血行,气止则血止,气温则血滑,气寒则血凝,气有一息之不运,则血有一息之不行。"《金匮翼·诸血》:"脾统血,脾虚则不能摄血;脾化血,脾虚则不能运化,因而脱陷妄行。"《医学正传·气血》:"血非气不运。"《温病条辨·治血论》:"故善治血者,不求之有形之血,而求之无形之气。"

(四)合肌肉主四肢

肌肉的生长与四肢的活动,皆需接受水谷精微的充养,故与"脾胃"的运化功能直接相关,"肉为墙"有保护脏腑和抵御外邪侵袭的作用。

《素问·阴阳应象大论》:"脾……在体为肉。""清阳实四肢。"《素问·五藏生成》:"脾之合肉也,其荣唇也。"《素问集注·五藏生成》:"脾主运化水谷之精,以生养肌肉,故主肉。"《素问·痿论》:"脾主身之肌肉。"《类经·藏象》:"肌肉者脾之合。"《类经·身形候藏府》:"脾主运化水谷,以长肌肉,五藏六府皆赖其养。"《读医随笔·气血精神论》:"夫血者,水谷之精微,……以生长肌肉皮毛者也。"《灵枢·寿夭刚柔》:"若形充而大,肉䐃坚而有分者肉坚,肉坚则寿矣。"《灵枢·经脉》:"肉为墙。"《灵枢·五变》:"粗理而肉不坚者,善病痹。"《中藏经》:"脾者肉之本。脾气已失,则肉不荣,肌肤不泽,则纹理疏,凡风寒暑湿之邪易为入,故不早治则为肉痹。"《灵枢·本神》:"脾气虚则四肢不用。"《素问·太阴阳明论》:"四支不得禀水谷气,气日以衰,脉道不利,筋骨肌肉皆无气以生,故不用焉。"《素问·藏气法时论》:"脾病者,身重善饥,肉痿,足不收,行善瘛,脚下痛。"

(五)在窍为口、其华在唇

"脾胃"运化功能正常与否,可以从食欲、口味和唇色上得到反映。

《灵枢·师传》:"脾者,主为卫,使之迎粮,视唇舌好恶,以知吉凶。"

《素问·金匮真言论》:"脾,开窍于口,藏精于脾。"《素问集注》:"脾开窍于口,故荣在唇。"《灵枢·五阅五使》:"口唇者,脾之官也。"《灵枢·脉度》:"脾气通于口,脾和则口能知五谷矣。"《灵枢·忧恚无言》:"口唇者,音声之扇也。"《灵枢·阴阳清浊》:"胃之清气,上出于口。"《诸病源候论·唇口病诸候》:"足太阴为脾之经,其气通于口。足阳明为胃之经,手阳明为大肠之经,此二经脉挟于口。"《世医得效方》:"脾之络脉系于舌旁。"《灵枢·经脉》:"唇舌者,肌肉之本也。"《形色外诊简摩·卷上》:"脾病在舌本,在肉。"《素问·宣明五气》:"五脏化液,……脾为涎。"《灵枢·口问》:"口鼻者,气之门户也。"

(六)在志为思

"脾胃"功能与情志精神活动相关,互为影响。

《灵枢·本神》:"脾藏营,营舍意。""所以任物者谓之心,心有所忆谓之意,意之所存谓之志,因志而存变谓之思。"《素问·阴阳应象大论》:"脾……在志为思,思伤脾。"《灵枢·平人绝谷》:"神者,水谷之精气也。"

中医"脾胃"生理,则是从宏观上阐述消化、吸收和营养代谢的概念;在认识上则强调了"脾胃"功能对维持机体生命活动的重要性——"后天之本"的观点。"脾胃学说"在理论上言之成理,在临床上行之有效。在实践中必须从宏观到微观深入研究,拓宽视野!

四、"肝胆"的生理学基础

"肝胆"同源,组成一个小系统。"肝胆"功能有同有异,相辅相成;"肝胆"疏泄功能有助于"脾胃"完成"主运化"的机能活动。

(一)"肝"的生理功能

"肝"的主要生理功能是:"疏泄"、"藏血"、"合筋,其华在爪","肝"

与精神意识、躯体五官的关系，表现为"在志为怒"，"在液为泪"，"在窍为目"。

1. 泄疏功能　"肝"的疏泄功能包括调畅气机、调适情志、泌泄胆汁、助"脾胃"运化和促进血津液运行输布五个方面。其中，泌泄胆汁和助"脾胃"运化，业已为现代医学所证实。"肝主疏泄"宏观地概括了现代肝脏生理功能及其代谢产物对全身各系统、器官和组织的影响。中医学明确认为，"肝主疏泄"能保障"脾升胃降"消化运动的正常进行，而调节胆汁的泌泄则有助于"小肠泌别清浊"的作用。毫无疑义，这强调了"肝主疏泄"与"脾主运化"的相关性。

《素问·宝命全形论》："土得木而达。"《素问·五常政大论》："发生之纪，是谓启敕，土踈泄，苍气达。"王冰注《素问》："生气上发，故土体疏泄；木之专政，故苍气上达。达，通也，出也，行也。"《格致余论·阳有余阴不足论》："主闭藏者，肾也；司疏泄者，肝也。"《类证治裁·肝气肝火肝风》："肝木性升散，不受遏抑。""肝为刚脏，职司疏泄。"《血证论·脏腑病机论》："木之性主于疏泄，食气入胃，全赖肝木之气以疏泄之，而水谷乃化。设肝之清阳不升，则不能疏泄水谷，渗泄中满之证，在所难免。"

2. 藏血功能　"肝"既有藏血功能又有调节血量功能。

《灵枢·本输》："肝藏血。"《医贯·内经十二官》："肝……为血之海。"《素问·五脏生成》："人卧血归于肝，肝受血而能视，足受血而能步，掌受血而能握，指受血而能摄。"王冰注《素问》："肝藏血，心行之，人动则血运于诸经，人静则血归于肝脏。"《辨证录》："肝中有血，则肝润而气舒；肝中无血，则肝燥而气郁。"《血证论·脏腑病机论》："以肝属木，木气冲和调达，不致遏郁，则血脉通畅。"

3. 在体合筋，其华在爪　"肝"血充盈，则筋得其所养，四肢运动才有力灵活，爪甲坚韧明亮。

《灵枢·九针论》："肝主筋。"《素问·五脏生成》："肝主合筋也，其荣爪也。""诸筋者，皆属于节。"《素问·痿论》："肝主身之筋膜。"《素问·平人气象论》:"藏真散于肝,肝藏筋膜之气也。"《素问·经脉别论》:"食气入胃,散精于肝,淫气于筋。"《素问·上古天真论》:"肝气衰,筋不能动。"《素问·脉要精微论》:"膝者筋之府,屈伸不能,行则偻附,筋将惫矣。"

4. 在窍为目,在液为泪 "肝气"之疏泄,"肝血"之营养,可以反映在目之视力上;目与五脏六腑都有内在联系。"肝"的功能状态也与情志精神活动相关。

《素问·金匮真言论》:"肝开窍于目。"《灵枢·脉度》:"肝气通于目,肝和则目能辨五色矣。"《灵枢·大惑论》:"五脏六腑之精气,皆上注于目而为之精。精之窠为眼,骨之精为瞳子,筋之精为黑眼,血之精为络。其窠气之精为白眼,肌肉之精为约束,裹撷筋骨血气之精而与脉并为系,上属于脑,后出于项中。"《素问·宣明五气》:"五藏化液……肝为泪。"《灵枢·口问》:"悲哀愁忧则心动,心动则五脏六腑皆摇,摇则宗脉感,宗脉感则泪道开,泪道开故泣涕出焉。"

(二)"胆"的生理功能

"胆"属于六腑之一。"胆"中藏清净之胆液。故《灵枢·本输》称其为"中精之府";《难经·三十五难》称其为"清净之府";《中藏经》和《千金要方》称其为"中清之府"。

精汁即胆汁,味苦色黄,来源于"肝之余气"。由水谷之精转化而成。胆汁输泄而不藏,与"胃、肠、膀胱"的传化输泻水谷不同,故"胆"被列为"奇恒之府"。其主要功能有"肝合胆"、"主决断勇怯"和"主升发"三方面。

1. "肝合胆" "肝胆"同源,疏泄以助"脾胃"运化水谷。

《千金要方·胆腑脉论》:"胆腑者,主肝也。肝合气于胆。"《脉诀刊误》:"胆之精气,则因肝之余气溢入于胆。"《难经·四十二难》:"胆……盛精汁三合。"《东医宝鉴》:"精汁……肝之余气,泄于胆,聚而成。"《中藏经》:"肝厥不已,传邪入胆,呕清汁,胆有水,则头肿至足也。

胆病,则口苦,太息,呕宿汁,心申澹澹……"。

2. 主决断、勇怯 "胆"的主决断与勇怯,属于思维、精神、情绪的范畴。

《素问·灵兰秘典论》:"胆者,中正之官,决断出焉。"《灵枢·论勇》:"勇士者,目深以固,长衡直肠,三焦理横,其心端直,其肝大以坚,其胆满以傍;怒则气盛而胸张,肝举而胆横,眦裂两目扬,毛起而面苍,由勇士之由然者也。""怯士者,目大而不减,阴阳相失,其焦理纵,髑骺短而小,肝系缓,其胆不满而纵,胃肠挺,胁下空;虽方大怒,气不能满其胸;肝肺虽举,气衰复下,故不能久怒,此怯士之所由然者也。"

3. 主升发 《素问·六节脏象论》:"凡十一脏取决于胆也。"《杂病源流犀烛·胆病源流》:"故十一经皆借胆气以为和,经曰:少火生气。以少阳即嫩阳,为生气之首也。"

第二节　中医"脾胃"、"肝胆"生理现代研究概况

五十多年来,中西医结合研究工作者,通过采用现代科学技术手段与方法,对中医"脾气虚"、"肝阳上亢"各证型进行临床与实验研究,终于逐渐把"脾胃"、"肝胆"与现代医学间的相融性联系揭开:"脾胃"功能基本上是属于现代医学消化系统的生理范畴,"脾胃"运化功能即消化吸收营养代谢,影响着机体其他系统的生理活动,如免疫、造血、肌肉运动等,故为"气血生化之源","后天之本";"肝胆"功能一部分是属于现代消化系统的生理范畴,另一部分则是属于现代神经精神系统的生理范畴。

一、"脾胃"生理的现代研究

"脾气虚证"比较集中地反映"脾胃"功能的不足,也是反证法研究"脾胃"生理的理想对象。现代"脾胃"研究从"脾气虚证"着手,围绕三

个主要方面开展工作：①与消化系统；②与神经-体液调节系统；③与免疫系统，选择了与之相应的 50 多项客观指标，积累了丰富的科学资料。

（一）中医脾胃与消化系统的关系

"脾胃"在"肝膽"、"小肠"、"大肠"等多脏腑协同参与下，完成其运化功能。

1. 口　"脾开窍于口"，涎为"脾液"。唾液由口腔内的唾液腺所分泌，其清稀者为涎。正常人口腔接受酸刺激后，唾液淀粉酶活性即升高；"脾虚证"患者接受酸刺激后，唾液淀粉酶活性却降低，这可能是由于其唾液腺对酸刺激反应迟钝的缘故。酸刺激前唾液腺功能处于代偿期，酸刺激后唾液腺进入超限抑制期，于是唾液淀粉酶活性呈"先高后低"现象。

2. 胃　"脾虚证"患者血清胃泌素水平、胃泌酸功能和胃蛋白酶活性均有所降低，这与胃窦黏膜 G 细胞与胃腺壁细胞数量的减少或分泌功能的抑制是相平行的。胃黏膜 D 细胞及其分泌的生长抑素减少，对胃平滑肌内胆碱能神经传递抑制作用减弱，产生副交感神经相对占优势的表现。有些个别病例胃酸增高，则可能是 G 细胞和壁细胞分泌功能处于代偿期的缘故。

"脾虚证"患者餐后，胃电波宽幅与高幅都明显低于正常人；胃张力降低，胃蠕动波减少，胃排空时间延长，血浆和胃黏膜组织中 cAMP 含量下降，均提示自主神经功能紊乱，交感神经兴奋性降低，副交感神经兴奋性偏亢。

3. 肠胰　同位素示踪法和木糖排泄率测定，证实"脾虚证"患者消化管排空运动增快，小肠吸收功能降低。健"脾"方药能改善胃壁与肠系膜微循环，改善小肠吸收功能。

"脾虚证"患者苯替酪胺（胰功肽）试验、尿与血清淀粉酶活性测定均显示胰腺外分泌功能偏低；患者粪便中未消化的淀粉酶颗粒与脂类物质较多,反映糖与脂肪的吸收及代谢受到了影响。

4. 肝胆 "脾虚证"患者的肝功能试验,通常是正常的;实际上其肝脏和胰腺的贮备能力应激能力是不足的。血清异柠檬酸脱氢酶和乳酸脱氢酶活性均较正常人低,空腹血糖也偏低;葡萄糖耐量试验在服葡萄糖后,血糖恢复至正常水平时间则明显延长;血清甘胆酸水平下降;有低蛋白血症和贫血现象。反映机体消化、吸收和代谢的功能欠佳,尤其是蛋白质合成代谢的不足。

"归脾汤"加减,对出血性疾病的治疗,确有一定的疗效。而许多凝血因子的合成主要是在肝脏。

(二)中医"脾胃"与神经-体液调节系统的关系

"脾胃"作为一个小整体,为发挥其正常的生理功能,必定有其自控系统的调节。"脾胃"的自控系统,实际上就是现代生理学中的神经-体液调节系统。

1. 中医"脾胃"自主神经系统 "脾虚证"患者经临床自主神经功能检查(如卧立、立卧试验,冷压试验,眼心试验等)发现其功能紊乱,应激反应迟钝。通常表现为交感神经兴奋性偏低,副交感神经兴奋性偏亢:①唾液淀粉酶活性在酸刺激前增高,酸刺激后下降;②皮肤电位安静时或受冷刺激时,均明显低于正常人;③尿中 VMA 含量明显低于正常人,其含量与皮肤电活动呈平行关系;④多巴胺 β 羟化酶活性亦较低;⑤乙酰胆碱酯酶、5-羟色胺和组织胺水平偏高;⑥血浆 cAMP 水平偏低;⑦大脑皮质体感性诱发电位有一系列改变,呈广泛性功能减弱;⑧胃电波幅小,胃张力低,肠道排空快。

2. 中医"脾胃"内分泌系统 "脾虚证"患者内分泌激素被检测的结果报道并不一致,但总的变化是:①血 T_3、T_4 浓度和基础代谢率偏低;②24 小时尿 17-KS 及 17-OHCS 排出量减少;③血清胃泌素水平偏低。

（三）中医"脾胃"与免疫系统的关系

"卫气"有抵御病邪侵袭,卫护机体健康的作用。"卫气"产生于由"脾胃"运化而成的水谷精微。无丰富的水谷精微,也就无充足的"卫气"。"脾胃"与免疫系统的关系,也就是营养代谢与免疫系统的关系。免疫系统不归属于"脾胃"系统,而是容易受到"脾胃"运化功能影响的系统。营养不良则能加重原发性免疫缺陷病的病情。

"脾虚证"患者的免疫功能偏低:①外周淋巴细胞计数,PHA 皮试,总 E 玫瑰花环形成细胞率及活性 E 玫瑰花形成细胞比率均偏低;②淋巴细胞电泳率,NK 细胞杀伤和结合活性均明显低于正常人,经"健脾补肾"治疗后有显著提高;③细胞免疫功能的减退,与消化不良、贫血和低蛋白血症呈正相关;④在实验小鼠身上模拟贫血和低蛋白营养不良症,然后摘取其主要免疫器官,如胸腺和脾脏,观察其形态和组织结构,发现 T 细胞系统受营养因素的影响最显著,而 B 细胞系统所受的影响相对要轻一些。

综合现代研究资料,显然中医"脾胃"（splenico-gaster）是以消化吸收营养代谢功能为主,并包括最易受此影响的器官系统（造血、免疫、肌肉等）的功能,在神经-体液系统的调节下,协调活动,组合成一个"综合功能的系统层次";"脾胃"这个"综合功能的系统层次"的机能活动状态,决定着出生后个体的生存发展,故为"后天之本"。

二、"肝胆"生理的现代研究

中医"肝"的现代研究,主要环绕着四个方面开展工作:①与消化系统;②与血液循环系统;③与自主神经系统;④与解毒功能。选择了多项与之相应的客观指标,检测探索。

（一）中医"肝胆"与消化系统的关系

中医学认为,胆汁是"肝之余气,泄于胆,聚而成。"故"肝"有疏泄胆汁,借此以助消化、促进食物吸收与代谢的作用。这与现代医学实验探索的结果,认识是一致的。肝有分泌胆汁,合成与分解糖类、脂肪和蛋白质等功能。

现代医学研究证实,肝脏是人体贮藏养料,调节营养新陈代谢的重要器官。在肝脏内血液与肝细胞亲密接触,因此肝细胞可以转化和改变血液中的许多成分。肝脏对碳水化合物新陈代谢的作用是:①能转化果糖和乳糖为葡萄糖;能将门静脉血液中的葡萄糖转变为糖原;②当血糖浓度下降时,能分解糖原为葡萄糖;③肝脏通过三羧循环使蛋白质、脂肪转化为葡萄糖。故肝脏能调节血糖维持在一定的水平。

肝脏对脂肪新陈代谢的作用是:①当血脂增加时,肝脏和其他组织可以将其从血中移去加以贮存;②能转化碳水化合物为脂肪;③能使蛋白质的氨基酸脱氨基后变为碳水化合物,再转化为脂肪;④能转化脂肪为碳水化合物。

肝脏对蛋白质新陈代谢的作用是:①蛋白质经消化成为氨基酸,经由门静脉血循环转运至肝脏,脱去氨基变为丙酮酸、乳酸等中间产物,成为能量的来源;②蛋白质在肝脏中能转化为葡萄糖;③血氨在肝脏中合成尿素,由尿中排出以解除氨毒;④肝脏合成血浆蛋白;⑤能为合成内分泌激素与血红素提供氨基酸原料;⑥肝脏是许多凝血因子的主要合成基地。

中医学的"肝气调达",就意味着肝脏对糖类、脂肪和蛋白质代谢的作用是正常的。因而有"食气入胃,全赖肝木之气以疏泄之,而水谷乃化"的认识。

(二) 中医"肝胆"与血液循环系统的关系

"人动则血运于诸经,人静则血归于肝脏","肝受血而能视,足受血而能步,掌受血而能握,指受血而能摄。"说明"肝藏血"有调节血量的功能;各器官的活动、爪甲的荣枯都必须由"肝血"供给营养。现代医学研究证实肝脏为体内重要的贮血器官之一,人静卧时肝脏可增加血流25%,整个肝脏系统包括静脉系统,可贮存全身血容量的55%;正常人一旦急需时,肝脏至少可提供1 000～2 000 ml血液,以保证足够的心排出量。曾经有人试验,若堵塞肝的血管或将肝实质破坏,脑细胞立刻发生病变,先起痉挛,逾时而死。

肝脏血流量受神经、激素的控制。肝脏血管上有α与β受体。α受体兴奋使cAMP/cGMP比值下降,而β受体兴奋使cAMP/cGMP比值上升,所以,肝脏调节血量的功能也受cAMP、cGMP水平的控制。肝脏还有调节血液凝固的功能,肝细胞可合成凝血因子Ⅱ、Ⅲ、Ⅳ、Ⅶ和纤维蛋白原。这些物质能使血液循于脉内而不外溢。如果肝脏的解毒功能削弱,也会影响肝脏的藏血功能,这是因为此时去甲肾上腺素被假性介质所取代,皮肤黏膜小血管舒张,于是发生蜘蛛痣、肝掌、毛细血管搏动等"肝不藏血"现象。

(三)中医"肝胆"与自主神经系统的关系

"肝阳上亢"患者有头痛、头晕、面赤、口干和多汗等症状,此为自主神经系统功能失调的表现。通过冷压、立卧和血管容积反射试验,均证实自主神经系统功能失调的存在,表现为以交感神经功能偏亢为主。反映"肝阳上亢"患者外周交感-肾上腺髓质功能的尿儿茶酚胺、去甲肾上腺素、3-甲氧肾上腺素含量的增高;中枢去甲肾上腺素代谢产物尿3-甲氧-4-羟基苯乙二醇硫酸酯盐含量的降低;血浆cAMP、cGMP含量的升高;血浆TXB$_2$、6-K-PGF$_1\alpha$含量的增高;红细胞内ATHP、ADP、NADP含量的增高。应用"平肝潜阳"为主的中药,治疗有效的病例,则以上这些指标的异常值随着临床症状好转而趋向正常。故交感与副交感神经功能协调时,"肝主疏泄"才条达。

(四)中医"肝胆"与解毒功能的关系

"肝主疏泄"也包含着排泄解毒维持机体条达稳健的作用。现代医学研究证实,正常机体肝脏可分泌毒素至胆汁,经胆道及肠道排泄出体外。给动物注入适量的酚、苯甲酸（或四氯酚酞），只产生很小的反应；但去除肝脏后的动物，再给予以上同量的这些有毒物质，则可以致死。肝脏的解毒作用，是通过氧化、还原、结合、分解等方式进行的。肝脏中的枯否氏细胞，有吞噬异物的作用（包括吞噬细菌、清除死亡或损坏的血细胞），使异物从血流中移去。肝脏枯否氏细胞也能制造部分抗体。肝脏还能合成参与解毒过程的各种酶。

综合现代研究资料，可以认为中医学的"肝藏血"、"藏精于肝"和"肝主疏泄"，实际上就是现代消化系统中肝脏生理功能的宏观概括。肝脏对营养物质的代谢起着十分重要的作用，营养物质经过肝脏的处理，输送进入血液循环系统，以供全身组织细胞生理活动的需要，或暂时贮留在肝脏内，或形成尿素经尿排出体外，从而维持机体内环境的动态平衡。如果"肝主疏泄"的作用有障碍，就可影响整个消化系统各器官的生理功能，以至于影响循环系统和神经系统生理功能。

但是，"肝胆"与神经系统互为影响的相关联系，并不能认为"肝"和"胆"就代表神经系统的功能，如"谋虑"、"决断"，都是受高级神经中枢所支配的，而不是肝脏的功能。

总之，中医脏象学说的各个脏腑，实际上都是以"综合功能"为基础，辅以某些解剖结构而组合成的"系统层次"。因而鲜明地体现出中医脏腑在机体中整体联系的特点。又如，"肾"则是内分泌、泌尿生殖功能为主，并包括最易受此影响的器官系统（骨、髓等）的功能，在神经-体液系统调节下，协调活动。这个"综合功能的系统层次"的机能活动状态，决定着种族的繁衍及个体素质的遗传，故为"先天之本"。机体在罹患各种疾病时，由于机体整体性调节和个体遗传素质的影响，疾病对以"五脏"为系统层次的各"综合功能单位"的影响不同，个体整体性、阶段性、局部性、结构态、代谢态、功能态反应的主次和水平也不同，因而产生"异病同证"、"同病异证"和"证相演化"的临床现象。

在我对中医脏象学说研究过程中，明确提出中医五脏的"各个脏实际上都是以综合功能为基础，辅以某些解剖结构而组合成的'系统层次'"的同时,就明确了中医五脏的每个脏都由"有形之脏"与"无形之脏"组成的新观点、新概念、新理论。

第三节　现代消化生理学基础

　　人体在进行新陈代谢的过程中,不仅要从外界摄取氧气,还要不断地从外界摄取各种营养物质,作为生命活动的能量来源,并为完成生长、生殖及修补不断破坏着的组织提供原料。食物中的营养物质如蛋白质、脂肪和糖类,一般都是大分子物质,结构复杂,不能被人体直接吸收利用;必须在消化道内消化分解,变成结构简单的小分子物质,如氨基酸、甘油、脂肪酸、葡萄糖等,才能透过消化道黏膜的上皮细胞进入血液循环,输送到全身各个部分,供人体组织利用。

　　食物在消化道内被分解为小分子的过程,称为消化;食物经过消化后,透过消化道的黏膜进入血液循环的过程,称为吸收。消化和吸收是两个相辅相成、紧密联系的过程。

　　中医学的"胃"的概念,与现代医学的胃基本一致,具有受纳食物消化食物的功能。中医学的"胃"的概念,与现代医学的脾基本不同。"脾"助"胃"消化食物,并具有运输和转化消化后的精华与糟粕的功能,以及营养物质能量转化的功能。因此,就中医"脾胃"的功能而言,似应包括现代医学中所有与消化、吸收、代谢和能量转化相关的脏器组织,如胃、肠、胰和肝等。

　　中医学的"脾胃"概念,其显著的特点是,强调各器官间的相互联系,强调机体的整体性,这是符合辩证唯物论的。"脾胃"的运化功能,实际上包含了现代消化生理学的全部内容,以及营养生理学的部分内容。

一、消化生理概述

　　"脾主运化",是中医从宏观上论述消化吸收及物质与能量转换过程的生理概念。现代消化生理学,则从微观出发,定性定量,更为具体地研究消化吸收的全过程。

消化器官的主要生理功能是对食物进行消化吸收,还有重要的内分泌功能和免疫功能。

(一)消化方式

消化器官包括消化道及其相连的消化腺。消化道在形态上和机能上划分为许多部分,即口腔、咽、食管、胃、小肠、大肠和肛门。消化道各部分有其相应的特殊功能。

消化道对食物的消化有两种方式:一种是通过消化道肌肉的收缩活动,将食物磨碎,并使食物与消化液充分混合以及将食物不断地向消化道的下方推送,这种消化方式称为机械性消化;另一种消化方式是通过消化腺分泌的消化液完成的。消化液中含有各种消化酶,能分别对蛋白质、脂肪和糖类等物质进行化学分解,使之成为可被吸收的小分子物质,这种消化方式称为化学性消化。在正常情况下,这两种方式的消化作用是同时进行、互相配合的。

(二)消化腺分泌的机制

消化腺的腺体细胞分泌消化液。消化液主要由有机物、离子和水组成;消化酶本身为蛋白质,是消化液中有机物的最重要的成分。

分泌过程是腺细胞的主动活动过程,需要消耗能量、营养物质和氧。整个分泌过程包括由血液内摄取原料,在细胞内合成分泌物以及将分泌物由细胞中排出的一连串的复杂过程。腺细胞在一定的刺激下,这些分泌物即向细胞外排出。合成和排出过程的协调,保证了长期大量的分泌。在细胞内以颗粒形式存在的特殊产品名为"酶原颗粒",它是消化酶的前身,为蛋白质。

用电子显微镜观察到,当腺体不分泌时,在细胞顶端有大量的酶原颗粒集聚,当腺细胞收到引起分泌的刺激之后,这些颗粒的膜和细胞顶端的原生质膜便融合在一起,颗粒的内含物即排出。腺细胞兴奋时钙离子由细胞外液进入膜内,激发细胞质内微丝等结构的活动,使酶原颗粒与细胞膜接近并融合起来,才能将分泌物排出。不同的刺激可引起不同的细胞释放其分泌物。

(三) 消化道平滑肌的一般特性

消化道的运动机能是由消化道肌肉层的活动完成的。在整个消化道中,除了咽端、食管上端和肛门的肌肉是骨骼肌外,其余都由内脏平滑肌组成。通过肌肉的舒缩活动促进完成全部的消化和吸收过程。

消化道平滑肌具有肌肉组织的共同特性,如兴奋性、传导性和收缩性等,但这些特性的表现均有自己的特点。

1. 兴奋性较低,收缩缓慢　消化道平滑肌的兴奋性较骨骼肌为低。平滑肌的收缩需要较长时间才能发动起来,恢复其原有长度也极慢;也就是说,它收缩的潜伏期、收缩期和舒张期所占时间都比骨骼肌长得多,而且变异也很大。

2. 富有伸展性　消化道平滑肌能适应实际的需要而作很大的伸展,最长时可为原来长度的 2～3 倍。因而如胃常可容纳好几倍于自己原初体积的食物。

3. 紧张性　内脏平滑肌经常保持在一种微弱的持续收缩状态,因而具有一定的张力或紧张性,使消化道的管腔内经常保持着一定的基础压力;消化道的各部分,如胃肠等也因此能保持一定的形状和位置。平滑肌紧张性的维持与骨骼肌不同,它不依赖于同中枢神经系统的联系,是肌肉本身的特性。但在整体内,平滑肌紧张性受中枢神经系统和激素的影响。

4. 自动节律性运动　消化道平滑肌在离体后,置入适宜的环境内,仍能进行良好的节律性运动。其产生的机制,一般认为是起源于肌肉本身的,并受中枢神经系统和体液因素的调节。

5. 对化学、温度和机械牵张刺激较为敏感　平滑肌对电刺激较不敏感,但对生物组织产物的刺激特别敏感,如微量的乙酰胆碱可使它收缩,肾上腺素则使它舒张。此外,对化学物质如酸、碱、钡盐、钙盐等的刺激也有反应,对温度刺激也很敏感;对机械牵张刺激也是一样,轻度的突然拉长,可引起它强烈收缩。这种特性是不依赖于神经而存在的。消化道内的食物和消化液是平滑肌的自然化学刺激物;消化道内容物对消化道平滑肌的牵张刺激,对于引起内容物的推进或排空,有重要的生理意义。

(四)胃肠道的神经支配

消化道除口腔、食管上端及肛门外括约肌受躯体神经支配外,其余部分都受副交感神经和交感神经的双重支配。此外,还有内在神经丛,分布在由食管中段起至结肠止的绝大部分的消化管壁内。

1. 副交感和交感的传出纤维　副交感神经的传出纤维通过迷走神经到达胃、小肠、盲肠、阑尾、升结肠和横结肠,并终止于内在神经丛的节细胞。结肠的其余部分则由来自盆神经的副交感纤维支配,也终止于内在神经丛的节细胞,它们都是节前纤维。

交感神经的传出纤维从腹腔神经节和肠系膜上神经节走向胃、小肠、盲肠、阑尾、升结肠和横结肠,而结肠的其他部分的交感纤维则来自肠系膜下神经节和腹下神经节。分布到肠管上的交感神经大多数是节后纤维,它们的胞体位于上述神经节中。

2. 副交感和交感神经的传入纤维　在支配胃肠道的神经内含有许多内脏传入纤维。猫迷走神经所含三万条纤维中,至少有80%是传入纤维;而支配肠管的交感神经三万条纤维中,有50%是传入的。

3. 内在神经丛　在由食管中段起至肛门止的绝大部分消化管内,分布着内在神经丛或称壁内神经丛。位于纵行肌和环行肌之间的神经丛称肌间神经丛或欧式神经丛(auerbach's plexus);位于黏膜层与环形肌之间的神经丛称黏膜下神经丛或麦氏神经丛(meissner's plexus)。壁内神经丛由神经节细胞和许多神经纤维构成。神经纤维主要为交感节后和副交感节前纤维,此外,还有一些内在纤维,它们将壁内神经节连接在一起形成一个完整的局部神经系统。

壁内神经丛还含有感觉纤维的细胞体。感觉纤维终止于肠壁或黏膜上面的感受器,这些感受器有化学感受器,也有机械感受器。感受细胞的传出纤维又与神经丛内的细胞体或其树突形成突触联系。当切断外来神经后,节细胞间仍有机能上的联系,并能形成局部反射。

壁内神经丛内的多数副交感神经纤维是兴奋性胆碱能纤维,少数是抑制性纤维。在这些抑制性纤维中,很多既不是胆碱能,也不是肾上腺素能,而是第三种成分。有人把第三种神经成分称为嘌呤能纤维(purinergic nervers),因为它们的节后纤维末梢释放 ATHP 这种嘌呤类物质。近年,有人指出这些神经末梢释放的不是嘌呤类物质,而是肽类物质,所以又称肽能纤维(peptidergic nervers)。如胃肠肽类物质中的胃泌素、血管活性肠肽、P 物质等,可能是此类神经的递质。

4. 自主神经系统对胃肠功能的调节作用　副交感神经与交感神经对消化道的作用既对立又统一。一般来说,副交感神经兴奋时可促进胃肠运动和消化液分泌。交感神经兴奋时可使胃肠运动减弱,但却可引起回盲括约肌及肛门内括约肌收缩。在正常情况下,消化道的活动主要是在副交感神经的控制下进行的。此外,食物对消化管壁的机械性和化学性刺激,也可通过壁内神经丛引起消化道的运动和分泌。

(五)胃肠激素

在胃肠道的黏膜层内,不仅存在多种外分泌腺体,还含有多种内分泌细胞,这些细胞分泌的激素,统称胃肠激素(gastrointestinal hormone 或 gut hormone)。胃肠激素的主要功能是与神经系统一起,共同调节消化器官的活动;此外,对体内其他器官的活动,也有广泛的影响。它已被公认为是体内调节肽(regulatory peptide)的重要组成部分。

胃肠激素在化学机构上属于肽类,分子量大多数在 2 000～

5 000。人们将氨基酸组成相似的胃肠激素归并为不同的激素族,其中最主要的有胃泌素族和促胰液素族。前者包括胃泌素和胆囊收缩素,后者包括促胰液素、抑胃肽、胰高血糖素和血管活性肠肽等。同一族的激素可能由同一前体演变而来,它们的生理功能也都很近似。

有些存在于中枢神经系统中的肽类,也在消化道发现;而原先在消化道存在的,现在也在中枢神经系统中发现,因而把这些肽类称为脑-肠肽(brain-gut peptide),如胃泌素、胆囊收缩素、P物质、生长抑素、神经降压素等。

1. **胃肠内分泌细胞** 从胃到结肠的黏膜内,包含着20多种内分泌细胞,它们分散地分布在胃肠道的非内分泌细胞之间。这些细胞都有摄取胺前体,进行脱羧,而产生肽类或活性胺的能力,属于APUD(amine precursor uptake and decarboxylation)细胞系统。由于胃肠道黏膜的面积巨大,胃肠内分泌细胞的总数很多,超过了体内所有内分泌腺中内分泌细胞的总和,因此,消化道已不仅仅是人体的消化器官,它也是人体内最大的、最复杂的内分泌器官。

胃肠内分泌细胞在形态上有两个明显的特点:一是细胞内的分泌颗粒均分布在核和基底之间,为基底颗粒细胞,不同的内分泌细胞的分泌颗粒大小、形状和密度均不同;二是大部分细胞呈锥形,其顶端有微绒毛样突起伸入胃肠腔中,它们可以直接感受胃肠腔内食物成分和pH的刺激而引起分泌。只有少数内分泌细胞无微绒毛,与胃肠腔无直接联系,它们的分泌可能是由局部组织内环境的变化而引起,与胃肠腔中的食物成分无关,前者称为开放型细胞,后者称为闭合型细胞。

2. **胃肠激素的作用方式** 胃肠肽类可通过以下三种方式发挥作用。

(1)作为循环着的激素而起作用:如胃泌素、促胰液素等由内分泌细胞释放后,经血液循环传递至靶器官而发挥作用。

(2)作为旁分泌物在局部起作用:生长抑素释放后可能通过细胞间液弥散至邻近的靶细胞,传递局部信息而起作用。

（3）作为外分泌物质进入胃肠腔内起作用：据有关实验推测，胃肠肽类由内分泌细胞释放后，有可能沿着细胞与细胞之间的缝隙，弥散进入胃肠腔内而起作用。

此外，一些胃肠肽，如血管活性肠肽、P 物质等，还是支配胃肠道的肽能神经的递质，它们由神经末梢释放，调节胃肠平滑肌和腺细胞的活动。

3. 胃肠激素的生理作用　消化道的内容物是引起胃肠激素释放的主要因素。胃肠激素的生理作用，主要包括三个方面：

（1）调节消化腺的分泌和消化道的运动：胃肠激素的这一作用极为广泛，靶器官包括食管-胃括约肌、胃腺、胰腺、肠腺、肝细胞、胃肠平滑肌和胆囊等。

（2）调节其他激素的释放：食物消化时，从胃肠道产生的某些激素如抑胃肽、胃泌素，能促进胰岛素的分泌。进餐后，不仅由于葡萄糖的吸收在血中直接作用于胰岛 β 细胞，促进胰岛素的分泌，而且还可以通过胃肠激素及早地把消化食物的信息传递到胰岛，引起胰岛素较早地分泌，使血糖不至于升得过高，以避免一部分葡萄糖因超过肾阈而在尿中丢失。这对于有效地保持机体所获得的能源，具有重要的生理意义。

（3）营养作用：一些胃肠激素具有刺激消化道组织的代谢和生长的作用，即营养作用（trophic action）。胃泌素能刺激胃的泌酸腺区和十二指肠黏膜的蛋白质、RNA 和 DNA 的合成，从而促进其生长，它对于胰腺腺泡也有刺激生长作用。胆囊收缩素能促进胰腺外分泌组织的生长，在胆囊收缩素作用下，胰腺内的 DNA、RNA 和蛋白质的合成也增加。

4. 胃肠道激素的相互关系　当多种胃肠激素共同作用于某个器官时，它们的作用常互相加强，或互相抑制。说明胃肠激素在共同起作用时，它们之间存在着密切的相互关系。但这种相互影响的机制还不完全了解。胃肠激素间相互影响的机制设想为：①在化学结构上相似的激素(如胃泌素和胆囊收缩素)对于同一靶细胞,它们是作用于同一受体上的,因此,当它们同时作用时,它们的关系是竞争性的;②在化学结构上不相同的激素(如胃泌素、胆囊收缩素与促胰液素)对同一靶细胞,它们是作用于不同的受体上的,因而它们的关系是非竞争性的。

(六) 消化道的免疫功能

胃肠道经常接触抗原性物质,如微生物抗原、食饵性抗原等。在肠黏膜因感染而受损伤的情况下,抗原便可穿过机械屏障,但并不能因此而长驱直入,因为在胃肠壁内存在的淋巴样组织,在抗原刺激下可产生局部免疫反应(肠道免疫的第一道防线),以中和抗原物质。此外,即使抗原穿过肠壁进入门脉毛细血管或淋巴管,在它们到达肝脏或肠系膜淋巴结后,还将受到进一步处理(肠道免疫的第二道防线)。因此,胃肠道(包括肝脏在内)不仅具有消化、吸收和内分泌功能,而且还是全身免疫系统的一个重要部分,具有重要的免疫功能。

中医在长期的医疗实践中,也观察到类似消化道免疫功能的现象,《金匮要略》中提出"四季脾旺不受邪";《脾胃论·脾胃胜衰论》说:"百病皆由脾胃衰而生也"。

1. 肠道淋巴样组织　肠道壁内存在大量的淋巴样组织,它们构成了肠道免疫的第一道防线。

(1)肠黏膜上皮细胞:这是一种高度特异分化的细胞,它除具有分泌消化液和转运物质的功能外,还能将肠道内大分子抗原经吞饮而输送到固有层;还能合成和分泌一种特殊的蛋白质——分泌成分(secretory component,SC),这是组成分泌型免疫球蛋白的重要成分。

(2)上皮内淋巴细胞:这是存在于上皮细胞之间的一种特殊细胞——致敏 T 细胞,占肠壁表面细胞总数的 1/6,占肠壁淋巴细胞总数的 1/3 以上。这种细胞可能是集合淋巴小结内受抗原刺激而激活的淋巴细胞,返回到黏膜层中。它的存在是对抗原细胞免疫的表现。

（3）浆细胞：这种细胞颇均匀地分布在小肠固有层内，它可与进入肠壁的各种抗原直接发生免疫反应。浆细胞在人出生前并不存在，出生后随着进入消化道的微生物的生长繁殖而增加。在人的肠道浆细胞中，以 IgA 产生细胞为主，约占 80%，只有少量分泌 IgM、IgD、IgE 和 IgG 的浆细胞。

（4）集合淋巴小结：这是小肠黏膜内的一组上皮下淋巴滤泡，遍布于全部小肠，尤以远端回肠最多。肠道内的抗原与小结内的 T 细胞和 B 细胞相遇，使细胞致敏。致敏淋巴细胞进入淋巴循环系统，经全身血循再返回到肠黏膜的固有层内，分化为分泌 IgA 为主的浆细胞或效应 T 细胞。因此可认为，这里是局部免疫发生的关键部位。

2. 免疫球蛋白的分泌及局部免疫反应　胃肠道淋巴组织是周围淋巴器官的一部分，能对抗原发生免疫反应。胃肠道内经常存在着各种抗原刺激，如食物中的蛋白质、自溶组织、细菌及其崩解物等。在上述任一抗原刺激后，胃肠道淋巴组织中的免疫活性细胞可经过复杂的过程分化成为浆细胞而产生抗体，即免疫球蛋白（Ig）。消化道产生的免疫球蛋白主要是 IgA，其次是 IgM。肠道产生的 IgA 是两个单体，在浆细胞内，由多肽 J-链连成为二聚体。它被转运穿过肠上皮细胞时，在细胞膜上又加上一个糖蛋白的"分泌性成分"。这种 IgA＋SC 可通过细胞膜被分泌入肠腔，还有一部分进入胞质内，再被分泌入肠腔，黏附于上皮细胞微绒毛表面的黏液层。SC 可能有两种功能，一是将 IgA 双体输送入肠腔，另一种是保护 IgA 免受消化酶的分解。

分泌 IgA 的作用：①防止细菌黏附到上皮细胞表面定居繁殖；②防止病毒侵犯黏膜（可能还有细胞免疫反应参与）；③防止（食物）抗原从肠道吸收。

先天性 IgA 缺乏者，因抗原易被吸收而容易引起过敏性疾病。

3. 肝脏在免疫反应中的作用　突破肠道免疫第一道防线的小分子抗原，经门脉微血管至肝脏，被肝脏中的单核巨噬细胞处理后，可刺激机体的免疫反应。

（七）口腔内消化

中医学认为："脾气通于口"，"口为脾窍"；"涎为脾液"，"舌为脾之外候"。"脾和则口能知五谷"。口腔器官与"脾"的运化功能相关。

消化过程从口腔开始，食物经咀嚼被唾液湿润成为食团便于吞咽。由于唾液的作用，食物中某些成分在口腔内便发生化学变化。

1. 唾液分泌　口腔内有三对大的唾液腺：腮腺、下颌腺和舌下腺，还有无数散在的小唾液腺。唾液，就是由这些唾液腺分泌的混合液。正常成人每日分泌唾液 1～1.5 L。

（1）唾液的性质和成分：唾液是无色无味近于中性（pH 6.6～7.1）的低渗液体。其中水分约占 99%；有机物主要为黏蛋白，还有球蛋白、氨基酸、尿素、尿酸和唾液淀粉酶、溶菌酶等；无机物有钠、钾、钙、硫氰酸盐、氯、氨等。此外，唾液中还有一定量的气体如氧、氮和二氧化碳。

唾液中的黏蛋白几乎全由黏细胞所分泌，它使唾液具有黏稠性质。浆细胞分泌稀薄的唾液，它几乎不含黏蛋白，但所含淀粉酶则 4 倍于黏液腺所分泌的量。这种清稀的唾液，可能就是中医所指的"涎"，口中的"津液"。

（2）唾液的作用：唾液的主要作用为：①湿润并清洗口腔；②润滑食物便于吞咽；③溶解食物使之作用于味蕾，引起味觉；④唾液淀粉酶可使食物中的淀粉分解为麦芽糖；⑤唾液中的溶菌酶具有杀菌作用。

（3）唾液分泌的调节：唾液分泌的调节完全是神经反射性的，包括非条件反射和条件反射两种。

引起非条件反射性唾液分泌的正常刺激是食物对口腔机械、化学和温度的刺激。在这些刺激的影响下，口腔黏膜和舌的神经末梢（感受器）发生兴奋，冲动沿传入神经纤维（在舌神经、鼓索神经支、吞咽神经和迷走神经中）到达中枢，再由传出神经到唾液腺，引起唾液分泌。

唾液分泌的初级中枢在延髓，其高级中枢分布于下丘脑和大脑皮质等处。

支配唾液腺的传出神经以副交感神经为主，如第九对脑神经到腮腺，第七对脑神经的鼓索支到颌下腺和舌下腺。刺激这些神经可引起量多而固体少的唾液。副交感神经对唾液腺的作用是通过其末梢释放乙酰胆碱而实现的。副交感神经兴奋时，还可使唾液腺的血管扩张。

支配唾液腺的交感神经是从胸部脊髓发出的，在颈上神经节换神经元后发出节后纤维分布到唾液腺的血管和分泌细胞上。刺激这些神经引起血管收缩唾液分泌。如刺激人的颈交感神经，只引起下颌腺分泌，却并不引起腮腺分泌。

人在进食时，食物的形状、颜色、气味以及进食的环境等，都能形成条件反射，引起唾液分泌。所谓"望梅止渴"，就是日常生活中条件反射性唾液分泌的一个例子。成年人的唾液分泌，通常都包括条件反射性和非条件反射性两种。

2. 咀嚼　咀嚼是由咀嚼肌顺序收缩所组成的复杂的反射性动作。它的作用是配合牙齿将大块的食物切割、磨碎，并使食物与唾液充分混合，以形成食团，便于吞咽。

咀嚼肌是骨骼肌，可作随意运动，但在正常情况下，它的运动还受口腔感受器和咀嚼肌内的本体感受器传来的冲动的制约。在咀嚼运动中，颊肌和舌肌的收缩具有重要的作用，它们的收缩可将食物置于上下齿列之间便于咀嚼。

吸吮也是一个反射动作，吸吮时，口腔壁肌肉和舌肌收缩，使口腔内空气稀薄，压力降低，液体便可进入口腔。

进食时，食物对舌的味觉感受器的刺激，食物对口腔和咽部黏膜的机械性、温度性刺激等，还能反射性地引起胃、胰、肝、胆囊等的活动，如引起胰岛素的分泌等变化。

3. 吞咽　吞咽是一种复杂的反射动作。吞咽动作的产生首先是在大脑皮质影响下随意开始的。此时舌尖上举触及硬腭，然后主要由于下颌舌骨肌的收缩,把食团推向软腭后方至咽部。食团到达咽部刺激了软腭部的感受器,引起一系列肌肉的反射性活动,包括软腭上升、咽后壁向前突出,封闭鼻咽通道;声带内收,喉头升高并高举向前贴紧会厌,封闭咽与气管通路,呼吸暂停;由于喉头前移,食管上口张开,食团从咽进入食管,食团进入食管后,引起食管蠕动。蠕动是由食管肌肉产生的一种顺序收缩并向前推行的波形运动,在食团的下端为一舒张波,上端为一收缩波,于是食团就很自然地被向前推送进入胃内。

食管的蠕动是一种反射动作。这是由于食团刺激了软腭、咽部和食管等处的感受器,传入冲动通过延髓中枢,再向食管发出传出冲动而引起的。

从吞咽开始至食物到达贲门所需要的时间与食物的形状有关。流体食物需 3～4 秒,糊状食物平均需要 5 秒,固体食物需 6～8 秒,一般不超过 15 秒。

4. 食管的功能　食管首先一个重要的功能就是运送食物入胃。其次,在食管上端和下端各存在着一个特殊区域,虽然在解剖上并未证明有括约肌的存在,但在生理上用测压法证明这些区域有类似括约肌的作用。如,在食管和胃贲门连接处有一段长 4～6 cm 的高压区,其内压比胃高出 5～10 mmHg。因此,在正常情况下,它是阻止胃内容物逆流入食管的屏障,起到了类似生理括约肌的作用,通常将这一段食管称为食管-胃括约肌或下食管括约肌。当该括约肌的生理作用失调时,则可引起反流性食管炎或食管贲门失弛缓症。在食管上端同样也存在着一个高压区,称为咽食管括约肌,它有防止呼吸时空气进入食管的作用。

在正常情况下,咽食管括约肌和食管-胃括约肌均处于关闭状态。当食团被吞咽而通过咽部时,引起咽食管括约肌开放,于是食团通过括约肌而进入食管,然后括约肌即行关闭,并维持原来的紧张状态。当食团通过食管时,刺激食管壁上的机械感受器,可反射性地引起食管-胃括约肌舒张,因而,食团进入胃内。食团入胃后,刺激幽门部黏膜释放胃泌素,则能使它收缩,防止胃内容物逆流入食管。

(八) 胃内消化

食物从食管进入胃后,受到胃壁肌肉的机械性消化和胃液的化学性消化,形成食糜。食糜借助于胃的运动被逐次地推入小肠内。中医古籍《内经》早已记载:"胃者,五脏六腑之海也,水谷皆入于胃","胃大一尺五寸,径五寸,长二尺六寸,横屈受水谷三斗五升";主"受纳""腐熟"和"通降",即"胃"有接受食物、容纳食物和消磨食物的功能,还有以"降为和"的运动规律、把食糜推进入小肠的功能。中医的"胃"与现代解剖学的胃基本上是一致的。

1. 胃的分泌

(1)胃的结构:胃通常分为胃底、胃体和胃窦三部分。若以小弯角切迹为界,可分为泌酸腺区和幽门腺区,前者相当于胃底和胃体两部分,后者相当于胃窦或幽门部;在讨论胃运动时,又可把胃分为头区和尾区。

胃黏膜是覆盖在胃的全部内表面的一层组织,含有不同的管状腺,是一个复杂的分泌器官。在胃的不同部位,胃黏膜内含有不同类型的胃腺,分泌不同的分泌物。根据腺体结构与分泌功能的特征,一般把胃腺分为三类。一为贲门腺,分布于贲门附近 5～30 mm 区域的黏膜内,约占胃黏膜面积的 5%,属黏液腺。二为胃底腺,占胃黏膜面积的 66%～80%,主要由壁细胞、主细胞和黏液细胞组成,它们分别分泌盐酸、胃蛋白酶原和黏液。壁细胞还分泌一种称为内因子的物质,它与维生素 B_{12} 的吸收有密切关系。三为幽门腺,占胃黏膜面积的 15%～22%,主要由黏液细胞组成,分泌碱性黏液,幽门腺中还含有一种内分泌细胞,称为 G 细胞,能分泌胃泌素,通过血液循环刺激壁细胞分泌盐酸。

幽门腺与胃底腺的分布区域并不是截然分开的,两者之间有一个过渡区,在此区域内,两种类型的腺体相互移行。

（2）胃液的性质、成分和作用：胃液是胃腺内多种细胞分泌的混合液。它是一种无色而成酸性反应的液体，pH 为 0.9～1.5。正常人每日分泌的胃液量为 1.5～2.5 L。胃液的成分包括无机盐如盐酸、钠和钾的氯化物等，以及有机物如黏蛋白、消化酶等。

1）胃液的成分

A. 盐酸：由壁细胞分泌的盐酸，称胃酸。胃液中的盐酸有两种形式：一种是解离的称为游离酸，另一种是与蛋白质结合的盐酸蛋白质，称为结合酸。这两种酸合在一起称为总酸。在纯胃液中，总酸的浓度为 125～165 mmol/L（125～165 mEq/L），其中绝大部分的酸是游离酸。胃液中的盐酸浓度也可用中和每 100 ml 胃液所需的 0.1N 的 NaOH 的毫升数表示，称为临床单位。一般空腹时的总酸度为 10～50 U，其中游离酸为 0～30 U。

胃液中盐酸的量通常以单位时间内分泌盐酸的 mEq 表示（法定单位为 mmol/h），称为总酸排出量。正常人空腹时胃液中总酸排出量（基础酸排出量）为 0～5 mmol/h（0～5 mEq/h）。男性的酸分泌多于女性，50 岁以后分泌速率有所下降。在组织胺刺激下，盐酸的最大排出量可达 20 mmol/h（20 mEq/h）。盐酸的排出量直接与壁细胞的数目有关。据估计，人的壁细胞数目可达 10 亿，约占胃黏膜细胞总数的十分之一。

胃酸分泌的机制：胃液中的氢离子浓度比血液高 300 万～400 万倍。氢离子是在氧化还原反应中产生的，其最终来源为水，即

$$H_2O \longrightarrow H^+ + OH^-$$

这一反应需要消耗氧。H^+ 被分泌入胃腔后，细胞内剩下的 OH^- 必须被中和。在壁细胞中含有丰富的碳酸酐酶，在它的催化下，由代谢产生的二氧化碳和由血浆中摄取的二氧化碳可迅速地水合而形成碳酸。这样，在 H^+ 分泌后产生的 OH^- 便和碳酸中的 H^+ 结合而被中和掉，使细胞内 pH 不致升高。与此同时，由碳酸中产生的 HCO_3^- 则被分泌进入血液。

盐酸中的 Cl^- 来自血液中的盐。血浆中 Cl^- 的浓度为 108 mEq/L，胃液中 Cl^- 浓度为 170 mmol/h(170 mEq/L)，胃壁的黏膜面呈负电位，而浆膜面相对呈正电位，电位差为 $60\sim80$ mV，因此，Cl^- 不是被 H^+ 被动地带进胃液中的，它是逆着化学反应而主动地分泌出来的。H^+ 和 Cl^- 等量分泌，在分泌小管中形成盐酸。

壁细胞在分泌盐酸过程中需要的能量，主要以三磷酸腺苷（ATHP）的形式从有氧氧化和无氧酵解过程中产生的。当盐酸分泌增加时，可测得胃黏膜的耗氧量增加。细胞内的酸分泌反应可能受环—磷酸腺苷（cAMP）的控制。外源性的 cAMP 能刺激胃黏膜分泌游离的盐酸，当组织耗尽了 cAMP 时，分泌即停止。

盐酸的作用主要为以下几个方面：①激活胃蛋白酶原，使之转变为胃蛋白酶，并为胃蛋白酶提供适宜的酸性环境。②使食物中的蛋白质变性而易于水解。③能杀灭随食物进入胃内的细菌。④盐酸进入小肠后，可促进胰液、肠液和胆汁的分泌，它所造成的酸性环境还有助于小肠对铁和钙的吸收。由于盐酸有多种作用，因此盐酸分泌过少或者缺乏，常可产生消化不良的症状。反之，盐酸分泌过多，也会对人体产生不利的影响，如消化性溃疡的形成可能与高胃酸对胃和十二指肠黏膜长期的侵蚀作用有关。

B. 胃蛋白酶：胃蛋白酶是胃液中的重要消化酶，由胃腺的主细胞合成。分泌入胃腔的胃蛋白酶原是没有活性的，在胃酸或已激活的胃蛋白酶作用下，胃蛋白酶原分离出一个较小的分子多肽后，转变为具有活性的胃蛋白酶。胃蛋白酶能水解蛋白质，其主要产物是䏡和胨，产生多肽和氨基酸较少。

胃蛋白酶只有在酸性较强的环境中才有作用，其最适 pH 为 2。随着 pH 的升高，胃蛋白酶的活性即降低，当 pH 升到 6 以上时，此酶即发生不可逆的变性。

主细胞中的胃蛋白酶原颗粒对于酶原的合成具有负反馈作用，即当细胞充满酶原颗粒时，它便抑制新的合成过程。

C. 黏液：黏液是胃液的主要成分之一，由胃黏膜的表面上皮细胞、胃腺中的黏液细胞以及贲门腺和幽门腺所分泌。黏液中含有蛋白质、糖蛋白和黏多糖等大分子物质。其中糖蛋白是黏液的主要组成成分。

由胃黏膜表面上皮细胞分泌的黏液是一种肉眼可以看见的黏液，称为不溶性黏液。呈胶冻状，黏稠度很大，经常持续性地分泌，覆盖在胃黏膜表面，厚 1～3 mm，组成胃黏液屏障，具有中和胃酸、滑润食物使之易于通过消化道以及保护胃黏膜免受机械损伤等作用。

由胃腺的黏液细胞、贲门腺和幽门腺分泌的黏液是溶解在胃液内的碱性黏液，是一种可溶性黏蛋白，称为可溶性黏液。它可以调节酸度，抑制胃蛋白酶原的活性。

刺激迷走神经或注射乙酰胆碱主要引起可溶性黏液的分泌，胃内的局部机械性和化学性刺激主要引起不溶性黏液的分泌。

除上述的胃黏液屏障外，在胃黏液层和胃黏膜细胞之间还有一道生理屏障，称为胃黏膜屏障。它主要由胃黏膜上皮细胞顶端的细胞膜和邻近细胞的紧密连接构成一种脂蛋白层。它对脂溶性物质很易通过，而对离子化物质较难通过，因而胃黏膜屏障具有防止 H^+ 迅速由胃腔侵入黏膜本身，以及防止 Na^+ 从黏膜内迅速向胃腔弥散的作用。在正常情况下，由于胃黏膜屏障的存在，使黏膜内和胃腔间维持着很大的离子浓度梯度。有很多物质可以损害胃黏膜屏障，如高浓度盐酸（300 mmol/L）、乙醇、乙酸、胆酸和阿司匹林等。

D. 内因子：在正常胃组织和胃液中，还存在一种与维生素 B_{12} 的吸收有关的所谓"内因子"，缺乏此因子，就会产生恶性贫血。在人体内因子是由胃腺的壁细胞分泌的一种糖蛋白，分子量约为 60 000。内因子在胃内能和食入的维生素 B_{12} 结合在一起，形成一个不透析的复合物，移行至回肠，附着在回肠黏膜的特殊受体上，有促进回肠上皮吸收维生素 B_{12} 的作用。

正常人胃分泌内因子的能力一般与分泌盐酸的能力相当。各种引起胃酸分泌的刺激,如刺激迷走神经、注射组织胺或胃泌素,都能引起内因子分泌的增加。

2) 胃液分泌的调节:食物是引起胃液分泌的自然刺激物。在正常情况下,进食可通过神经和体液两种途径引起胃酸和胃蛋白酶原的不等量分泌。通常将胃液分泌分为基础分泌和消化期分泌。

空腹 12～24 小时的胃液分泌称为基础胃液分泌或非消化期胃液分泌。只分泌小量中性或弱碱性反应的液体,并表现有昼夜节律,以上午 5～11 时分泌速率最低,下午 2 时至午夜 1 时最高。影响基础分泌的因素可能是迷走神经的紧张性和小量胃泌素的自发性释放有关。

进食后的胃液分泌称为消化期胃液分泌。一般将感受食物刺激的部位的先后分成三个时期,即头期、胃期和肠期。这种分期只是为了叙述上的方便。实际上,这三个时期是一个不能截然分开的统一的过程。在时间上,三个时期的分泌几乎是同时发生,互有重叠的,而不是顺序发生的。在分泌机制上,三个时期都受神经和体液的双重调节。

A. 胃液分泌的头期:头期的胃液分泌是由进食动作引起的,因其传入冲动均来自于头部的感受器,因而称为头期。

用一个事先施行过食管切断术并具有胃瘘的狗进行假饲。食物经过口腔进入食管,随即从食管的切口流出体外,食物并未进入胃内,但却引起胃液分泌。由进食动作所引起的胃液分泌,包括条件反射和非条件反射两种。前者是由和食物有关的形象、气味、声音等刺激了视、嗅、听等感受器而引起的;后者则是当咀嚼和吞咽食物时,刺激了口腔和咽喉等处的化学和机械感受器而引起的。这些反射的传入途径和由进食所引起的唾液分泌的传入途径相同,反射中枢包括延髓、下丘脑、边缘叶和大脑皮质等。迷走神经是这些反射的传出神经,切断支配胃的迷走神经,假饲就不再引起胃液分泌。

头期的胃液分泌并不是纯神经反射性的,而是有着重要的神经-体液作用参与。当迷走神经兴奋后,除了通过其末梢释放乙酰胆碱,直接引起腺体细胞分泌外；其冲动还可引起幽门部黏膜内的G细胞释放胃泌素，后者经过血液循环刺激胃液分泌。引起胃泌素释放的迷走神经被认为也是胆碱能纤维。

头期胃液分泌的特点是：潜伏期比较长（5～10分钟），分泌持续的时间也较长，假饲5～10分钟，胃液分泌可延续2～4小时；胃液分泌的量和酸度都很高，而胃蛋白酶的含量尤其高。分泌量的多少还与食欲、情绪有很大的关系。

B. 胃液分泌的胃期：食物进入胃后继续刺激胃液分泌称为胃期。食物对胃的刺激主要通过以下4个途径引起胃液分泌：①扩张刺激胃底胃体部感受器，通过迷走-迷走神经长反射引起胃腺分泌。②扩张刺激胃底胃体部感受器，通过壁内神经丛的短反射引起胃腺分泌。③扩张刺激幽门部，通过壁内神经丛作用于G细胞释放胃泌素。④化学刺激作用于幽门部G细胞引起胃泌素分泌释放。引起胃泌素释放的主要食物是蛋白质消化产物，其中包括肽类和氨基酸，它们能直接作用于G细胞，不需要神经或其他中间物质作中介。

胃期分泌胃液的特点是：分泌量大，酸度也相当高，但胃蛋白酶含量却比头期所分泌的胃液为少。

C. 胃液分泌的肠期：将食物由瘘管直接注入十二指肠内，也可引起胃液分泌的轻度增加，说明当食物离开胃进入小肠后，还有继续刺激胃液分泌的作用。肉的提取物、蛋白胨、氨基酸、乙醇等均有这种作用。机械扩张游离的空肠襻，也见到胃液分泌增加。切断支配胃的外来神经后这项分泌仍可发生，提示在小肠内存在着与幽门部相似的调节方式，即当食物与小肠黏膜接触时，有一种或几种激素从小肠黏膜释放出来，通过血液循环作用于胃腺。已知人的十二指肠黏膜中也含有较多的胃泌素；此外，在蛋白质、脂肪等食糜作用下，由十二指肠黏膜产生的胆囊收缩素，因其C端的五个氨基酸排列与胃泌素相同，故也具有弱的刺激胃液分泌作用。

（3）胃液分泌的抑制：研究胃液分泌的调节时，还应注意其抑制性因素,因为正常消化期的胃液分泌是兴奋和抑制两种对立因素共同作用的结果。正是由于抑制性因素的存在,才表现出胃液分泌反馈联系的自动调节方式,这是具有重要的生理意义的。

消化期内,抑制胃液分泌的主要因素包括盐酸、脂肪和高张溶液三种。

当胃内盐酸达到一定的临界浓度时,不论在胃窦(如 pH 降到 1.2~1.5 时)或在十二指肠(pH 2.5 时)都能抑制胃液分泌。盐酸是胃腺活动的产物,但它对胃腺活动又具有抑制性作用,是一种负反馈的自动调节方式。盐酸在胃窦对胃液分泌的抑制作用,可能是它抑制了胃泌素释放的结果。临床上,恶性贫血病人不分泌胃酸,他们血浆中胃泌素的浓度也比正常人高 2~30 倍,如向这种病人胃内注以盐酸,使胃内酸化,血浆胃泌素浓度即下降,说明胃内容物的酸碱度对胃泌素释放及对胃液分泌具有重要作用。胃窦酸化对胃液分泌的抑制,不仅可防止胃酸的过度分泌,而且对于消化过程中维持胃蛋白酶作用的最适 pH 也具有重要的意义。

盐酸在进入十二指肠后抑制胃液分泌的机制,至今还没有完全阐明,可能主要也是体液因素的作用。已知酸作用于小肠黏膜可产生促胰液素,它对胃泌素引起的酸分泌具有明显的抑制作用,因此它可能是十二指肠酸化抑制胃液分泌的一种抑制物。

食物中的脂肪及其消化产物进入十二指肠后,也有抑制胃液分泌的作用,使胃液分泌量和消化力均有所减低。早期认为,这种抑制作用是由小肠黏膜释放的一种称为肠抑胃素的物质引起的。近年来认为肠抑胃素可能不是一个独立的激素,而是几种具有此种作用的激素如促胰液素、抑胃肽的总称,目前尚无定论。

十二指肠内高张溶液对胃分泌的抑制作用可能通过两种途径来实现,即激活小肠内渗透压感受器,通过肠—胃反射引起酸分泌的抑制,以及通过释放一种或几种抑制性激素而抑制胃液分泌,后一机制尚未被阐明。

（4）影响胃液分泌的其他因素：不同的食物对胃液分泌的影响也不相同。在三种主要食物中，蛋白质具有很强的刺激胃液分泌的作用，糖类食物次之，脂肪则抑制胃液分泌。

对胃液分泌有影响的药物有乙酰胆碱、毛果芸香碱、阿托品、胰岛素、胃泌素、组织胺等。乙酰胆碱、毛果芸香碱属于拟副交感神经药物，它们对胃酸和胃蛋白酶原以及黏液的分泌均有较强的促进作用。在生理情况下，迷走神经末梢释放的乙酰胆碱，对壁细胞有直接刺激其分泌的作用，也可提高壁细胞对其他刺激的敏感性。阿托品类药物作为胆碱能神经阻断剂，则抑制胃液分泌。

胰岛素可引起酸度和消化力均很高的胃液分泌，这是由于它可使血糖降低，从而刺激脑干迷走神经中枢所致。切断迷走神经或注射阿托品，胰岛素就不再有促进胃液分泌的作用。

组织胺是一种很强的胃液分泌刺激物，这一作用被广泛地应用于临床和实验室，以判断胃的分泌功能。人体的许多组织中，包括胃黏膜，含有丰富的组织胺。在正常情况下，胃黏膜恒定地释放少量组织胺，通过局部弥散作用于壁细胞，引起胃酸分泌，同时提高壁细胞对胃泌素和乙酰胆碱的敏感性。组织胺的特异受体（H_2 受体）阻断剂西咪替丁（cimetidine），不仅能抑制组织胺引起的胃酸分泌，也能抑制胃泌素，甚而迷走神经兴奋引起的胃酸分泌，表明组织胺在胃酸分泌中起着重要的作用。西咪替丁阻断胃酸分泌这一作用，已用于治疗消化性溃疡并获得了良好的疗效。

胃泌素主要用于判断胃腺的分泌功能。通常用的是人工合成的五肽胃泌素。它具有很强的刺激胃酸分泌的作用，对胃蛋白酶原和内因子也有刺激其分泌的作用。

许多中药对胃液分泌有明显的作用。如鸡内金、山楂果、白豆蔻等，有促进胃液分泌的作用；乌贼骨、甘草则有抑制胃液分泌、减低胃液酸度的作用。

2. **胃的运动**　胃运动的功能有三：①贮存食物，即胃的受纳作用,这是胃底和胃体的功能,它的重要意义在于使人每日仅需进食2~3次即可;②使食物与胃液充分混合,直到变为一种称为食糜的半流质的混合物为止,即胃的腐熟作用;③以最适于小肠消化和吸收的速度,逐次地、小量地把食糜排向小肠,亦即胃的通降作用。

根据胃的运动机能,可在胃的中部将胃分为头区和尾区两个区域:头区包括胃底和胃体的前一部分,其主要机能是暂时贮存食物;尾区包括胃体的远端和胃窦,它的主要机能是使食物充分地与胃液混合并逐步地将食糜排至十二指肠。

（1）头区的运动:与尾区相比,头区几乎没有什么大的收缩活动,它的最显著的活动是在进食时发生的容受性舒张和进食后微弱的紧张性收缩活动。

当咀嚼和吞咽食物时,由于刺激了咽、食管等处的感受器,可反射性地通过迷走神经引起胃的头区肌肉的舒张,称为容受性舒张。空腹时,人胃腔的容量约为 50 ml 或更少,胃内压力等于腹内压。由于胃壁的这种舒张,使胃腔容量增至进食后的 1.5 L 时,胃内压力却增加很少。因而使胃的容量适应于大量食物的涌入,胃内压力变化却不大,这样就更好地完成了容受和贮存食物的机能。

进食后,头区可有低振幅的紧张性压力变化,维持仅 1 分钟或多一点的时间。这种收缩对于这区域里存在的食物仅有微小的混合作用。食物在这里基本上不被搅动,可贮存达 1 小时或更长的时间。在胃排空的过程中,头区肌肉逐渐收缩,使胃内压几乎与腹内压保持相等。

（2）尾区的运动——蠕动:与头区相比,尾区有明显的收缩活动,称为蠕动。食物进入胃后约 5 分钟,蠕动即开始。蠕动是从胃的中部开始,有节律地向幽门方向进行的。在人体,这种波的频率是每分钟约 3 次,约需 1 分钟可到达幽门。

蠕动波在初起时比较小,在前进中,波的深度和速度都逐渐增加。当接近幽门时,一部分食糜(通常为 1~2 ml)被排入十二指肠。由于蠕动波在胃窦区明显加强,而且能排出食糜至小肠,因此,这种机制又称为幽门泵。但并不是每个蠕动波都到达幽门,有些只到胃窦即行消失。典型的蠕动性收缩对胃内容物有混合和推进作用。一旦收缩波超越胃内容物并到达胃窦终末时,由于胃窦终末部的有力收缩,有很多胃内容物被反向地推回到近侧胃窦部和胃体部。食糜的这种后退非常有利于食物和消化液的混合并可机械地磨碎块状固体食物。

尾区的蠕动性收缩,一方面使食物和胃液充分混合,以利于胃液的消化作用;另一方面则可搅拌和粉碎食物,并推进胃内容物通过幽门向十二指肠移行。通常蠕动波是一波未平又起一波,不断进行的。

(3)胃运动的调节:胃运动与胃肌本身电活动有密切的关系,并受神经和体液因素的调节。

1)胃的基本电节律:在安静状态下,用微电极可自胃的纵行肌内记录出大小不等的去极化波,波幅在 5~15 mV 之间,持续时间为 1~4 秒,每分钟 3 次,称为胃的基本电节律,又称慢波。胃的基本电节律起源于胃大弯的上部,沿纵行肌向幽门方向传播,其传播速度由大弯向幽门逐渐加快。实验证明,胃大弯这一部位为胃运动的起点,在基本电节律基础上可产生的动作电位,并常伴有胃蠕动。胃肌的收缩通常出现于慢波后 6~9 秒,动作电位后 1~2 秒。进食以后,胃幽门区的电活动,包括慢波和动作电位,能从幽门传向十二指肠,使十二指肠上部的电活动与幽门区相一致,使幽门区、幽门和十二指肠的活动联系在一起。慢波的发生可能是肌源性的,并可能与细胞膜生电性钠泵活动的周期性变化有关。

2)神经对胃运动的控制:中枢神经系统支配胃的传出神经有迷走神经和交感神经两种。

刺激交感神经可使胃的基本电节律的频率和传导速度减低,并减低环行肌的收缩力。但正常情况下,交感神经对胃运动似仅有很小的影响。

副交感神经(迷走神经)对胃具有抑制和兴奋两种作用。胃的容受性舒张是通过迷走神经的传入和传出纤维实现的反射活动。其中，迷走神经的传出通路是抑制性纤维。其末梢释放的递质既非乙酰胆碱，也非去甲肾上腺素，而可能是肽类物质。胃在多数情况下处于迷走神经兴奋的影响下，刺激迷走神经可使基本电节律传布加快，并增强胃肌的收缩。切断双侧迷走神经，可使胃的容受性舒张消失，胃的膨胀性变小，胃蠕动的力量减弱，甚至完全消失，胃排空减慢。

胃的运动还可通过壁内神经结构而引起。壁内神经结构包括存在于胃的黏膜层和肌层中的各种感受器和神经丛。食物对消化管壁的机械或化学刺激，可局部地通过壁内神经结构引起胃壁平滑肌的紧张性收缩加强，蠕动传播速度加快。

由于神经中枢高级部位传来的冲动也可显著地影响胃壁肌肉的紧张性和蠕动运动。因而大脑皮质的情志精神活动对"脾胃"的消化吸收功能的影响也是肯定的。例如，人进入食堂后，胃的运动即加强；又当情绪激动或吃不喜爱的食物时，胃的运动就会减弱。

3) 体液因素对胃运动的控制：许多胃肠激素能影响胃收缩和电活动。胃泌素使胃的基本电节律频率及动作电位出现的频率增加，并使胃收缩的频率和强度增加。促胰液素和抑胃肽则相反，能抑制胃的收缩。

（4）胃的排空及其控制：食物由胃排入十二指肠的过程称为胃的排空。一般在食物入胃后 5 分钟就开始有部分排入十二指肠。不同食物的排空速度是不同的，这和食物的物理性状和化学组成都有关系。一般来说，稀的流体食物比稠的或固体食物排空快；切碎的、颗粒小的食物比大块的食物排空快；等渗溶液比非等渗溶液快。在三种主要食物中，糖类的排空时间较蛋白质为短，脂肪的排空最慢。对于混合食物，由胃完全排空通常需要 4～6 小时。

胃排空主要决定于幽门两侧的压力差。当胃内压力大于十二指肠内压时，食物即可由胃排入十二指肠。在消化期，胃内食物引起的胃运动是产生胃内压的来源，因而也是促进胃排空的动力。相反，十二指肠内容物对胃运动的抑制则减慢胃的排空。一般认为，来自十二指肠的这种对胃排空的抑制性影响，具有自动控制的性质，是调节胃排空的一种重要因素。胃排空的速度主要取决于胃窦蠕动波的活动程度。

在十二指肠存在多种感受器，酸、脂肪或渗透压过高、过低都可刺激这些感受器，反射性地引起胃排空减慢。这个反射被称为肠胃反射，其传出冲动可通过迷走神经、壁内神经甚至可能还有交感神经等几条途径传到胃，反馈地限制胃的运动。

十二指肠内容物对胃排空的抑制还可通过激素的机制来实现。在食糜刺激下，小肠黏膜释放的促胰液素和抑胃肽等，都有抑制胃运动从而延缓胃排空的作用。

上述在十二指肠内具有抑制胃运动的各种因素，并不是经常存在的。随着盐酸在肠内被中和，食物消化产物的被吸收，它们对胃的抑制影响便渐渐消失，而胃运动便又逐渐增强起来，因而又推送另一部分食糜进入十二指肠。如此重复，使排空适应于消化、吸收的进程。

（5）呕吐：中医学认为，"胃气"宜降不宜升；"胃气"不降反而升，则引起呃逆呕吐。呕吐是将胃及肠内容物从口腔强力驱出的动作。机械和化学的刺激作用于舌根、咽部、胃、大小肠、胆总管、泌尿生殖器官等处的感受器，都可引起呕吐；视觉和内耳前庭的位置感觉发生改变时也可引起呕吐。

人在呕吐前常出现恶心、流涎、呼吸急迫和心跳快而不规则等自主神经兴奋的症状。呕吐开始时，先是深吸气，声门紧闭；随着胃和食管下端舒张，膈肌和腹肌猛烈收缩，压挤胃内的食物通过食管而进入口腔。呕吐时，十二指肠和空肠上段的运动也变得强烈起来，蠕动加速，并可转为痉挛。由于胃舒张而十二指肠收缩，平时的压力差倒转，使十二指肠内容物倒流入胃，所以呕吐物中常混有胆汁和小肠液。

呕吐动作是反射性的。传入冲动是由迷走神经和交感神经的感觉纤维、舌咽神经以及其他神经传至延髓内的呕吐中枢。由中枢发出的冲动,则沿迷走神经、交感神经、膈神经和脊神经等传至胃、小肠、膈肌和腹壁肌肉等处。呕吐中枢的位置在延髓外侧网状结构的背外侧缘,颅内压增高可直接刺激该中枢而引起呕吐。呕吐中枢在解剖上和功能上与呼吸中枢、心血管中枢均有密切联系,它能协调这些邻近结构的活动,从而呕吐时产生复杂的反应。

在延髓呕吐中枢附近还存在有一个特殊的化学感受器,某些中枢性催吐药如阿扑吗啡,实际上是刺激了该化学感受器,通过它再兴奋呕吐中枢的。

呕吐是一种具有保护意义的防御反射,它可把胃内有害物质排出。但呕吐对人体也有其不利的一面,长期剧烈的呕吐会影响进食和正常消化活动,并使大量消化液丢失,造成体内水、电解质和酸碱平衡的紊乱。

(九) 小肠内消化

食糜由胃进入十二指肠后,开始了小肠内消化。张介宾在注释《素问·灵兰秘典论》中说:"小肠居胃之下,受盛胃中水谷而分清浊,水液由此而渗入前,糟粕由此而归于后,脾气化而上升,小肠化而下降,故曰化物出焉。"明确指出小肠受盛由胃传入的食糜,进一步消化,将水谷化为精微和食物残渣两个部分,前者被吸收,后者被输送入大肠;小肠在吸收水谷精微的同时,也吸收大量的水液,故称"小肠主液"。

小肠内消化是整个消化过程的最重要阶段。在这里,食糜受到胰液、胆汁和小肠液的化学性消化以及小肠运动的机械性消化。许多营养物质也都在这一部位被吸收入机体。因此,食物通过小肠后,消化过程即基本完成,只留着未经消化的食物残渣,从小肠进入大肠。

食物在小肠内停留的时间,随食物的性质而有不同,一般为3～8小时。

1. 胰液的分泌　胰为中医学所缺,但从历代医籍考证,中医把

"脾"和"胰"可能混为一谈。《难经·四十二难》"脾重二斤三两,扁广三寸,长五寸,有散膏半斤,主裹血,温五脏",所指散膏即为胰腺。

胰腺是兼有内分泌和外分泌功能的腺体。胰腺的内分泌功能主要与糖代谢的调节有关;胰腺的外分泌称为胰液,是由胰腺腺泡细胞和小的导管管壁细胞所分泌的,具有很强的消化能力。

(1) 胰液的性质、成分和作用:胰液是无色无臭的碱性液体。pH为 7.8~8.4,渗透压约与血浆相等。人每日分泌的胰液量为 1~2 L。

胰液中含有无机物和有机物:①碳酸氢盐和水分,决定胰液量及其性质;②胰酶,决定胰液的消化作用,对胰液量影响不大。

在无机成分中,碳酸氢盐的含量很高。碳酸氢盐是由胰腺内的小的导管细胞所分泌。导管细胞内含有较高浓度的碳酸酐酶,在它催化下,二氧化碳可水化而产生碳酸,后者经过离子化而产生碳酸氢根(HCO_3^-)。在生理限度内,胰液中 HCO_3^- 的浓度随分泌速度的增加而增加。人胰液中 HCO_3^- 的最高浓度为 140 mmol/L。其主要作用是中和进入十二指肠的胃酸,使肠黏膜免受强酸的侵蚀;同时也提供了小肠内多种消化酶活动的最适宜的 pH 环境(pH 7~8)。除 HCO_3^-外,占第二位的主要负离子是 Cl^-。Cl^- 的浓度随 HCO_3^- 浓度的变化而变化,当 HCO_3^- 浓度升高时,Cl^- 的浓度就下降。胰液中 Na^+、K^+、Ca^{2+} 等阳离子的浓度不依赖于分泌速度,而与血浆中的浓度非常接近。

胰液中的有机物主要是蛋白质,含量 0.1%~10%,随分泌的速度不同而有不同。胰液中的蛋白质主要由多种消化酶组成,它们是由腺泡细胞分泌的。胰液中的消化酶主要有:

1) 胰淀粉酶:胰淀粉酶不要激活就具有活性,可分解淀粉为麦芽糖。胰淀粉酶作用最适 pH 为 6.7~7.0。

2) 胰脂肪酶:胰脂肪酶可分解脂肪为甘油和脂肪酸。它的最适pH 为 7.5~8.5。

3) 胰蛋白酶和糜蛋白酶:这两种酶都是以不具有活性的酶原形

式存在于胰液中的。肠液中的肠激酶可激活胰蛋白酶原,使之变为具有活性的胰蛋白酶。此外,酸、胰蛋白酶本身,以及组织液也能使胰蛋白酶原活化。胰腺细胞还分泌一种胰蛋白酶抑制物,贮存于腺细胞内酶原颗粒周围的胞浆中,它有防止胰蛋白酶原在腺细胞、腺腔以及导管内被激活的作用,因而能防止胰腺组织的自身消化。糜蛋白酶原是在胰蛋白酶作用下转化为有活性的糜蛋白酶的。胰蛋白酶和糜蛋白酶的作用极相似,都能分解蛋白质为腖和胨,当两者一同作用于蛋白质时,则可消化蛋白质为小分子的多肽和氨基酸。糜蛋白酶还有较强的凝乳作用。

4)正常胰液中还含有核糖核酸酶、脱氧核糖核酸酶和羧基肽酶等。前两种酶可使相应的核酸部分地水解为单核苷酸,而羧基肽酶可作用于多肽末端的肽键,释放出具有自由羧基的氨基酸。

由于胰液中含有三种主要食物的消化酶,因而是所有消化液中最重要的一种。临床和实验证明,当胰液缺乏时,即使其他消化液的分泌都正常,食物中的脂肪和蛋白质仍不能完全消化,从而也影响吸收。脂肪吸收障碍又可使溶于脂肪的维生素 A、D、E、K 等的吸收受到影响。胰液缺乏时,糖的消化一般不受影响。

(2)胰液分泌的调节:在非消化期,胰液几乎是不分泌或很少分泌的。进食开始后,胰液分泌即开始。所以食物是兴奋胰腺的自然因素。胰液分泌过程与胃液相同,也分头期、胃期和肠期。头期以神经调节为主,体液调节为辅;胃期以神经-体液双重调节为主;肠期则以体液调节为主。

1)神经调节:食物的形象、气味,食物对口腔、食管、胃和小肠的刺激,都可通过神经反射(包括条件反射和非条件反射)引起胰液分泌。反射的传出神经是迷走神经。切断迷走神经或注射阿托品,可显著地减少胰液分泌。迷走神经的作用包括通过其末梢释放乙酰胆碱,直接作用于胰腺腺体,以及通过迷走神经引起胃泌素释放,间接引起胰腺分泌。

迷走神经兴奋引起的胰液分泌的特点是:水分和碳酸氢盐含量很少,而酶的含量却很丰富。

刺激支配胰腺的内脏大神经,可使胰液分泌有所增加,也可使其分泌减少。由于分泌增加的现象可被阿托品阻断,表明在内脏大神经中含有胆碱能的分泌纤维。而分泌减少可能由于肾上腺素能纤维使胰腺血管收缩的结果。

2) 体液调节:调节胰液分泌的体液因素主要有促胰液素和胆囊收缩素两种。

3) 促胰液素是在酸性食糜刺激下由小肠黏膜释放的一种多肽激素。小肠上段黏膜含促胰液素较多,距幽门越远,含量越少。小肠黏膜产生促胰液素的细胞为 S 细胞。引起促胰液素释放的因素(由强至弱的顺序排列)为:盐酸、蛋白质分解产物(胨、氨基酸混合液)、脂酸钠。盐酸是引起促胰液素释放的最强因素,阈值为 pH 4.5。糖类没有作用。

促胰液素的释放不依赖于肠管外来神经,切除小肠的外来神经,盐酸在小肠内仍能引起胰液分泌。与胃泌素不同,迷走神经的兴奋不引起促胰液素的释放。促胰液素主要作用于胰腺小导管的上皮细胞,使其分泌大量的水分和碳酸氢盐,因而使胰液分泌量大为增加,而酶的含量却很低。

4) 胆囊收缩素是小肠黏膜细胞释放的另一个多肽激素。引起胆囊收缩素释放的因素(由强至弱排列)为蛋白质分解产物、脂酸钠、盐酸、脂肪。糖类没有作用。

胆囊收缩素主要作用是促进胆囊收缩和促进胰液中各种酶的分泌,对胰液中水和碳酸氢盐的排出,则仅有较弱的作用。

促胰液素和胆囊收缩素之间有协同作用。神经和激素之间,也存在相互加强的作用。胃泌素也影响胰液分泌,其作用和刺激迷走神经相似,即能明显地引起胰酶分泌,但对胰液中水分和电解质的分泌作用则较弱。

2. 胆汁的分泌和排出　中医学的"胆"与现代医学的胆,在解剖生理学方面极为相似。"胆与肝相连,附于肝之短叶间",互为表里。《东医宝鉴》说:"肝之余气,泄于胆,聚而成精。"胆汁是由肝细胞不断生成的,生成后由肝管流出,经胆总管而至十二指肠;或由肝管转入胆囊管而存贮于胆囊,当消化食物时再由胆囊排出至十二指肠。胆汁和胰液、肠液密切地配合在一起,对小肠内的食糜进行化学性消化。胆汁的分泌和排泄,以助食物的消化,是"脾胃"运化功能得以正常进行的重要条件。

（1）胆汁的性质、成分和作用:成年人每日分泌胆汁:800～10 000 ml,胆汁的生成量和蛋白质的摄入量有关,高蛋白食物可生成较多的胆汁。

胆汁为一种浓稠而有苦味的液体。肝胆汁即由肝脏分泌进入胆囊前的胆汁,呈金黄色或橘棕色;胆囊胆汁因在胆囊中被浓缩而颜色变深。肝胆汁呈弱碱性(pH 为 7.4);胆囊胆汁则因碳酸氢钠被吸收而呈弱酸性(pH 为 6.8)。

胆汁的主要成分有胆盐、胆色素、胆固醇、脂肪酸、卵磷脂以及无机盐等,但不含消化酶。

胆盐主要是由结合的胆汁酸所形成的钠盐。它对脂肪的消化和吸收具有重要的作用。胆盐可减低脂肪的表面张力,使脂肪乳化成为微滴,分散于水溶液中,以增加脂肪与脂肪酶的接触面积,并能与脂肪酸结合形成水溶性复合物,以促进脂肪和脂溶性维生素 A、维生素 D、维生素 E、维生素 K 的吸收。胆盐排至小肠后,绝大部分仍由小肠吸收入血液,再至肝内组成胆汁,称为胆盐的肠肝循环,每循环一次胆盐约损失 5%。

胆固醇是肝脏脂肪的代谢产物,又是胆汁酸的前身。在正常情况下,胆盐和胆固醇在胆汁中的适当比例是维持胆固醇成为溶解状态的必要条件。当胆固醇生成过多或胆盐减少时,胆固醇则沉积下来,成为胆石形成的原因之一。

（2）胆囊的功能：胆囊是一个有弹性的囊，和胆管系统相连。在非消化期间，由肝细胞不断分泌的胆汁流入胆囊内贮存。胆囊可吸收胆汁中的水分和无机盐，而使肝胆汁浓缩 4～10 倍，从而增加了贮存的效能。

胆囊还有调节胆管内压力的作用。当位于胆总管进入十二指肠处的奥迪（Oddi）氏括约肌收缩，胆汁不能流入肠腔时，胆囊的舒张便能调节胆道内压力，可避免损伤肝脏。在正常情况下，胆囊和奥迪氏括约肌的活动表现协调的相互关系：奥迪氏括约肌收缩时胆囊舒张，因而使肝胆汁贮入胆囊；反之，胆囊收缩，奥迪氏括约肌即舒张，肝胆汁和胆囊胆汁便可流入十二指肠。

（3）胆汁分泌和排出的调节：胆汁分泌和排出受神经和体液因素的控制。

1）神经因素的作用：和胰液分泌一样，进食动作或食物对胃、小肠的刺激，均可通过神经反射引起肝胆汁少量分泌和胆囊轻度收缩。反射的传出途径是迷走神经，切断两侧迷走神经或应用抗胆碱药物均可阻断这种反应。

迷走神经既可通过释放乙酰胆碱直接作用于肝细胞，增加其胆汁分泌并引起胆囊收缩，还可通过释放胃泌素而引起肝胆汁的分泌增加。

2）体液因素的作用：调节胆汁分泌和排出的体液因素有胆囊收缩素、促胰液素、胃泌素和胆盐等。

A. 胆囊收缩素：在蛋白质分解产物、盐酸和脂肪等物质作用下，小肠上部的黏膜可生成胆囊收缩素，它通过血液循环兴奋胆囊平滑肌，引起胆囊的强烈收缩和奥迪氏括约肌的舒张，因而促进胆汁的排出。

B. 促胰液素：促胰液素主要引起胰液分泌，但它还有刺激肝胆汁分泌的作用。由促胰液素引起的胆汁分泌主要是量和 HCO_3^- 含量增加，而胆盐的分泌并不增加。

C. 胃泌素：胃泌素对肝胆汁的分泌具有一定的刺激作用。胃泌素可通过血液循环直接作用于肝细胞，它也引起胃酸分泌。后者再由盐酸作用于十二指肠黏膜，使释放促胰液素而起作用。

D. 胆盐：胆盐有刺激肝胆汁分泌的作用。胆汁中的胆盐或胆汁酸本身，当排至小肠后，还能被再吸收回血，传送到肝脏，促进肝胆汁的分泌。胆盐对胆囊运动并无影响。

许多中草药对胆汁分泌、胆囊活动以及胆道口括约肌都有明显的作用，如中药生大黄、金钱草、茵陈、郁金、枳壳、木香等组成的胆道排石汤，具有促进胆汁分泌和使胆道口括约肌松弛，从而引起冲洗结石排出结石的效果。

3. 小肠液的分泌　小肠液由十二指肠腺和肠腺分泌。十二指肠腺又称勃氏腺（brunner's gland），是分布在十二指肠范围内的一种分支管泡状腺，位于黏膜下层内，其分泌碱性液体，内含黏蛋白，故黏稠度很高，有保护十二指肠上皮不被胃酸侵蚀的作用。肠腺又称李氏腺（leiberkühn），分布于全部小肠的黏膜层内，是直管状腺，开口于黏膜面介于绒毛之间的小孔。肠腺的分泌液构成了小肠液的主要部分。

（1）小肠液的性质、成分和作用：小肠液是一种弱碱性液体，pH约为 7.6，渗透压与血浆相等。小肠液的分泌量变动范围很大，成年人每日分泌量为 1～8 L。大量的小肠液可以稀释消化产物，使其渗透压下降，有利于吸收的进行。

在各种不同条件下，小肠液的性状变化也很大，有时是较稀的液体，而有时则由于含有大量的黏蛋白而很黏稠。小肠液中还常混有脱落的肠上皮细胞、白细胞、血浆蛋白和微生物等。小肠液中含有多种酶，其浓度的变化范围也很大。它含有肠激酶，可激活胰蛋白酶原。还有淀粉酶、肽酶、脂肪酶，以及分解二糖的蔗糖酶、麦芽糖酶和乳糖酶等。这些酶对于将各种营养成分进一步分解为最终可吸收的产物具有重要作用。有人认为，肠液中的酶，除肠激酶和淀粉酶外，其他的酶可能并不是由肠腺分泌的，而是存在于肠上皮细胞内的酶，随脱落的肠上皮细胞进入肠液的。

（2）小肠液分泌的调节：小肠液分泌的调节，尚不完全了解。一般认为，食物及其消化产物对肠黏膜局部的机械性和化学性刺激，通过肠壁内在神经丛引起小肠液分泌。引起小肠液分泌的化学刺激有胃酸、蛋白胨和糖等。

刺激迷走神经只引起十二指肠腺的分泌。有人认为，只有在切断内脏大神经以消除抑制性影响后，刺激迷走神经才能引起小肠液的分泌。

在体液因素中，胃泌素、胆囊收缩素和舒血管活性肠肽等胃肠激素，均有刺激小肠液分泌的作用。

4. 小肠的运动　小肠的运动机能是靠肠壁的两层平滑肌来完成的。肠壁的外层是纵行肌，内层是环行肌。

（1）小肠的运动形式：小肠的运动形式包括紧张性收缩、分节运动和蠕动三种。

1）紧张性收缩：小肠平滑肌的紧张性是其他运动形式有效进行的基础。当小肠紧张性降低时，肠腔易于扩张，肠内容物的混合和转运减慢；反之，当小肠紧张性升高时，食糜在小肠内的混合和转运就加快。

2）分节运动：这是一种以环行肌为主的节律性收缩和舒张运动。在食糜所在的一段肠管上，环行肌的许多点同时收缩，把食糜分割成许多节段；随后，原来收缩处舒张，而原来舒张处收缩，使每个节段又分为两半，而邻近的两半就合拢来形成一个新节段。如此反复进行，这样，食糜得以不断地分开又不断地混合。

分节运动在空腹时几乎不存在，进食后才逐渐变强起来。在小肠各段，分节运动表现有一个活动梯度，即小肠上部频率较高，下部较低。在人，十二指肠分节运动频率约为每分钟 11 次，回肠末端为每分钟 8 次。这种活动梯度对于食糜向下推进具有一定意义。但分节运动的向前推进作用很小，其作用在于：①使食糜与消化液充分混合，便于进行化学性消化。②使食糜与肠壁紧密接触,为吸收创造良好条件。③挤压肠壁,有助于血液和淋巴的回流。

3)蠕动:这是一种把食糜向大肠方向推送的运动。小肠的蠕动速度很慢,每分钟为 1～2 cm,每个蠕动波只把食糜推进一段短距离(约数厘米)后即消失。蠕动的意义在于使经过分节运动的食糜向前推进一步,到达一个新肠段,再开始分节运动。小肠蠕动在进食后大大增加。

还有一种进行速度很快的蠕动(每秒 2～25 cm),其传播距离较远,称此为蠕动冲。它可把食糜从小肠始端一直推送到小肠末端,甚至大肠。蠕动冲可由吞咽动作以及食糜进入十二指肠而引起。

在十二指肠和回肠末段,可出现逆蠕动,即其运动方向与蠕动相反。因此食糜可以在这两段肠内来回移动,有利于食糜的充分消化和吸收。也有人认为,在正常情况下,逆蠕动很少发生。

(2)小肠运动的调节

1)内在神经丛的作用:小肠最主要的内在神经丛是位于纵行肌和环行肌之间的肌间神经丛。当机械和化学刺激作用于肠壁感受器时,通过局部反射可引起平滑肌的收缩和舒张,产生蠕动。切断小肠的外来神经,小肠的蠕动仍可进行。

2)外来神经的作用:支配小肠的外来神经有副交感神经和交感神经两种。一般来说,副交感神经的兴奋能加强运动,而交感神经的兴奋则产生抑制作用。这种效果还依肠肌当时的状态而定,如肠肌的紧张性高,则无论副交感或交感神经兴奋都使之抑制;相反,如紧张性低,则这两种神经的兴奋都有增强其活动的作用。

3)体液因素的作用:很多化学物质都可影响小肠的运动,特别是胃肠道本身形成的某些化学物质。其中具有一定生理意义的约有以下数种:

A. 5-羟色胺:存在于肠黏膜嗜铬细胞中,是很强的平滑肌刺激物。给人静脉注入 0.5 mg 5-羟色胺,可使整个肠蠕动明显加强。5-

羟色胺还有血管收缩作用。

　　B. P物质:是由小肠肌壁中提取出来的一个多肽,它能使离体肠段产生缓慢而强烈的收缩;静脉注射后,可使小肠蠕动增加。此物质也广泛存在于脑组织中。

　　胃泌素和胆囊收缩素也有刺激小肠运动的作用,而促胰液素、胰高血糖素和肾上腺素则有抑制小肠运动的作用。

　　(3) 回盲括约肌的功能:回肠末端与盲肠交界处的环行肌明显加厚,起着括约肌的作用,称回盲括约肌。在平时,回盲括约肌保持轻度收缩状态,能阻止回肠内容物向盲肠排放。进食时,食物进入胃内,引起胃-回肠反射而使回肠蠕动。当蠕动波到达回肠末端,括约肌松弛,大约有4 ml食糜被驱入结肠。回盲括约肌的主要功能是防止回肠内容物过快地进入大肠,延长食糜在回肠内的停留时间,有利于小肠内食糜的完全消化和吸收。另外,由于回盲括约肌具有活瓣样作用,可以阻止大肠内容物向回肠倒流。

(十) 大肠内消化

　　大肠接受经过小肠泌别清浊所剩下的食物残渣,再吸收其中多余的水液,形成粪便经肛门排出体外。这种接上传下并将糟粕化为粪便的大肠功能,在《素问·灵兰秘典论》描述为"大肠者,传导之官,变化出焉"。在人类的大肠内,没有重要的消化活动,其主要的机能是吸收水分和暂时贮存消化后的残余物质。

　　1. 大肠液的分泌　　大肠的黏膜表面由柱状上皮细胞覆盖,其中含有许多隐窝,隐窝和上皮内都有高度密集的含黏液的杯状细胞,因此,大肠的分泌富有黏液。结肠分泌碳酸氢盐,所以大肠液为碱性(pH 8.3～8.4)。大肠液中可能含有二肽酶和微量的淀粉酶,但它们对物质的分解作用不大。大肠液的主要作用在于其中的黏液蛋白,它能保护肠黏膜和润滑粪便。

　　大肠液的分泌主要是由食物残渣对肠壁的机械性刺激所引起。

刺激副交感神经可使分泌增加,而刺激交感神经则可使正在进行着的分泌减低。尚未发现结肠的分泌受激素的调节。

2. 大肠内细菌的活动 大肠内的 pH 对一般细菌的繁殖极为适宜,来自口腔的细菌能在大肠内大量繁殖。据估计,粪便中死的、活的细菌约占粪便固体总量的 $20\%\sim30\%$。细菌中的酶对食物残渣有发酵和腐败作用。糖的发酵产物有二氧化碳、乳酸、沼气等,脂肪发酵的产物有脂肪酸、甘油、胆碱等;蛋白质的腐败产物除胨、氨基酸外,还有硫化氢、氨和吲哚等。其中有些物质被吸收后对机体是有害的。

另外,大肠内的细菌可利用肠内的一些简单物质合成维生素 K 和维生素 B 复合物。它们可由肠壁吸收,而被机体利用。

3. 大肠的运动和排便 大肠的运动形式与小肠相似,只是运动少而缓慢,对刺激的反应也较迟缓,这些都有利于粪便暂时贮存。在结肠前段偶尔有逆蠕动,它可延长大肠内容物的停留时间,有利于水分的充分吸收。大肠还有一种进行很快、推进很远的蠕动,称为集团运动。它可能是胃内食糜进入十二指肠,由十二指肠-结肠反射所引起。

在大肠内,食物残渣中的部分水被吸收,剩余物质经过细菌的发酵和腐败作用后,形成粪便。粪便中除食物残渣外,还有脱落的肠上皮细胞、大量细菌、代谢产物以及排至肠腔中的某些重金属,如钙、镁、汞等并随粪便排出。

排便是一种反射活动。当粪便进入直肠时,刺激肠壁感受器,冲动由盆神经和腹下神经传至脊髓腰骶段的初级排便中枢,同时上传到大脑皮质,产生便意和排便反射。传出冲动沿盆神经传出,使降结肠、乙状结肠和直肠收缩,肛门内括约肌舒张;同时,阴部神经的冲动减少,肛门外括约肌舒张,使粪便排出体外。与此同时,腹壁肌肉和膈肌也发生收缩,增加腹内压,促进粪便排出。

排便动作的大脑皮质性影响是显而易见的,意识可以加强或抑制排便。

二、吸收生理概述

水谷食物经胃肠消化化为精微物质,吸收后"灌溉四旁",布散至全身,供生命活动的需要。消化管内的吸收,是指各种营养物质的消化产物、水分和无机盐等物质,通过肠黏膜上皮细胞进入血液和淋巴液的过程。具有很大的生理意义。

(一) 吸收的部位

消化道的不同部位,对物质吸收的功能各不相同。在口腔和食管内,物质不被吸收。在胃内,只能吸收乙醇和少量水分。在小肠内,被吸收的物质种类最多,量也最大。在大肠内,主要吸收水分和盐类。各部位吸收功能的不同,主要决定于各部分消化管的组织结构特征、各种食物被消化的程度以及停留时间长短等因素。

小肠是营养物质被吸收的最理想的部位。这主要是由于小肠具有极其有利于吸收的条件:①小肠有巨大的吸收面积,已知人的小肠长 3～4 m,黏膜有很多环状皱褶与大量的绒毛。每一条绒毛的表面被覆一层柱状上皮细胞,用电子显微镜观察,每个柱状上皮细胞的顶端有 1 000～3 000 根微绒毛。由于环形皱褶、绒毛和微绒毛的存在,使小肠的吸收面积增加约 600 倍以上,其表面积约达 200 m^2,因而对吸收很有利。②食物在小肠内已被消化到适于吸收的小分子物质。③食物在小肠内停留的时间很长(3～8 小时)。由于小肠具有这些有利于吸收的条件,因此,小肠成为吸收的主要部位。

小肠绒毛内有平滑肌纤维、神经丛、毛细血管和毛细淋巴管等组织。平滑肌纤维收缩使绒毛缩短,当绒毛缩短时使中央乳糜管的淋巴液排空;绒毛伸长时则使毛细淋巴管内产生负压以利于吸入,故绒毛的活动具有唧筒的作用。绒毛的伸缩运动每分钟约有 6 次。其运动受神经和体液的调节。

（二）吸收的机制

关于营养物质吸收的机理，目前尚未完全了解。但大致可分为被动转运和主动转运两种过程。被动转运过程，如渗透、扩散、滤过和易化扩散等，虽然在营养物的吸收中起一定的作用，但主要是依靠上皮细胞的主动转运过程。主动转运的实现借助于细胞膜存在的一种具有"泵"样作用的转运蛋白质，亦称载体蛋白质。它们有高度的特异性，在耗能的情况下，能逆着电化学梯度，转运某些特定的物质。转运离子的又称离子泵，如钠泵，它的活动不仅对钠本身的主动转运而且对其他一些物质如糖和氨基酸的主动转运都是很重要的。

（三）各种主要营养物质的吸收

各种物质在小肠的吸收部位不完全相同。糖、脂肪和蛋白质的消化产物，其大部分在十二指肠和空肠吸收，到达回肠时，已基本吸收完毕。故后一部分小肠是吸收机能的贮备，但回肠具有独特的机能，可主动地吸收胆盐和维生素 B_{12}。

水分和电解质的吸收，在小肠的上部和下部也不相同，在十二指肠和空肠上部，水分和电解质由血液进入肠腔的量和由肠腔进入血液的量均很大，交流速度也快，故肠腔内液体的量减少得不多。相反，在回肠，离开肠腔的液体量比进入的多，所以，使肠内容大为减少。

1. 水分的吸收　水分的吸收主要在小肠。大肠也吸收相当量，主要是继续吸收通过小肠后所余的水分。

水分的吸收有滤过和渗透两种。对滤过来说，须靠小肠腔内流体静压的增高，这只有在小肠收缩时才有可能实现，但小肠收缩所能提供的最大压力并不是很大。而且，即使是大的压力也并不能引起液体向小肠上皮细胞内大量的移动。因此，靠滤过这一因素来解释如此大量的水分的吸收是远远不够的。

水的吸收主要依靠渗透的方式。随着小肠内各种营养物质的吸收,食糜的渗透压逐渐降低,水也随之被吸收。因此,在小肠内,不仅无机盐和各营养物质几乎完全被吸收,而且约有95%的水也被吸收。水的吸收过程中,钠泵是起很重要的作用的,由于钠泵对 Na^+ 的主动转运,使肠上皮细胞内的渗透压增高,因而促进水的吸收。

2. 无机盐的吸收　一般说,单碱性盐类如钠、钾、铵盐吸收很快,而多碱性盐类则吸收很慢。凡能与钙结合而形成沉淀的盐,如硫酸盐、磷酸盐、草酸盐等,则不能吸收。

(1)钠的吸收:上皮细胞内存在着钠泵,这就使钠可以逆着电化学梯度转运。每日进入肠上皮细胞的钠的总量远远大于摄入的钠量,因为,还有大量的钠由细胞返回肠腔而被重吸收。

(2)铁的吸收:人每日吸收的铁约为 1 mg,仅及每日膳食中含铁量的1/10。铁的吸收与机体对铁的需要有关,当服用相同剂量的铁后,缺铁的患者可比正常人的铁吸收量大 1~4 倍。食物中的铁绝大部分是三价的高铁形式,但有机铁和高铁都不易被吸收,故须还原为亚铁后,方被吸收。如果服用的铁是亚铁形式,则其吸收速度比相同量的高铁形式要快 2~5 倍,维生素 C 能将高铁还原为亚铁而促进其吸收。铁在酸性环境中易溶解而易于被吸收,故胃液中的盐酸有促进铁吸收的作用。

铁的吸收地点主要在小肠上段,特别是在十二指肠吸收最快。肠黏膜吸收铁的能力决定于黏膜细胞内的含铁量。由肠腔吸收入黏膜细胞内的无机铁,可暂时贮存在细胞内,慢慢地转移至血浆中,当细胞刚刚吸收铁而尚未能转移至血浆中时,则暂时失去其由肠腔再吸收铁的能力。这样,存积于黏膜细胞内的铁量,就成为再吸收铁的抑制因素。

被吸收的亚铁在肠黏膜细胞内氧化变为三价铁,并和细胞内存在的去铁铁蛋白结合而形成铁蛋白。看来,去铁铁蛋白和铁蛋白的功用似乎不是转移铁至血循环中的工具,而是把铁捕捉在细胞内,暂时把它贮存起来,慢慢地向血液中释放。一小部分被吸收入黏膜细胞而尚未与去铁铁蛋白结合的亚铁,则以主动吸收的方式转移至血浆中。

铁由黏膜细胞向血浆转送的速度受机体对铁的需要所调节。而且,铁的转送过程也似乎为主动性转送,需消耗代谢能量。但其详细调节机制尚不清楚。

(3) 钙的吸收:钙的吸收也是通过主动性转送进行的,需要利用有氧代谢所产生的高能磷酸键。钙的吸收还需要维生素 D。

钙盐只有在水溶液状态(如氯化钙、葡萄糖酸钙溶液)而且在不被肠腔中任何其他物质沉淀的情况下,才能被吸收。肠内容物的酸度对于钙的吸收具有重大的影响。在 pH 约为 3 时,钙呈离子化状态,吸收最好,如肠内容物中磷酸盐过多,就会形成不溶解的磷酸钙,而使钙不能被吸收。此外,脂肪食物对于促进钙的吸收,也有重要意义。脂肪于分解后所释放出的脂肪酸,可与钙结合形成钙肥皂,后者可和胆汁酸结合形成水溶性复合物而被吸收。

(4) 负离子的吸收:在小肠内吸收的主要负离子是 Cl^- 和 HCO_3^-,由钠泵所产生的电位可促使负离子向细胞内移动。但也有人认为,负离子也可独立地移动。

3. 糖的吸收　食物中的糖类被消化为单糖后,在小肠上部被吸收。单糖的吸收速度各不相同。在各种单糖中,己糖的吸收很快,戊糖(如木糖)吸收很慢。在己糖中,以半乳糖和葡萄糖的吸收最快,果糖次之,甘露糖最慢。由此可见,单糖的吸收不是简单的扩散,而是消耗能量的主动吸收过程。在肠黏膜上皮细胞的纹状缘存在特异性的载体蛋白,有选择性地把各种单糖从纹状缘的肠腔面运入细胞内,再扩散入血液。因载体蛋白对各种单糖的结合能力不同,故各种单糖的吸收速率也不相同。

单糖的主动转运,需要 Na^+ 的存在。推测载体蛋白与 Na^+ 和葡萄糖(G)结合后,形成 Na^+ 一载体蛋白一G 三联体,同时转运入细胞内,葡萄糖可经上皮细胞扩散入血液,而 Na^+ 则由钠泵驱出细胞。可见,单糖转运所需的能量,实际上是由 Na^+ 转运系统提供的。在特殊情况下,双糖也可吸收一部分。

一些内分泌物质能影响葡萄糖的吸收。肾上腺以一种较直接的方式来控制糖的主动性转运系统。切除肾上腺可减低葡萄糖的吸收,而注射肾上腺皮质激素,则能使切除肾上腺的动物吸收葡萄糖恢复正常。甲状腺功能亢进或不足时,可表现对糖的吸收率相应地增加或减少。

4. 蛋白质的吸收　蛋白质食物在小肠内分解为氨基酸而被吸收。在正常时,蛋白质产物几乎不在胃中吸收,或吸收得极少。真正吸收蛋白质产物的部位是小肠,尤其是小肠上部。当食糜到达小肠末端时,一切氨基酸一般都已被吸收。

(1) 氨基酸的转运:氨基酸的吸收机制和单糖相似,同样也是主动性的。小肠吸收中性氨基酸比吸收酸性或碱性氨基酸的能力强。一般说,左旋的比右旋的氨基酸的转送速度快。

目前已确定,小肠内存在四种转运载体,各转运特定的氨基酸,即:①中性氨基酸载体,它对中性氨基酸如蛋氨酸和亮氨酸有高度亲和力,其转运速度最快。②碱性氨基酸载体,转运赖氨酸和精氨酸等,转运速度较慢。③酸性氨基酸载体,转运天冬氨酸和谷氨酸。④亚氨基酸与甘氨酸载体,转运脯氨酸、羟脯氨酸及甘氨酸,转运速度很慢。

转运氨基酸也需要同时有钠的主动吸收提供能量,当钠的主动性转运被阻断后,氨基酸的转送便不能进行。

(2) 未消化及部分消化的蛋白质的吸收:根据过敏性方面的研究,多数人是可以吸收极微量的未消化完全的蛋白质。未经消化的天然蛋白质进入血液后,对肾脏具有毒性,而蛋白质的不完全分解产物,如蛋白胨,进入血液后,也可引起中毒现象。因此,在正常机体内,虽然不能排除天然蛋白质以及其不完全分解产物被直接吸收入血的可能性,但这种吸收的量,不可能是多的,而且根本起不到营养的作用。

5. 脂肪的吸收　在正常机体内,摄入的脂肪至少有95%是被吸收的。

（1）脂肪吸收的形式：脂肪在消化后主要形成甘油、游离脂肪酸和甘油一酯。此外，尚有少量的甘油二酯和未消化的甘油三酯，胆盐在这里具有重要作用，它虽不能使脂肪溶解，但可与脂肪的水解产物形成水溶性复合物。许多复合物聚合形成脂肪微粒（micelles）。它含有三种主要成分：胆盐、甘油一酯（多数是 α 甘油一酯）和脂肪酸。

脂肪微粒是脂肪在小肠中的吸收形式，靠胞饮作用而被吸收。但也有人认为，在吸收时脂肪微粒中的各主要成分还会分离开来，分别进入小肠上皮。甘油一酯和脂肪酸主要在十二指肠和空肠靠扩散作用而被吸收。但胆盐则因其不能透过细胞膜，故须靠主动性转运机制在回肠末段被吸收，而在空肠实际上不吸收。

（2）脂肪吸收后在上皮细胞内的变化：在上皮细胞内重新合成为中性脂肪，并在外面包了一层由卵磷脂和蛋白质形成的膜而成为乳糜微粒（chylomicron）。

（3）脂肪吸收的途径：脂肪的吸收可取淋巴和血液两条途径。短、中链的脂肪酸和甘油可以溶于水中，在吸收后扩散入毛细血管，经门静脉运输，而乳糜微粒（中性脂肪）以及多数长链脂肪酸则取淋巴途径而间接地进入血液。由于膳食中的动、植物油中含有 15 个以上碳原子的长链脂肪酸很多，所以，脂肪的吸收途径以淋巴为主。

6. 胆固醇和磷脂的吸收

（1）胆固醇的吸收：胆汁中的胆盐对胆固醇的吸收是必要的，若无胆汁则胆固醇根本不能吸收。胰液对胆固醇的吸收也有重要作用。胆固醇的吸收靠简单的扩散，脂肪酸有刺激其吸收的作用。胆固醇进入上皮细胞后，即转入肠淋巴管内运输。

（2）磷脂的吸收：大部分磷脂在肠腔中完全水解成脂肪酸、甘油、磷酸盐及其他化合物而被吸收，小部分可不经水解而被完整地吸收入上皮细胞，它们可能形成乳糜微粒被转运入肠淋巴管中。

7. 维生素的吸收

（1）水溶性维生素的吸收：一般说，它们以简单的扩散方式被吸收,特别是分子量小的那些,容易吸收。维生素 B_{12} 的吸收,要与内因子结合成一个大分子的物质才能被吸收。生理剂量的维生素 B_{12},只有在回肠才能被吸收。

(2)脂溶性维生素的吸收:这一族包括维生素 A、维生素 D、维生素 E 和维生素 K。由于它们溶于类脂物,它们的吸收机制也许与类脂物相似,可能是简单的扩散。对于吸收维生素 K、维生素 D 和胡萝卜素来说,胆盐是必需的。说明这些脂溶性化合物在吸收之前都必须先乳化。

三、肝脏生理

中医学的"肝",其主要的生理功能是"肝藏血"和"肝主疏泄",其余的一些功能如"肝主筋","其华在爪";"肝开窍于目","肝受血而能视"等,都是这两个主要生理功能的延伸。

"肝"的疏泄功能对"脾胃"的运化功能有促进作用。"肝"的疏泄功能正常是"脾胃"正常升降运动的一个重要条件。"肝"的疏泄功能异常,不仅能影响"脾"的升清作用,而且能影响"胃"的降浊作用。中医学称前者为"肝气犯脾",称后者为"肝气犯胃"。此外,"肝"的疏泄功能有助于"脾胃"的运化功能,还体现在"肝之余气"积聚而成的胆汁的分泌与排泄功能方面。"食气入胃,全赖肝木之气以疏泄之,而水谷乃化;设肝之清阳不升,则不能疏泄水谷……"(《血证论》)。中医学的"肝"在"主疏泄"及"藏血"这两个功能方面,与现代医学的肝脏生理功能有某些相似之处。

肝脏是人体内最大的、功能很多的腺体器官,它参与体内消化、代谢、排泄、解毒和免疫等过程,其中以代谢机能最为重要;肝脏内糖、脂类和蛋白质等的中间代谢更是活跃,成为体内代谢过程相互联系的重要场所。此外,它还参与激素、维生素和胆色素的代谢。当肝脏功能严重损害时,对机体多种生理功能都有影响,甚至危及生命。这说明肝脏是维持生命活动的一个必不可少的重要器官。

（一）肝脏的血液循环特点

肝脏的多种功能与它的血液循环的特点相关。肝脏的血液供应十分丰富，其血液有门静脉和肝动脉的双重供应，两种血液在窦状隙混合。肝脏的血液供应约占心输出量的 1/4。每分钟由门静脉进入肝脏的血流量为 1 000～1 200 ml，占进入肝的总血流量的 2/3 左右。门静脉收集自腹腔内脏来的血液，内含从胃肠道吸收的丰富的营养物质，它们进入肝脏后，在肝脏内加工、贮存或转运；门静脉血中的细菌及有害物质，在进入全身循环之前，首先在肝内清除或解毒。由肝动脉流到肝脏的血液每分钟约 800 ml，它含有丰富的氧，是可提供肝脏耗氧的半数来源。

经过肝脏的血液最后由肝静脉进入下腔静脉。在正常情况下，肝静脉进入腔静脉处的压力几乎为零，而门静脉进入肝脏时的压力为 7～12 mmHg。血液在肝内流动的阻力是很小的。

肝内静脉窦是由门静脉的终支扩大而形成的，它是肝小叶内血液流通的管道，正常时可以贮存一定量的血液，在机体失血时，可把较多的血液从静脉窦内排出至周围循环中，以补偿血量的丢失。肝脏这一贮藏血液和调节血量的生理功能极为重要。中医临床实践也观察到这种生理现象，《灵枢·本神》："肝藏血"；《素问·五脏生成》："人卧血归于肝"，王冰注解说："肝藏血，心行之，人动则血运于诸经，静则血归于肝脏"，同样来说明"肝"具有贮藏血液调节血量的生理功能。现代医学则更重视肝脏的结构与机能的统一。

（二）肝脏的主要功能

1. 肝脏分泌胆汁的作用　肝细胞能不断分泌胆汁。在非消化期，胆汁流入胆囊内暂时贮存；而在消化期，胆汁可沿胆总管直接进入十二指肠。

肝细胞每日可产生胆汁酸约 0.5 g，以补充它在粪便中的丢失。

人肝细胞合成胆汁酸是一个连续的被调节的过程。合成的量决定于胆汁酸在肠肝循环中返回肝脏的量。如绝大部分的分泌量又返回肝脏,则其合成量将减少;反之,如返回量减少,则合成量将增加。

胆汁在消化过程中的主要作用,是促进脂肪消化和吸收。如果没有胆汁,食进的脂肪将有40%从粪便中丢失,而且还伴有脂溶性维生素的吸收不良。

2. 肝脏在物质代谢中的作用　食物经消化、吸收后,通过门静脉系统进入肝脏。几乎所有营养物质的代谢,都需要肝脏的参与,代谢物再经血液循环,以供全身各器官组织的利用或排泄。

(1) 肝脏与糖代谢:单糖经小肠黏膜吸收后,由门静脉到达肝脏后,①可以氧化供能;②可以合成肝糖原贮存在肝脏内,一般成人肝内约贮藏100 g肝糖原,肝糖原在调节血糖浓度以维持稳态具有重要作用;③也可以转化为脂肪或葡萄糖醛酸。

肝脏在糖代谢中的作用虽是多方面的,但其最重要的作用是维持血糖浓度的稳态,保证全身(尤其是脑组织)糖的供应。肝脏对血糖的调节,主要依赖肝糖原的合成与分解,以及糖的异生作用。许多非糖物质如氨基酸、脂肪等,在肝脏内可转变为葡萄糖;葡萄糖在肝脏内也可转变为脂肪酸及某些氨基酸。

(2) 肝脏与蛋白质代谢:进入肝脏的氨基酸,仅有20%不经过任何化学反应进入体循环,而至各种组织;大部分(约80%)氨基酸在肝脏内进行蛋白质合成、脱氨、转氨等作用。

肝脏除能合成它本身的蛋白质之外,还合成血浆蛋白质,如白蛋白、纤维蛋白原和凝血酶原等。因而,肝脏合成蛋白质的作用,对维持机体蛋白质的代谢,以及血液凝固功能都有重要的意义。

此外,肝脏是体内合成尿素的唯一器官。在肝脏内,蛋白质或氨基酸分解以及肠道腐败作用所产生的氨,可转变成尿素,由尿排出,以解除氨毒。

(3) 肝脏与脂代谢:肝脏是脂肪运输的枢纽。消化吸收后的一部分脂肪先进入肝脏,以后再转变为体脂而贮存;饥饿时,贮存的体脂也先被运送到肝脏,然后再进行分解。

在肝脏内中性脂肪可水解为甘油和脂肪酸。甘油可通过糖代谢途径而被利用,脂肪酸可完全氧化为 H_2O 和 CO_2。肝脏还是体内合成磷脂和胆固醇的主要场所。胆固醇是合成类固醇激素的中间物质;同时,又可转变为胆酸盐排入肠道,或直接分泌入胆汁而排出体外。

(4)肝脏与维生素 A 代谢:在胆盐存在的条件下,脂溶性维生素 A 和胡萝卜素(维生素 A 的前身)在肠道内被吸收,前者贮存在肝脏内,后者在肝脏内转化成维生素而被贮存。维生素 A 在酶的作用下,氧化成视黄醛。视黄醛是视杆细胞的感光色素——视紫红质(rhodopsin)的组成部分。长期摄入维生素 A 不足,或肝脏将胡萝卜素转变成维生素 A 的功能欠佳,将影响人在暗处时的视力,引起所谓夜盲症,中医称之为雀目。

中医学认为"肝"与目的关系非常密切,"肝"的功能是否正常,往往可以从目上反映出来。故说"肝开窍于目"。《素问·五脏生成》:"肝受血而能视",《灵枢·脉度》亦说:"肝气通于目,肝和则目能辨五色矣",如"肝"之阴血不足,则两目干涩,视物不清或夜盲,食肝能治愈。中西医学在这个方面可能是相容的。

3. 肝脏的解毒作用　肝脏是体内主要的解毒器官,对人体极为重要。无论是外来的或体内产生的毒物都要经过肝脏处理,使毒物转变为无毒的、或毒性较小的、或溶解度大的物质,随胆汁或尿液排出体外。

肝脏的解毒方式主要有以下几种:①化学作用,如氧化解毒、还原解毒、结合解毒以及脱氨等。如毒物与葡萄糖醛酸、硫酸、氨基酸结合后,可变成无害物质。氨基酸所脱的氨,以及肠道内细菌腐败作用所产生的氨,在肝脏内合成尿素,由尿排出体外。②分泌作用,如重金属(Hg)与由肠道来的细菌,可经胆汁分泌排出。③蓄积作用,如吗啡和士的宁可蓄积于肝脏,然后逐渐小量释放,以减轻中毒程度。④吞噬作用,肝血窦的内皮层内有大量的肝巨噬细胞,能吞噬血中的异物、细菌、染料及其他颗粒物质。据估计,门静脉血中的细菌有 99% 在流经肝血窦时被吞噬。

4. 肝脏在激素代谢中的作用　激素在体内不断地被破坏而失去活性的过程,称激素的灭活。激素灭活后的产物大部分由尿液中排出。在人体内,激素的灭活主要是在肝脏中进行的。如类固醇激素可在肝内由还原方式而失去活性;性激素、醛固酮和抗利尿激素等,可由结合方式而灭活。当肝脏功能障碍时,激素的灭活降低,则有些激素在体内堆积而引起某些生理功能紊乱。

(三) 肝脏的贮备功能及肝脏的再生

肝脏有巨大的机能贮备能力。动物实验证明,当肝脏被切除 70%～80% 后,并不显示出明显的生理紊乱。而且,残余的肝脏可在 3 周(大鼠)至 8 周(狗)内生长至原有大小,此时则停止不再生长。肝脏的这种功能,称为再生功能。再生的机制目前尚不清楚。

中医学认为胃癌发病因素多与人的精神因素如忧思郁结以及饮食不当有关,人体脏腑功能失调极易引起阴阳不和,脾虚不运,胃失和降,脏腑内虚,毒邪痰湿,凝滞于中焦,运化失司,气滞血瘀,瘀毒内阻,积而形成肿瘤。胃癌与中医的噎膈反胃、胃脘痛、积聚、伏梁等病的症状相似。

第一节　慢性胃炎中西医病因与病理分类

一、概述

慢性胃炎是一种常见病,其发病率在各种胃病中居首位,约占门诊接受胃镜检查病人的 $80\%\sim90\%$,男性多于女性。年龄越大,发病率越高。特别是 40 岁以上的患者更为多见。

慢性胃炎的病理变化,基本局限于黏膜层,严格地说应称之为"慢性胃黏膜炎"。按病因可分为原发性与继发性两种。原发性慢性胃炎又分为慢性浅表性胃炎、慢性萎缩性胃炎和肥厚性胃炎三型;继发性胃炎指继发于胃溃疡、胃癌及手术后胃炎。慢性胃炎的临床诊断基本上应该以胃黏膜病理学诊断为依据。通常临床上所说的慢性胃炎实际上指的是慢性浅表性胃炎和慢性萎缩性胃炎,至于肥厚性胃炎,由于其在临床上经多年实践和研究均未得到活组织检查证实,故不常用。

慢性胃炎缺乏特异性症状,且症状的轻重与胃镜所见的病变程度往往不一致。大多数病人常常毫无症状，若有症状发生，多数表现为消化不良的症状，如饭后饱胀、嗳气等，或伴有食欲减退、恶心、上腹部不适或疼痛。一般认为，慢性胃炎属于祖国医学的"胃脘痛"、"腹胀"、"嘈杂"、"心下痞满"等范畴。

慢性胃炎至今无特殊治疗方法，通常以预防其发生和发生后的对症处理为治疗原则。

二、流行病学

慢性胃炎是常见病多发病，男性多于女性。慢性胃炎在我国东南西北中五大地区都有很高的发病率，无明显的地域差异，也无明显的城乡差异，而与饮食习惯和饮食卫生的关系甚为密切。慢性胃炎的发作期往往与季节的更替有关。由于幽门螺杆菌（helicbacter pylon，HP）感染与慢性胃炎的相关性研究的逐步深入，慢性胃炎的流行病学研究基于 HP 感染的流行病学也有所进展，但众说纷纭，尚无定论。

三、病因病机

慢性胃炎的病因至今仍不很清楚。目前普遍认为慢性胃炎是由各种致病因素相互关联共同作用于易感体质者所造成的。胃是直接与外界环境相交通的脏器，各种饮食物、药物、微生物、毒素以及胆汁反流，均可引起本病。病因持续存在或疾病反复发生即可形成慢性病变，病变由轻到重，由浅表到萎缩呈进行性发展。有些人的浅表性胃炎于数年后可变成萎缩性胃炎；青年人多为浅表性胃炎，老年人多为萎缩性胃炎；浅表性胃炎与萎缩性胃炎又常同时存在于同一个病人。

（一）西医病因学

1. 遗传因素　根据 Varis 调查，慢性萎缩性胃炎病人的第一代亲属间，其发病率明显增高，且恶性贫血的遗传倾向也很明显。有亲戚关系的发病率比对照组大 20 倍。人体的遗传性易感倾向是慢性胃炎发病的重要的体质条件,这是由于一种常染色体显性遗传基因所起的作用。

2. 食物刺激 反复进食强烈的刺激性食品如:烈酒、浓茶、咖啡、泡菜、过烫或过冷等饮食能够损伤胃黏膜,久而久之引起慢性胃炎。

3. 吸烟 Eward 发现每天吸烟 20 支以上的人 40% 可发生胃黏膜炎症。Oddson 等的胃黏膜活组织检查亦显示这一联系。吸烟可提高慢性胃炎的发病率。

4. 饮酒 Besumont 通过胃瘘病人最早观察到乙醇可使胃黏膜产生片状潮红,以后又通过胃镜观察也证实了这一点,停止饮酒后即恢复。Wood 用盲目活检法观察慢性嗜酒者 51 例均有浅表性胃炎,但停止饮酒即恢复,若长期持续不停,可发展为慢性萎缩性胃炎。Wolf 通过 1 006 例的调查未发现饮酒与胃炎有密切关系,有炎症的病例多半年龄较大,所以除了乙醇的因素之外,认为年龄也是一个重要因素。动物实验发现高浓度乙醇可形成急性胃损伤但不能形成慢性胃炎,低浓度的乙醇可提高胃黏膜的前列腺素水平,对胃黏膜不但无害反而有保护作用,从而对胃黏膜有保护作用。

5. 药物 非甾体抗炎药类(NSAIDs)如阿司匹林和保泰松可引起胃黏膜糜烂,糜烂愈合后可遗留慢性胃炎。有一些抗生素对胃黏膜亦有一定损害,但目前尚无证据说明长期服用可引起萎缩性胃炎。

6. 缺铁性贫血 缺铁性贫血与萎缩性胃炎关系密切,Badanoch 报道缺铁性贫血 50 例,正常胃黏膜、浅表性胃炎及萎缩性胃炎各占 14%、46% 及 40%。有些学者认为胃炎是原发病,这类胃炎胃酸低,致使铁不能吸收,或因胃炎出血以致形成贫血;另一种意见是先有贫血,身体内铁缺乏使胃黏膜更新率受影响而发生炎症,或因缺铁影响含铁酶系统,致使胃黏膜代谢紊乱而炎变,经铁剂治疗后可以恢复。

7. 金属接触 铅作业工作者胃黏膜活组织检查其萎缩性胃炎发病率较高,Polmer 称之为排泄性胃炎(excretion gastritis)。此外,其他很多重金属如汞、碲、铜及锌等对胃黏膜都有一定的损伤作用。

8. 温度 过冷过热的食物或饮料或以治疗为目的的冰水洗胃,均可引起胃黏膜损伤。Hirai 用 46 ℃ 的食物长期喂养动物引起胃炎。

Roshitoshi 给犬胃内注 50～58 ℃的水 300 ml,半年至少 72 次,引起犬胃黏膜炎症。Perry 等用冰冻或热水灌喂动物,引起胃黏膜急性炎症,甚至造成死亡,其存活者中有 1 例长期无胃酸。Ewards 等发现喝热茶与胃炎有密切关系。

9. 放射 放射治疗溃疡病或其他肿瘤,引起胃黏膜损伤甚至萎缩。

10. 胃内潴留 任何原因引起的长期胃内潴留均可引起胃炎,通常为胃窦部浅表性炎症,也可波及全胃。

11. 十二指肠液反流 动物及临床研究已证明胆汁反流可损害胃黏膜屏障,引起炎症、黏膜萎缩、肠化,并刺激胃泌素释放抑制幽门括约肌,使胆汁反流形成恶性循环。胃黏膜屏障功能减退,使大量 H^+ 返弥散,胃腔内 pH 上升,使某些致癌物质增多,如亚硝酸类化合物、病毒、真菌等。用0.01％的鹅去氧胆酸每日 25 mg 饲养小白鼠,即可造成慢性萎缩性胃炎;或用犬作成胆囊胃瘘也可以造成同样的结果;胃大部切除胃肠吻合术后胆汁反流入胃,胃炎发生率也增高。Lawson 曾证实,十二指肠液的反流,特别是混有胰液时可形成溶血卵磷脂对胃黏膜屏障的破坏,形成反流性胃炎。

12. 免疫因素

(1) 体液免疫:内因子抗体(intrinsic factor antibody,IFA)分为两型:Ⅰ型 IFA 又称阻断抗体,能防止维生素 B_{12} 与内因子结合,以致维生素 B_{12} 不能被吸收;Ⅱ型 IFA 又称结合抗体,能与内因子维生素 B_{12} 复合物结合,阻碍维生素 B_{12} 的吸收。这两种抗体的存在与胃黏膜萎缩有关。胃泌素分泌细胞抗体(GCA)与 B 型萎缩性胃炎有关,PCA 在一般萎缩性胃炎中阳性率为 20％～60％。Strickland 认为 A 型萎缩性胃炎为自身免疫疾病,由于 PCA 与壁细胞发生自身免疫反应,引起壁细胞萎缩,HCl 分泌减少;B 型萎缩性胃炎不属自身免疫疾病,可能由于其他因素如胆汁反流、乙醇等因素引起胃窦炎。Nandlli 用 B 型萎缩性胃炎的胃黏膜作用于各种自身免疫抗体发现了 GCA。实验证明 GCA 为 G 细胞质的特殊自身免疫抗体,属 IgG 系,具有补体结合能力,说明 B 型中有一部分患者,其病变与 G 细胞自身免疫有关。

然而胃窦炎仅 10% 有 GCA,故须研究其他致病因素。

（2）细胞免疫：如淋巴细胞转化、巨噬细胞移动抑制、各种皮肤试验及肿瘤细胞杀伤试验等均证实慢性胃炎有细胞免疫存在。萎缩性胃炎胃上皮细胞内普遍可见淋巴细胞,有些病例观察到淋巴细胞有丝分裂或伪足,导致邻近壁细胞质膜溶解现象,说明在发病过程中细胞免疫现象与胃黏膜病变同时发生。

13. 幽门螺杆菌　1958 年 Marshall,1987 年 Morri 二人作为志愿者口服幽门螺杆菌（helicobacter pylori,HP）引起急性胃炎,经抗生素治疗痊愈。1987 年 Lambeyt 用剖腹术取出乳猪,后经口接种 10 个 HP,动物不但发生胃炎,而且在胃黏膜活组织及胃液中发现 HP。HP 基本符合 Koch 提出的关于确认病原菌的判断标准,其在慢性活动性胃炎中的检出率达 98%～100%。毫无疑义,HP 感染与慢性胃炎的形成有密切关系。但是,幽门螺杆菌在人群中的存在实在太广泛了,尤其中国人的饮食习惯是合食制,容易交叉感染,个体一生中可反复感染。幽门螺杆菌定植于消化道,如果要把消化道的炎症、溃疡病和癌肿的发生都归咎于幽门螺杆菌感染,结论似乎太偏颇。幽门螺杆菌是条件致病菌,只有当人类生存环境和生活条件恶化,以及人体自身免疫功能下降时,它才有致病性,且与幽门螺杆菌菌株也有关。很多疾病的产生是由综合因素所引起的。单因素引起的疾病以外伤为多。中国"天人合一"的哲学理念是正确的。"天人合一"同样是动态的,宇宙万物随着年代的推移而不断变化,生物（人与动物、植物、微生物、病毒等）适者生存,生物也就产生变性和变异;人体的内环境同样随着自然界的变化而变化,不断形成新的适应能力,才能生存和进化。中国传统健脾养生可以预防和阻断胃黏膜癌前病变发展为胃癌。

14. 其他细菌、病毒感染　鼻、口、咽喉等局部病灶的细菌或其病毒,吞入胃内长期对胃造成刺激。某些地区,萎缩性胃炎患者的胃液中,真菌检出率很高。其中染色曲霉菌高达 100%。慢性肝病患者常有慢性胃炎的症状和体征,在乙肝病人胃黏膜中有乙肝病毒的抗原抗体复合物;单纯疱疹病毒感染也与胃炎有关。

15. 急性转慢性　急性胃炎治疗不彻底导致慢性胃炎的反复发作。

（二）中医病因病机

慢性胃炎属中医学胃痞范畴，若兼见胃痛、嘈杂等症，可参照中医学相应病证辨证。

胃痞，又称痞满，是指上腹部近心窝处痞满、堵闷、食后加重，或兼有胀痛等病证。《黄帝内经》中称"否、满、否塞、否膈"。《素问·异法方宜论》说："脏寒生满病"；同书《五常政大论》说："备化之纪，……其病否"，"卑监之纪，……其病留痞塞"。汉代张仲景则称之为"心下痞"。隋·巢元方《诸病源候论·诸痞候》提出"八痞"、"诸痞"之名，说明引起痞的原因颇多，如营卫不和、阴阳隔绝和血气壅塞。唐宋时期，在临床治疗上积累了丰富的经验，《千金方·脾脏方》之槟榔散，《本事方》之枳壳散，《局方》之和胃丸，都是调理脾胃的消补兼施的方药。金元时代，李东垣所论脾胃病皆涉及"否、满"。如《兰室秘藏·中满腹胀论》谓："脾湿有余，腹满食不化"；"风寒有余之邪，自表传里，寒变为热，而作胃实腹满"；"亦有膏粱之人，胃湿热邪于内而生胀满者"；"或多食寒凉及脾胃久虚之人，胃中寒则生胀满，或脏寒生满病"。朱丹溪把痞满与胀作了区分，认为二者相类似但痞满轻，胀满重。在治疗上，他特别反对一见痞满便滥用利药攻下，不知中气一伤，脾失运化，痞满更甚。明·王肯堂所著《证治准绳·痞》进一步对痞与胀进行了鉴别，认为胀在腹中，其病有形；痞在心下，其病无形。张介宾《景岳全书·痞满》中说："痞者，痞塞不开之谓……。所以痞满一证，大有疑辩，则在虚实二字，凡有邪有滞而痞者，实痞也；无邪无滞而痞者，虚痞也。"清·李用粹《证治汇补·痞满》："本病的治疗，初宜舒郁化痰降火，久之固中气佐以他药；有痰治痰，有火清火，郁则兼化。"

中医对慢性胃炎的病因病机分成五类：

1. 饮食不节　由于过饮过饱，恣食生冷，或饮食不洁，损伤中阳，影响脾胃的纳、化、升、降，逐致心下痞满不舒。久治不愈，必成慢病。过饥则脾胃失养，有损胃黏膜屏障；过饱则虽纳而运化不善，胃窦不能及时排空，血中胃泌素上升，胃酸分泌增多，黏膜受侵；偏食辛辣香燥，耗伤胃阴，致胃黏膜分泌障碍；过食生冷则胃阳受损，胃功能失调；酗酒则损伤脾胃,破坏胃黏膜屏障,增加胃酸的返弥散,并可减少氧化磷酸化和黏膜细胞内的 ATHP 合成,进而影响细胞功能。此外,吸烟过多也可燥伤胃阴,损伤胃黏膜屏障,或引起胆汁反流而致病。

2. 七情失和　情志失和,气机乖乱。如多思则气结,暴怒则气上,悲忧则气郁,惊恐则气乱等。气机逆乱,升降不利而致痞满等症。恼怒伤肝则肝气郁滞;忧思伤脾则脾虚胃弱,肝木克土,而发生肝脾、肝胃不和之证候,自主神经功能紊乱,胃肠内分泌功能、胃肠运动功能和胃肠腺分泌功能的失调,肝气郁滞导致胆气上逆,胆汁反流损伤胃黏膜屏障,增加 H^+ 的逆向弥散,致使组织胺释放,最终产生胃黏膜炎变。

3. 误治失治　伤寒表邪,误治失治,由表及里,入于胸脘;或五脏疾病,失于调治,影响于胃;或滥服药物,伤中害胃,以致脾胃乃伤,和降失司。

4. 痰湿中阻　多有脾胃失健,不能运化水湿,酿生痰浊,壅塞中焦,使清阳不升,浊阴不降而为胀满。

5. 脾胃虚弱　平素脾胃不健;或年老体弱,中气久虚;或饥饱不匀,或食生冷硬物,或肥甘厚味不节,或病中过用寒凉克伐之剂,重耗脾胃之气;或病后胃气未复,皆能导致胃纳呆钝,脾胃失健,而为窒塞痞满。无论是原本体质素虚还是由其他脏腑疾病所引起的脾胃虚弱,都会导致胃黏膜屏障、胃运动功能和胃黏膜分泌功能的障碍。

综上所述,慢性胃炎虽病因凡多,但其病位皆在于心下,即胃与脾;其病机多由脾胃素虚,内外之邪乘虚袭之,使脾之清阳不升,胃之浊阴不降所致。病因方面,各种致病因素往往互相关联,如饮食不节,既损伤脾胃,脾胃不健又易为饮食所伤。肥甘厚味,酿湿生热,湿热内聚,既为痰浊之源,又最能阻滞气机的流通等等。病理有虚实之分。实痞以邪实为主,外感六淫,或因食、气、痰、湿等所致;虚痞以正虚为主,常有实痞转化而来,多为脾胃虚弱、阳衰阴伤而致。临床所见,虚实夹杂、寒热兼有。这是由于,一则本病涉及胃与脾,脾胃一阴一阳,喜恶相反,脾胃同病,易见本虚标实、寒热错杂;二则虚祛之地易于受邪,脾胃不健则易为饮食所伤,或为六淫所感,或为情志所累,故气滞、血瘀、热蕴、湿阻、痰凝等邪实常与脾胃气虚、胃阴不足等正虚兼挟。

（三）中西医结合脾胃病发病机制

见图 5-1。

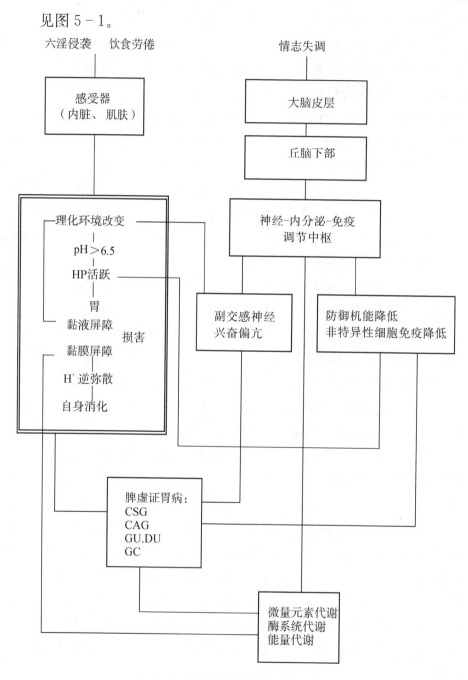

图 5-1　脾虚证胃病发病机制示意图

四、病理特点

（一）基本病变

慢性胃炎的病理变化主要局限于黏膜层,有一系列基本病变,由于这些病变的程度不同,又可分成浅表性胃炎和萎缩性胃炎。

1. 细胞浸润　正常胃黏膜固有层仅有极少量的单核细胞。淋巴细胞、浆细胞常见于慢性炎症。中性粒细胞常见于急性炎症或慢性炎症的活动期。嗜酸细胞比较少见。

2. 白细胞游走(leucopedesis)　在腺窝上皮或腺管上皮细胞间,可见 3～5 成团的白细胞向外移动,与周围细胞间境界清楚,最后排出到腺窝或胃腔。出现这种现象,说明炎症有活动性。

3. 管型　管型(cast)有三种:①中性粒细胞管型:在急性炎症时中性白细胞游走,排出到腺窝而形成;②腺细胞管型:由腺细胞变性排出到腺窝而形成;③黏液管型:由黏液分泌过多堆积于腺窝内而形成。

4. 核分裂象　正常黏膜约每 12 个腺窝可见一个核分裂象,多在颈部。炎症时核分裂象增多。

5. 囊性变　由于腺管的破坏、修复、萎缩及纤维化使腺窝颈部发生梗阻,引起腺管扩张成囊状。正常时偶见,在萎缩性胃炎则多见。

6. 出血性糜烂　黏膜血管扩张或破裂,出现小出血点或出血性糜烂斑块,甚至造成大量出血。

7. 腺萎缩　腺体变短,数目减少,主细胞和壁细胞减少甚至消失。

8. 腺窝增生　腺窝层迂曲,不整齐,常见于腺管萎缩之后。

9. 纤维化　在腺管萎缩时最常见。

10. 假幽门腺化生　胃腺体萎缩之后,常出现类似幽门腺的黏液腺。

11. 肠上皮化生　慢性胃炎特别是萎缩性胃炎常伴有肠上皮化

生,轻重不一,但典型者与肠绒毛相似;少数见于浅表性胃炎,也可见于正常黏膜。

12. 淋巴滤泡增生　正常黏膜基底部偶见淋巴滤泡,腺体萎缩后淋巴滤泡增生,明显者表面呈结节状。

(二)病变程度

慢性浅表性胃炎与慢性萎缩性胃炎是同一病理过程的不同阶段,仅程度不同而已。

1. 浅表性胃炎　其基本病变是上皮细胞变性,小凹上皮增生及固有膜炎症细胞浸润。病变较浅,仅局限于黏膜的上 1/3,即在腺窝层而不影响腺管部分,腺窝内有各种管型,偶尔可见囊性变;其有时也可累及全层。

固有膜的炎症细胞主要为淋巴细胞、浆细胞,有时也可有少数嗜酸性粒细胞,此为慢性炎症表现;如有较多的中性粒细胞浸润于表层上皮及小凹上皮细胞之间,提示炎症有活动性。

根据病变程度不同,慢性浅表性胃炎可分为三级:轻度——炎症细胞浸润较轻,范围限于黏膜浅表的 1/3,其他病变也不甚明显;中度——病变程度介于轻度和重度之间,炎症细胞浸润于黏膜浅层的 1/3～2/3;重度——炎症细胞浸润较重,范围达黏膜的 2/3 以上,甚至黏膜全层,上皮细胞明显变性,甚至坏死,胃小凹扩张变长变深,或伴有肠上皮化生。

2. 萎缩性胃炎　其基本病变是上皮细胞变性,固有膜炎性反应和固有腺体萎缩(数量减少,功能减低);常伴有肠上皮化生及不典型增生。固有膜的炎症细胞主要为淋巴细胞、浆细胞和嗜酸性粒细胞。浆细胞浸润主要在上层,淋巴细胞及滤泡主要在下层。多数浆细胞属于 IgG 类,在严重病例特别是合并恶性贫血者,可见带 IgG 的浆细胞。Russel 体也常见(由浆细胞发展成的嗜酸小体),其中含糖蛋白,说明浆细胞功能障碍。此外,黏膜深层常有较多的淋巴滤泡形成,上皮细胞间有较多的中性粒细胞浸润或其成堆地积聚于小凹中,形成小窝炎症,甚至形成脓肿,提示为急性活动性病变;如无或很少有上皮细胞的退行性病变,炎症细胞浸润较轻,而正常结构有紊乱或萎缩,提示病变已进入静止期。

胃黏膜固有腺体萎缩是确诊慢性萎缩性胃炎的必具的特征性病变。所谓腺体萎缩,是指黏膜内固有腺体,特别是颈部以下的腺体,其体部及底部发生下列病变之一者,即认为是萎缩:①腺体上皮细胞体积缩小,细胞数目减少;②萎缩腺体之间纤维组织增生,间质变宽,并有较多的炎症细胞浸润;③固有腺体减少而代之以化生腺体;④正常腺体不同程度消失,而代之以增生的管状小腺体,腺体内见不到主细胞、壁细胞和黏液细胞。

Whitehead 将萎缩性胃炎分为三度:①1~2 组腺管消失者为轻度;②全部消失或仅留 1~2 组腺管者为重度;③介乎两者之间者为中度。国内分级也分为三级:轻度——胃窦部浅层腺体呈局灶性萎缩、减少,而大小弯腺体正常;中度——胃窦部及小弯腺体均有萎缩、减少,且范围较广泛;重度——胃窦部大部分腺体萎缩消失或仅有残留,大小弯及体部腺体萎缩或黏膜显著变薄,原有腺体消失而代之以化生腺体。

有时腺体萎缩不明显,但细胞浸润波及黏膜全层,有人称此为间质性胃炎。腺管萎缩后空隙被单核细胞充填。用网织纤维染色常可见结缔组织塌陷,用这种方法容易确定腺体萎缩。腺体消失部分被假幽门腺所代替。

萎缩的变化可以很广泛,可以表现为全胃萎缩,即胃萎缩,也可限于局部,称局灶性萎缩。

正常胃窦黏膜可见较多的单核细胞,故判定有无炎症细胞浸润就比较困难。Benedict 认为炎症细胞浸润须超过黏膜的 2/3 始有意义。确定胃窦部萎缩性胃炎更是困难,因为正常幽门腺腺窝占整个黏膜层的 1/2,腺短而稀疏,故诊断胃窦部萎缩性胃炎时应有 1/3 的腺体消失方有把握。

（三）病变活动性

"活动"一词是指中性白细胞浸入黏膜固有层、胃小凹上皮及表面上皮，严重浸润可形成隐窝脓肿、上皮变性、黏液形成减少。活动性可依中性粒细胞浸润的程度进行分级，轻度是指浸润累及 1/3 胃小凹和表面上皮，累及 1/3～2/3 之间为中度，超过 2/3 以上则称为重度。"非活动"一词是指无或很少有中性粒细胞浸润。

（四）细菌的有无

用 Warthin-Starry 法染色，慢性胃炎常有 HP 感染的存在。

（五）慢性胃炎的主要伴随病变

1. 肠上皮化生　肠上皮化生在慢性浅表性胃炎中也可发生，在慢性萎缩性胃炎中更为多见。肠上皮细胞化生根据细胞的形态可分为吸收上皮细胞、杯状上皮细胞、潘氏细胞及假幽门腺化生；根据肠腺上皮化生发育是否成熟，可分为完全性（成熟型）或不完全性（不成熟型）化生；根据肠化腺体的生化反应，又可分为"大肠型化生"（用组化染色法，能显示出与大肠腺相似的硫酸黏液及氧化乙酰化唾液酸黏液）和"小肠型化生"（不含以上黏液，其反应和小肠黏液性质一致）。一般认为，肠腺化生的程度可分为三级：轻度——肠化腺体占切片中腺体的 1/3 以下；中度——肠化腺占切片中腺体的 1/3～2/3；重度——整个切片中腺体几乎全部为肠化生所代替。不完全性大肠型化生与胃癌病变之间的关系更为密切。

2. 不典型增生　既可发生于胃黏膜的固有腺上皮，也可发生于肠化的腺上皮。不典型增生有三个特征：细胞的异型性、异常分化和黏膜结构紊乱，在此基础上划分轻度、中度和重度。

（1）轻度不典型增生：①腺管结构呈轻度不规则，形状不规则，迂曲，排列紊乱和疏密不均。②或仅见于黏膜浅部，或仅见于黏膜深层。

后者主要是在隐窝型,前者主要见于再生型异型增生。③在胃型,其上皮呈高柱状,胞浆内或尚残存黏液分泌物,甚至保存着正常的状态。在肠型,杯状细胞则减少。④核变长形或杆状,体积稍增大,深染。⑤核排列较密集,位于细胞底侧。

(2) 中度不典型增生:①腺管结构不规则,形状及大小不整,腺管迂曲。②腺管分枝状,排列较致密。③常呈一定的病灶状并且与周围组织有较清楚的界限。深部常见囊状扩张的腺管,或为异型增生的腺管或为残存的原有胃管。腺瘤型不典型增生多属此级。④上皮细胞呈柱状,杯状细胞甚少或仅见痕迹,潘氏细胞也几乎不见。⑤核呈长圆或杆状,增大、浓染。⑥核密集,虽然基本上位于细胞基底侧,但排列稍显紊乱。

(3) 重度不典型增生:凡结构异型或细胞异型非常明显或判定良性或恶性困难者都属此类。①腺管结构明显紊乱,腺管的形状及大小不整,可见"背靠背"或共壁现象,也可见分枝或"生芽"现象。②如果是灶状,表面常呈锯齿状。③常常达黏膜全层,深部的囊状扩张腺管不一定残存。④上皮细胞呈高柱状(肠型)或立方形,不定型(胃型)。后者分泌功能消失,前者不见杯状细胞及潘氏细胞。⑤核比例增大,浓染或疏松状,核仁明显。⑥核呈杆状类圆形,排列参差不齐,可见核分裂象。中、重度不典型增生,是真正的癌前病变,现在病理学对此更名为"低级别上皮内瘤变和高级别上皮内瘤变"的两级分类法;而轻度不典型增生大多数尚属可逆性的。

二、分类

慢性胃炎的分类方法很多,简单介绍 Schindler、Wood、Whitehead、Strickland 和悉尼五种分类法。

(一) Schindler 分类

慢性胃炎分为原发与继发两类。原因不明者属原发性,并发于胃溃疡、胃癌及做过胃手术后的为继发性。原发性的又分为浅表、萎缩及肥厚三型。

（二）Wood 分类

利用盲目吸引法取胃黏膜活检，将慢性胃炎分为三型：浅表型、萎缩型和胃萎缩。

（三）Whitehead 分类

按病变部位、组织变化及病变急慢进行分类，比较全面。

（四）Strickland 分类

将慢性胃炎分为 A、B 两型。其依据是：壁细胞抗体（PCA）阳性，炎症主要在胃体部者为 A 型；PCA 阴性，炎症主要在胃窦部为 B 型。

（五）悉尼世界胃肠病学会分类

此分类法是由组织学和内镜两部分组成。组织学以病变部位为核心，确定 3 种基本诊断：急性胃炎、慢性胃炎和特殊类型胃炎。并对肠上皮化生、炎症、腺体萎缩及 HP 感染分别给予程度分级。内镜部分以肉眼所见的描述为主，并区分病变程度，确定 7 种内镜下胃炎的诊断：红斑渗出性胃炎、平坦糜烂性胃炎、隆起糜烂性胃炎、萎缩性胃炎、出血性胃炎、反流性胃炎和皱襞肥大性胃炎。

悉尼分类把病因、相关病原、组织学（包括 HP）及内镜均纳入诊断，使诊断更为全面完整。所定项目比较详细，要求具体，有利于胃炎的临床与病理研究的标准化。但仍待进一步解决的问题有：临床诊断和病理诊断常不完全一致；内镜描述要求过于详细具体，对临床工作者来说实在不易做到；慢性胃炎病因多种多样，临床医师综合临床及各项辅助检查也很难做到将病因作为组织学诊断的前缀。

六、临床表现

（一）症状

慢性胃炎最常见的症状是上腹疼痛、饱胀、嗳气和食欲缺乏，缺少特异性症状。与溃疡病相比，则空腹时比较舒适，饭后不适，这是由于受舒张功能障碍的缘故，因而进食虽不多已觉过饱。症状常因冷食、硬食、辛辣或其他刺激性食物而引起或加重。这些症状用抗酸剂及解痉剂不易缓解。

出血也是慢性胃炎的症状之一，尤其是在合并胃黏膜糜烂时更易发生；可以是反复小量出血，亦可为大出血。急诊胃镜检查提示，在上消化道出血的病因中，急慢性胃炎占 20％～40％。出血以黑便为多见，一般持续 3～4 天后自动止血，数月或数年后可再发。

（二）体征

多数病人有黄、白厚腻舌苔。单纯溃疡病人无苔或有薄白苔，这是两种胃病的不同点。上腹部可有压痛。少数病人表现消瘦、贫血，此外无特殊体征。

1. 慢性浅表性胃炎　症状以上腹痛多见，占 85％左右，多为隐痛。其次为上腹部饱胀不适、嗳气、食欲缺乏、泛酸及恶心等。

2. 慢性萎缩性胃炎　症状以上腹部胀满较多见，伴有或无疼痛；如有出血、贫血和消瘦等症状或体征时，说明病情较重。一般临床症状的严重性即轻重程度，与胃黏膜病理变化的严重程度无明显的密切关系，其原因有两种可能性：一是活组织检查未能取到病变部位；二是症状并非来源于胃，可能由于肝胆系统疾病引起。但是，症状的严重程度确与病变的活动性和胃运动功能、泌酸功能有关。

七、辅助检查

(一) 实验室检查

1. 胃酸　胃酸(hydrochloric acid)是由壁细胞分泌。五肽胃泌素或加大组织胺试验，正常人 BAO 为 3.28±1.89 mmol/h(不超过 5 mmol/h)；PAO 为 21.22±9.4 mmol/h(大于或小于此范围为高酸或低酸)，浅表性胃炎一般为正常，少数呈高酸，也可为低酸；低酸可能是由于 H^+ 反弥散进入炎性胃黏膜所致。萎缩性胃炎的泌酸功能常随胃黏膜腺体萎缩和肠化生程度加重而降低。Burhol 用加大组织胺法观察 47 例浅表性胃炎的最大胃分泌量平均为 17.4 mmol/h，46 例萎缩性胃炎平均为 5.6 mmol/h，正常对照 44 人平均为 19.8 mmol/h。

2. 胃蛋白酶原　胃蛋白酶原(pepsinogen)由主细胞分泌，在胃液、血液及尿中均可测得。胃蛋白酶水平高低基本与胃酸平行。但主细胞比壁细胞数量多，所以在病态时，胃酸分泌常常低于胃蛋白酶原的分泌。浅表性胃炎时常属正常水平(尿中为 575±471 U/24 h；胃液中为 40~60 U/ml)；而萎缩性胃炎常呈低水平分泌(尿中为 526±360 U/24 h)。血液中胃蛋白酶原Ⅰ(由胃底腺主细胞、颈黏液细胞分泌，电泳为 1~5 带)和胃蛋白酶原Ⅱ(由主细胞和十二指肠腺分泌，电泳为 6~7 带)，在浅表性胃炎呈正常或偏高；而在萎缩性胃炎则呈下降，尤其是伴肠化生明显者，其中胃蛋白酶原Ⅰ下降更明显，Ⅰ/Ⅱ之比值也明显下降。Joske 观察胃液和血液胃蛋白酶原水平与活组织病理变化结果常常一致，蛋白酶原低者活组织检查多数为萎缩性胃炎。

3. 内因子　内因子(intrinsic factor, IF)由壁细胞分泌。壁细胞减少 IF 分泌也减少，两者是严格平行的。正常分泌量平均为 7 700 U/h。检查 IF 对萎缩性胃炎、胃萎缩及恶性贫血的诊断有帮助，慢性萎缩性胃炎，尤以体部病变明显者则明显降低；病变严重而伴有恶性贫血者，内因子缺如或降至微量。

4. 内因子抗体　慢性萎缩性胃炎患者血中常存在有对抗此因子的物质,称为内因子抗体(intrinsic factor antibody,IFA)。抗体又分两型：Ⅰ型是阻断性抗体,能阻断维生素 B_{12} 与内因子结合,以致维生素 B_{12} 不能吸收,此型抗体在一般萎缩性胃炎患者的阳性率低,而伴有恶性贫血之萎缩性胃炎的阳性率可达 6％；Ⅱ型是结合性抗体,能与内因子-维生素 B_{12} 复合物结合,阻碍其吸收,在伴有恶性贫血之萎缩性胃炎中,阳性率为 30％。在我国伴恶性贫血的萎缩性胃炎罕见。

5. 胃泌素　胃泌素(gastrin)由胃窦 G 细胞分泌。空腹血清胃泌素正常值 30～120 pg/ml(多数人认为 100 pg/ml),浅表性胃炎患者的空腹血清胃泌素正常或偏高;萎缩性胃炎患者空腹血清胃泌素正常或偏低。胃泌素能促进胃液特别是胃酸分泌。由于反馈作用,胃酸低时胃泌素分泌增多,胃酸高时胃泌素分泌减低。此外,血清胃泌素高低与胃窦黏膜有无病变关系甚为密切。无酸的病人理应胃泌素升高,但若不高,说明胃窦黏膜病变严重、G 细胞减少所致。

6. 壁细胞抗体　壁细胞抗体(parietal cell antibody,PCA)存在于胃体部萎缩性胃炎患者的血清中。1973 年,Strickland 将这种胃炎称为 A 型萎缩性胃炎;胃窦部萎缩性胃炎患者的血清中缺如此抗体者称为 B 型萎缩性胃炎。A 型萎缩性胃炎的发病机制与壁细胞抗体有关,而 B 型萎缩性胃炎则可能与胃泌素细胞抗体有关。我国以胃窦部萎缩性胃炎居多,血清中存在壁细胞抗体的患者较少。

7. 胃泌素分泌细胞抗体　1979 年 Vandelli 报告部分 B 型萎缩性胃炎患者血清中存在胃泌素细胞抗体(gastrin producing cell antibody,GCA),而在 A 型萎缩性胃炎患者血清中不存在胃泌素细胞抗体。有人认为壁细胞抗体和胃泌素细胞抗体同时检测,有助于病变部位的诊断。

8. 辨证性实验检查项目　近些年来,中西医结合研究进展迅速,从辨证的角度出发,发现有些项目有利于辨证的参考。

(1)泌酸功能检查:泌酸功能正常或偏高者,多见于肝胃不和与气滞血瘀型;泌酸功能低下,多见于胃阴不足型。

（2）尿中胃蛋白酶和 17-羟皮质类固醇:单纯脾虚证患者前项降低或两项都正常,脾肾双虚证则两项均下降。

（3）唾液淀粉酶:在脾虚证患者中降低。

（4）木糖吸收试验:在脾虚证患者中降低。

（5）凝血试验:全血黏度、血浆黏度、还原黏度和红细胞凝集性在慢性胃炎,尤其在血瘀型患者中增高。

（6）尿中儿茶酚胺:热证实证排泄量高,虚证寒证排泄量降低。

（二）胃镜检查

悉尼分类系统对胃镜检查的描述词作了一系列的规定,包括对水肿、红斑、脆性、渗出、扁平糜烂、隆起糜烂、结节、皱襞肥大、皱襞萎缩、血管透见及出血点进行描述。

1. 慢性浅表性胃炎　浅表性胃炎胃镜所见为花斑样潮红如麻疹患儿的皮肤(或称红白相间),在小弯垂直部纵行皱襞的顶端为线状潮红;其次是黏液分泌增多,附着在黏膜上不易剥脱,脱落后黏膜表面常发红或糜烂;咽下或反流的黏液常含气泡而且随蠕动而流动。水肿的表现:黏膜苍白、小凹明显而且反光强;腺窝上端的表皮剥脱发生糜烂且常伴出血,可分为三型:①丘疹样隆起中央凹陷被覆暗褐色积血或白苔,周围潮红如天花的皮损,多发生在胃窦部皱襞的顶端;②平坦型几乎与黏膜水平一致,表面不光滑被覆褐色或白色分泌物;③凹陷型最常见,低于正常黏膜,表面粗糙或有分泌物甚至出血,范围或大或小,数毫米至数厘米,形态常不规则,或局限或弥漫。

2. 萎缩性胃炎　胃镜检查有两个突出的表现:①黏膜颜色改变,多呈灰白、灰黄或灰绿色,同一部位深浅不一,境界不清,范围或大或小。萎缩范围内残留红色小斑;②黏膜变薄,倘注气使黏膜膨胀,黏膜下血管显露,病变轻者血管扩张呈网状,病变重者血管如树枝状分支。血管暗红色微带蓝色,易与皱襞相混,根据血管走行方向与胃的长轴垂直,可资鉴别。

浅表与萎缩两型胃炎胃镜诊断与病理诊断的符合率为 60%～80%。但胃镜与病理所见尚无一致规律,也难以用病理变化来解释胃镜所见如花斑样潮红和血管透见等现象。

（三）X 线检查

浅表性胃炎的 X 线无阳性表现。萎缩性胃炎可见皱襞细小或消失,张力减低。黏膜的增生肥厚易被认为是肿瘤。胃窦部黏膜粗乱常诊断为肥厚性胃炎但不能被活组织检查证实。用双重对比造影法可发现胃小区(1～1.5 mm),因而为肠上皮化生及丘疹样糜烂的诊断开辟了新的途径。

八、诊断及鉴别诊断

根据病人的症状如饭后上腹部饱胀、疼痛以及体征如舌苔厚腻,一般可拟诊胃炎。如欲肯定诊断,并进一步明确病变部位及程度,就必须通过胃镜及活组织检查。同时,必须排除溃疡病、胃癌、慢性肝病及慢性胆囊病。

（一）西医诊断

参考慢性胃炎的悉尼分类法,慢性胃炎的诊断应包括病因、病变部位,组织形态学(包括炎症、活动性、萎缩、肠上皮化生以及有无 HP),并对病变程度进行分级。必须注意以下的鉴别诊断：

1. 本病与消化性溃疡的消化道症状有时十分相似,但 X 线检查和胃镜检查可作出明确的鉴别。

2. 假肿瘤胃窦炎和有胃癌样症状的胃体胃炎,临床上易误诊为胃癌,必须通过胃镜检查及活组织检查加以鉴别。

3. 胃神经官能症、慢性胆道疾病与本病的消化道症状易相混淆,应着重十二指肠引流、胆道造影和胃镜检查可以鉴别。

4. 钩虫病的贫血与消化不良症状有时近似慢性胃炎，粪便虫卵检查和驱虫治疗后的观察，有助于鉴别。

（二）中医诊断

1. 辨证要点

（1）辨邪之有无：胃痞有虚实之异。有邪者为实，无邪者为虚。实者邪气实，虚者正气虚。辨证首当辨别邪之有无。如伤寒表邪未解，误下成痞；或寒邪外感，乘虚入腑，流连胸脘；或饮食无度，食积难消；或情志刺激，气机郁滞等，皆属有邪，此乃以邪气实为主要矛盾；若非因食滞、气滞、外感，而因脾胃阳微，胃纳呆钝，脾运不健，则属虚证痞满，以正气虚为其主要矛盾。

（2）辨虚实寒热：胃痞以不能食或食少不化、大便利，痞满时减而喜按，脉弦，或沉弦，或涩，或虚大无力，气口为甚，此日久脾胃受伤，或过服克伐药物所致，皆为虚证；能食而大便秘，痞满无时或减或兼有疼痛拒按，脉弦急而滑，骤然胸中痞闷，乃肝气与食滞而成，胸膈痞闷而寸口脉沉滑，或迟滑者，为有停滞，皆为实证；舌苔黄腻、黄燥，舌质红，脉滑数，恶心，口苦，口渴喜饮而痞满者为热证；舌苔白腻或薄白，舌质淡，脉沉迟、沉涩，口不渴或渴不思饮而痞满者为寒证。

（3）辨脏腑气血：本证病位在胃，但据脾胃相表里、肝脾相制约、"胆随胃降"，本病不同程度地涉及脾、肝、胆等脏腑。"五脏六腑皆禀气于胃"，"五脏相通，移皆有次，五脏有病，则各传所胜"，故本病与五脏六腑皆有关系。胃痞主要病机为清气不升、浊阴不降，胃气壅塞，气滞日久必致血瘀，故胃痞患者常见胃脘疼痛、舌暗有紫斑等血瘀之症。因此，临证辨脏腑病位偏重、气血郁滞主次是很必要的。

（4）辨证候：这是辨证的基础，首先要从其主要症状上辨别证候的气、血、虚、实、寒、热。本病主要症状有胃痛和胀满。

1）胃痛：如痛在气分，多为既胀且痛，时作时止，痛无定处，嗳气或矢气可缓，揉按气散则痛可减；痛在血者，多为刺痛，痛有定处，按之痛甚,或有吐血黑便,舌质紫暗。寒者,多隐隐作痛,喜暖怕凉,四肢不温,舌淡苔白等;热者,常见胃脘痛,口干而苦,喜冷饮,烦躁易怒,便秘溲赤,舌红苔黄,脉多弦滑。

2)痞胀痞满:如属实证,则胀满不舒,胀重则痛,嗳气频频,纳谷不香,食则胀满更甚,或嗳腐吞酸,得矢气则舒;如为脾虚引起,则伴有面色少华,肢懒乏力,或肢末欠温,或大便不实,舌淡苔薄;如为阴虚引起,则症状以痞闷为主,痞塞不舒,胀痛不重,食后痞塞尤甚,舌红少苔或光剥有裂纹,脉细。

(5)胃镜表现与辨证:胃镜下黏膜炎症病变活动、充血、水肿、渗出黏液增多和胆汁反流,多为肝气郁滞、肝胃不和证;胃镜下黏膜炎症轻,黏膜红白相间以白为主,或有黏膜略厚,血管网透见,黏膜干燥,分泌量少,多属胃阴不足证,是萎缩性胃炎的病变;伴有黏膜下出血,黏膜充血发红或黏膜灰暗而有黏膜瘀斑、胃腔出血者,则为瘀血胃络证。

(6)病情演变与辨证:早期的浅表性胃炎和活动性慢性胃炎,多表现为肝郁气滞、气滞湿阻、气滞湿热或肝胃不和证,其胃肠功能紊乱较明显。而急性炎症消退期的慢性胃炎或较重的萎缩性胃炎,则多表现为脾胃虚弱或脾胃虚寒证;少数患者表现为胃阴不足证。

2. 证型诊断　慢性胃炎分为实证、虚证和虚实兼挟证三类。

(1)实证

1)肝胃不和型

A. 主要证候:易因情志变化而发病,胃脘胀或痛窜两肋,嗳气频繁,嘈杂泛酸,苔多薄白,脉弦。

B. 病型:多属浅表性胃炎,胆汁反流性胃炎,吻合口炎,糜烂性胃炎。

C. 病程:多见于胃炎的早期,慢性胃炎的活动期。

D. 功能:胃泌酸功能较高,胃肠功能紊乱较明显。

E. 胃镜:胃黏膜急性活动性炎症明显,尤以胃窦部黏膜病变较重,分泌物多见,可伴有胆汁反流。

2）胃络瘀血型

A．主要证候：胃脘刺痛或痛有定处，拒按，黑便或大便潜血阳性，舌质紫暗或有瘀斑，脉涩。

B．病型：多为萎缩性胃炎，糜烂出血性胃炎。

C．病程：慢性胃炎之晚期，或糜烂炎性活动期。

D．功能：血液流变性异常及微循环障碍。

E．胃镜：胃黏膜红白相间，色泽变暗伴出血点及暗红斑区，或黏膜肿胀伴瘀斑出血点及出血。

（2）虚证

1）脾胃虚弱型（包括脾胃虚寒证）

A．主要证候：胃脘隐痛痞满，喜暖喜按，纳呆乏力，食后胀闷，甚则手足不温，舌淡苔白，脉虚弱或迟缓。

B．病型：慢性浅表性胃炎、萎缩性胃炎或伴胃下垂等症。

C．病程：发病的中晚期或缓解消退期、慢性炎症性病变期。

D．功能：胃肠功能减弱，胃酸可能偏低。

E．胃镜：多为慢性炎性病变，胃窦部炎症不重，或有红白相间以白为主，或黏膜血管透见，黏膜粗糙颗粒感。

2）胃阴不足型

A．主要证候：胃灼隐痛，伴口干舌燥、大便干结，舌红少津或有裂纹，脉细或兼数。

B．病型：多见于萎缩性胃炎。

C．病程：慢性胃炎的中晚期。

D．功能：胃酸多偏低。

E．胃镜：胃黏膜片状红白相间，黏膜变薄，黏膜干燥感，黏液少。

（3）虚实兼挟

1）主要证候：胸骨后烧灼感，胃脘胀痛，食欲不振，食后腹胀，口干口渴，干呕呃逆，大便时溏时结，面黄神疲乏力，舌淡或暗红，苔薄白或薄黄，脉沉细无力。

2）病型：多见于萎缩性胃炎。

3）病程：慢性胃炎的中晚期。

4）功能：胃肠功能减弱，胃酸偏低。

5）胃镜：多为慢性炎症病变，黏膜变薄，血管透见，色泽暗红，有紫色斑块。

九、预后

本病早期发现，及时治疗，可能治愈。浅表性胃炎可演变为萎缩性胃炎，少数萎缩性胃炎可演变为胃癌。

第二节　中医脾虚证与胃癌癌前病变关系的研究

中医学治疗疾病千年来强调"辨证论治"是其特色，而不强调在病理组织明确的疾病诊断基础上进行治疗，这是中医学与现代医学之间的差异。中医学的"脾"并不是现代解剖学上的脾，基本上是现代医学消化系统功能的一个宏观概念。"脾虚证"是指消化、吸收与营养代谢功能低下或不良的临床现象。中医脾虚证可以发生在现代医学的各个器官系统疾病的各个病程阶段，特别是在现代胃病中发生率更高。对排除了现代医学心肺肝胆胰肾等脏器疾病存在的 160 例中医脾虚证患者和 22 例健康志愿者的胃黏膜采用免疫织化染色法、透射电镜附能谱仪和图像分析仪等现代科学技术手段，同步检测胃黏膜上皮细胞 DNA、微量元素和胃黏膜 P53、Ki-67、C-erbB$_2$、P21^{ras} 表达，探索中医脾虚证的病理生理学变化和癌前病变的关系。

收集无锡市中西医结合医院 2001 年 1 月～2006 年 5 月门诊与住院病例，获得研究对象知情同意后，按现代临床检查技术手段，排除了现代医学心肺肝胆胰肾等脏器疾病存在和经过 2 名中医师同时独立检查病人，按照中医理论诊断和证型的分析，排除了非脾虚证患者

160 例(包括慢性浅表性胃炎、慢性萎缩性胃炎和胃癌),男性 91 例,女性 69 例,年龄 31～69 岁,病程 1.6～7 年。志愿献血的健康对照者 22 例,男性 11 例,女性 11 例,年龄 28～42 岁。共 182 例为研究对象。

中医辨证分型标准共同证候:胃脘疼痛、食后腹胀、食欲减退和面黄神疲乏力倦怠。①脾气虚证(SQD):胃脘喜暖喜按、便溏、舌淡或胖有齿印和苔白润或薄,脉细缓无力。②脾阴虚证(SyinD):口苦干,喜冷饮,便干,舌瘦舌尖红,苔少或细裂,脉细速。③脾虚气滞证(SDQS):口干口渴,干呕呃逆,大便时溏时结,舌淡或暗红,苔薄黄或薄白,脉沉细无力。中医的辨证分型均经过 3 名中医师同时独立检查病人,按照中医理论诊断和证型的分析,按 2 名或 2 名以上中医师的相同诊断为准。

西医诊断标准依据慢性胃炎的分类、纤维胃镜诊断标准及萎缩性胃炎的病理诊断标准。1990 年 8 月第九届世界胃肠病学会议 Misiewicz 等提出的悉尼慢性胃炎分类法系统为原则,结合中国内科临床实际操作的情况,将慢性胃炎分为慢性浅表性胃炎、慢性萎缩性胃炎和特殊类型胃炎。

获得研究对象知情同意后,经过纤维胃镜和活检取胃窦黏膜,胃黏膜组织切片进行 HE 染色和 $AB_{pH2.5}$/PAS、HiD/$AB_{pH2.5}$ 和 HiD/$AB_{pH2.5}$/PAS 组织化学染色,明确诊断为慢性浅表性胃炎(CSC)、慢性萎缩性胃炎(CAG)和胃癌(CA)且均伴有肠上皮化生(IM)分为 4 种类型:完全性小肠型化生(IM I_a)与不完全性小肠型化生(IM I_b),完全性结肠型化生(IM II_a)与不完全性结肠型化生(IM II_b)和(或)不典型增生(ATHP)分为轻、中、重三度的患者 160 例和健康对照者 22 例为研究对象,共 182 例。

SQD组:58 例,男 33 例,女 25 例,年龄 31～58 岁,平均年龄 43 岁;病程 2.5～5.0 年,平均 4 年。其中,CSG 35 例,CAG 20 例,CA 3 例。IM I_a 29 例(CSG 24 例,CAG 5 例),IM I_b14 例(CSG 5 例,CAG 6 例,CA 3 例),IM II_a4 例(CSG 2 例,CAG 2 例),IM II_b 4 例

（CSG 2 例，CAG 2 例），ATHP$^+$ 5 例（CSG 2 例，CAG 3 例），ATHP^{++} 2 例（CAG 2 例）。

SyinD 组：53 例，男 30 例，女 23 例，年龄 38～58 岁，平均年龄 47 岁；病程 1.6～6.4 年，平均 4.5 年。其中，CSG 15 例，CAG 26 例，CA 12 例。IM I_a 9 例（CSG 6 例，CAG 3 例），IM I_b 12 例（CSC 5 例，CAC 5 例，CAG2 例），IM II_a 6 例（CSG 3 例，CAG 2 例，CA 1 例），IM II_b 8 例（CSC 1 例，CAG 4 例，CA 3 例），ATHP$^+$ 4 例（CAG 4 例），ATHP^{++} 14 例（CAG 8 例，CA 6 例）。

SDQS 组：49 例，男 28 例，女 21 例，年龄 39～68 岁，平均年龄 52 岁；病程 5～7 年，平均 4 年。其中，CSG 5 例，CAG 22 例，CA 22 例。IM I_a 4 例（CSG 3 例，CA 1 例），IM I_b 4 例（CAG 2 例，CA 2 例），IM II_a 22 例（CSC 2 例，CAG 13 例，CA 7 例），IM II_b 13 例（CAG 6 例，CA 7 例），ATHP^{++} 4 例（CA 4 例），ATHP^{+++} 2 例（CAG 1 例，CA 1 例）。

对照组：志愿献血者排除了心肺肝胆胰肾等脏器疾病存在和经胃镜和胃黏膜病理诊断明确无病理改变者 22 例为健康对照组（HC）：男 11 例，女 11 例，年龄 28～42 岁，平均年龄 36 岁。均无 IM 和 ATHP。

胃黏膜上皮细胞超微结构观察和细胞核、线粒体微量元素检测：对每例患者病灶区胃窦黏膜固定部位取材，在 CM200FEG 型透射电镜（TEM-PHILIPS）直视下，对细胞核与线粒体采用 9100/60 型能量色散 X 射线分析仪测定原子序数 12 以下的元素，通过电子计算机自动计算出各元素在元素间的原子数百分比（AT ％）。细胞核与线粒体的 Zn 和 Cu 在微量元素间的 AT ％量变。每例患者测 10 个细胞核和 20 个线粒体，取 AT ％均值。

胃黏膜上皮细胞核 DNA（IOD）检测：DNA（IOD）检测采用德国 IBAS2000 型图像分析仪。将胃黏膜细胞涂片经 Feulgen 染色后，置于 AIAS 显微镜下，审定需测的细胞核，由该系统摄像机摄取细胞核图像，输入阵列处理计算机，转换为数字后显示于监视器上，并由主计算机进行运算：入射光强度除以出射光强度，取其对数，为被测细胞核光密度(OD),OD 乘以细胞核面积,为积分光密度(IOD),即为细胞核DNA 相对含量。每张经 Feulgen 染色的细胞涂片,测定 100 个细胞核,取 IOD 平均值,结果以直方图形式打印输出。

即用型非生物素免疫组织化学 ElivisionTM Plus 检测:P53(MAB0142)、C-erbB$_2$(MAB0198)、Ki-67(MAB0129)和 P21^{ras} 单抗NCC-Ras-001 抗体(MAB0143),ElivisionTM Plus 组化试剂盒(KiT9902),均为即用型液体 DAB 显色试剂盒(DAB0031)。严格按试剂盒说明操作。用已知 P53、C-erbB$_2$、Ki-67 和 P21^{ras} 单抗 NCC-Ras阳性切片作为阳性对照,以磷酸盐缓冲液 PBS 代替一抗作为阴性对照。阳性结果为细胞内相应部位(细胞膜或浆或细胞核)呈棕黄色或棕褐色,在光镜下数 5 个高倍视野,计数阳性细胞,阳性细胞数占所研究细胞数的百分比>10%,以上为阳性表达,小于 10% 为阴性表达。切片中着色的阳性细胞必须具备:①细胞结构清晰;②阳性颗粒定位准确,必须定位细胞膜或浆或细胞核;③细胞膜或浆或细胞核的着色要明显高于背景。

胃黏膜组织病理:胃黏膜病理组织切片 HE 染色观察,健康对照组,胃黏膜固有层内仅有极少量单核细胞和淋巴细胞存在,胃腺体无异常,定标为相对正常胃黏膜。脾气虚证组、脾阴虚证组、脾虚气滞证组的胃黏膜,固有层内有不同程度的淋巴细胞、浆细胞、嗜酸性粒细胞和中性粒细胞浸润,黏膜上皮有不同程度的变性、坏死、糜烂和萎缩,腺体破坏而减少,有的腺体呈囊性扩张。炎症细胞浸润黏膜层由浅入深程度和固有膜腺体减少程度随着 SQD 组、SyinD 组和 SDQS 组的顺序递增。

胃黏膜上皮细胞核 Zn、Cu 与 DNA 量变:细胞核 Zn,HC 为(7.759±0.391),CA 为(8.652±0.314),SQD 为(8.072±0.338),SyinD 为(8.477±0.342),SDQS 为(8.678±0.328);细胞核 Cu,HC为(58.355±0.354),CA 为(59.539±0.537),SQD 为(58.729±0.295),SyinD 为(59.411±0.359),SDQS 为(59.816±0.358);细胞核

DNA,HC 为(12.65±1.56),CA 为(15.44±1.25),SQD 为(12.62+0.54),SyinD 为(14.15±0.74),SDQS 为(15.41±0.99)。胃黏膜上皮细胞核 Zn、Cu 和 DNA 细胞核在 HC、CA、SQD、SyinD 和 SDQS 组间有显著性差异($P<0.05$ 或 $P<0.001$)(图 5-1~图 5-3)。

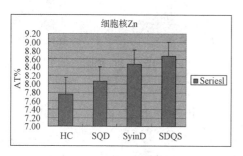

图 5-1　各组细胞核 Zn 比较

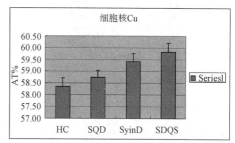

图 5-2　各组细胞核 Cu 比较

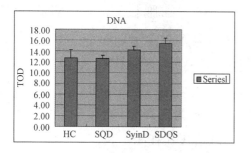

图 5-3　各组细胞核 DNA 比较

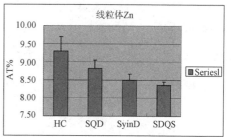

图 5-4　各组线粒体 Zn 比较

线粒体 Zn、Cu 量变:线粒体 Zn,HC 为(9.300±0.390),CA 为(8.388±0.877),SQD 为(8.806±0.245),SyinD 为(8.490±0.171),SDQS 为(8.354±0.097);线粒体 Cu,HC 为(58.450±0.523),CA 为(57.469±0.238),SQD 为(58.118±0.309),SyinD 为(57.535±0.191),SDQS 为(57.219±0.121)。线粒体 Zn、Cu 在 HC、CA、SQD、SyinD 和 SDQS 组间有显著性差异($P<0.05$ 或 $P<0.001$)(图 5-4、图 5-5)。

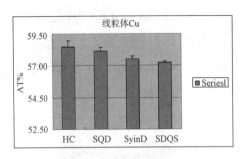

图 5-5　各组线粒体 Cu 比较

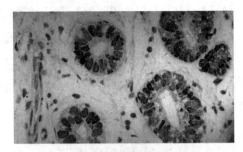

图 5-6　P53×400 细胞核阳性呈棕黄色或棕褐色颗粒

　　胃黏膜癌前病变细胞核 DNA、Zn、Cu 和线粒体 Zn、Cu 的量变：细胞核 DNA，在 IMⅡb(15.62±0.97)，ATHP+ 为(15.07±0.97)，CA 为(15.44±1.25)；细胞核 Zn，在 IMⅡb 为(8.864±0.148)，AHP++ 为(8.812±0.167)，CA 为(8.652±0.314)；细胞核 Cu，在 IMⅡb 为(59.633±0.497)，ATHP++ 为(59.772±0.532)，CA 为(59.539±0.537)；线粒体 Zn，在 IMⅡb 为(8.381±0.107)，ATHP++ 为(8.379±0.168)，CA 为(8.388±0.877)；线粒体 Cu，在 IMⅡb 为(57.503±0.431)，ATHP++ 为(57.473±0.106)，CA 为(57.469±0.238)，统计结果细胞核 DNA、Zn 和 Cu，线粒体 Zn 和 Cu 在 IMⅡb、ATHP++ 和 CA 组间，量变无显著性差异；与 IMⅠa、IMⅠb、IMⅡa、ATHP 和 HC 组间，量变有显著性差异($P<0.05$)(表 5-1)。

　　P53、P21ras、C-erbB2 和 Ki-67 表达采用即用型非生物素免疫组织化学 Elivision™ Plus 方法检测 P53(图 5-6～图 5-8)、P21ras(图 5-9～图 5-11)、CerbB2(图 5-12 至图 5-14)和 Ki-67 阳性表达(图 5-15～图5-17)，在 SyinD 和 SDQS 组，IMⅡb、ATHP++ 组，以及以160 例患者为基数的阳性表达率，均显著高于其他各组，统计结果有显著性差异($P<0.05$)(表 5-2～表 5-4)。

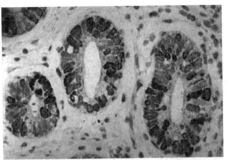

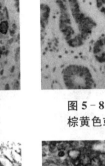

图 5-7 P53×400 细胞核阳性呈棕黄色或棕褐色颗粒

图 5-8 P53×400 细胞核阳性呈棕黄色或棕褐色颗粒

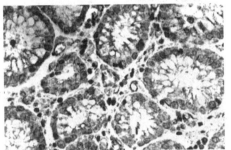

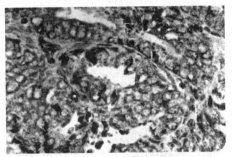

图 5-9 P21^{ras}×400 细胞质阳性呈棕黄色

图 5-10 P21^{ras}×400 细胞质阳性呈棕黄色

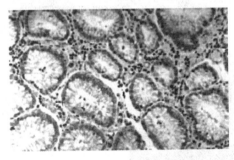

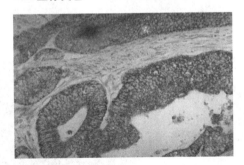

图 5-11 P21^{ras}×400 细胞质阳性呈棕黄色

图 5-12 C-erbB$_2$×400 细胞膜质阳性呈黄色或棕褐色颗粒

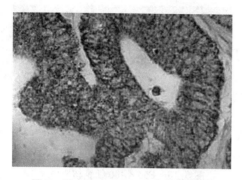

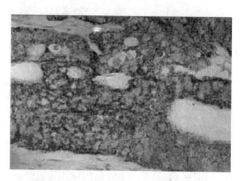

图 5 - 13　C-erbB₂×400 细胞膜浆阳
性呈黄色或棕褐色颗粒

图 5 - 14　C-erbB₂×400 细胞膜浆阳
性呈黄色或棕褐色颗粒

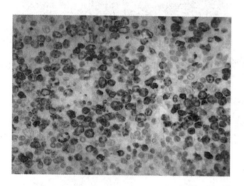

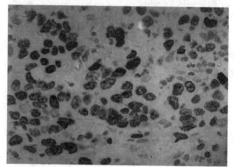

图 5 - 15　Ki-67×400 细胞核阳性
呈棕黄色或棕褐色颗粒

图 5 - 16　Ki-67×400 细胞核阳性
呈棕黄色或棕褐色颗粒

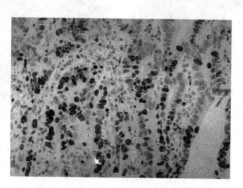

图 5 - 17　Ki-67×400 细胞核阳性呈
棕黄色或棕褐色颗粒

表 5-1 脾虚证型间胃黏膜组织炎症细胞浸润、固有膜腺体减少和肠化生程度　　　n(%)

组别	例数	炎症细胞浸润程度			固有膜腺体减少程度			肠化生程度		
		轻度	中度	重度	轻度	中度	重度	轻度	中度	重度
健康对照组	15	0(0.00)	0(0.00)	0(0.00)	0(0.00)	0(0.00)	0(0.00)	3(20.0)	0(0.00)	0(0.00)
有病无证组	27	15(15.6)	9(33.3)	3(11.1)	6(22.2)	3(11.1)	0(0.00)	9(33.3)	3(11.1)	1(3.7)
F 脾气虚证	29	0(0.00)	0(0.00)	0(0.00)	0(0.00)	0(0.00)	0(0.00)	4(13.8)	0(0.00)	0(0.00)
F 脾阳虚证	27	0(0.00)	0(0.00)	0(0.00)	0(0.00)	0(0.00)	0(0.00)	4(14.8)	0(0.00)	0(0.00)
G 脾气虚证	36	20(55.6)	10(27.8)	6(16.7)	11(30.5)	1(2.8)	0(0.00)	14(38.9)	4(11.1)	1(2.8)
G 脾阳虚证	35	18(51.4)	10(28.6)	7(20.0)	10(28.6)	2(5.7)	0(0.00)	13(37.1)	5(14.3)	2(5.7)
脾阴虚证	30	9(30.0)	9(30.0)	12(40.0)	7(23.3)	10(33.3)[cei]	2(6.7)	5(16.7)	10(33.3)[ce]	7(23.3)[me]
脾虚气滞证	31	6(19.4)	10(32.3)	15(48.4)	5(16.1)	8(25.8)[e]	8(25.8)	4(12.9)	8(25.8)[e]	13(41.9)[dfi]

注:χ^2 检验,与健康对照组比较:a. $P<0.05$,b. $P<0.01$;与有病无证组比较:c. $P<0.05$,d. $P<0.01$;与 F 脾气虚证组比较:e. $P<0.05$,f. $P<0.01$;与 F 脾阴虚证组比较:g. $P<0.05$,h. $P<0.01$;与 G 脾气虚证组比较:i. $P<0.05$,j. $P<0.01$;与 G 脾阳虚证比较:k. $P<0.05$,l. $P<0.01$;与脾阴虚证比较:m. $P<0.05$,n. $P<0.01$。

表 5-2　脾虚证型间肠化生的比较　　　　　　　　　　　　　　　　　　　　　　　n(%)

组别	例数	IM	IM分型				CSG-IM分型				CAG-IM分型			
			I_a	I_b	II_a	II_b	I_a	I_b	II_a	II_b	I_a	I_b	II_a	II_b
健康对照组	15	3(20.0)	2	1	0	0	0	0	0	0	0	0	0	0
有病无证组	27	13(48.2)	7	5	1	0	3	2	0	0	4	3	1	0
F脾气虚证	29	13(48.2)	3	1	0	0	0	0	0	0	0	0	0	0
F脾阳虚证	27	4(14.8)	2	2	0	0	0	0	0	0	0	0	0	0
G脾气虚证	36	19(52.8)[b]	14	4	1	0	6	1	0	0	8	3	1	0
G脾阳虚证	35	20(57.1)[b]	12	7	1	0	8	4	0	0	4	3	1	0
脾阴虚证	30	22(73.3)[b]	4	5	8	5(16.7)	1	2	2	1	3	3	6	4
脾虚气滞证	31	25(80.7)[bde]	2	3	9	11(35.5)	1	1	4	2	0	2	5	9

注:χ² 检验,与健康对照组比较:a. $P<0.05$,b. $P<0.01$;与有病无证组比较:c. $P<0.05$,d. $P<0.01$;与F脾气虚证组比较:e. $P<0.05$,f. $P<0.01$;与F脾阳虚证组比较:g. $P<0.05$,h. $P<0.01$;与G脾气虚证组比较:i. $P<0.01$;与G脾阳虚证比较:k. $P<0.05$,l. $P<0.01$;与脾阴虚证比较:m. $P<0.05$,n. $P<0.01$。

表 5-3　脾虚证型间非病灶区胃黏膜灶性病变的比较　　　　　　　　　　　　　　n(%)

灶性病变	G脾气虚证 n=36		G脾阳虚证 n=35		脾阴虚证 n=30		脾虚气滞证 n=31	
	胃窦	胃体	胃窦	胃体	胃窦	胃体	胃窦	胃体
萎缩性炎变	2(33.3)	6(16.7)	3(37.1)	8(22.7)	21(70.0)[bd]	10(33.3)	22(70.8)[bd]	14(45.2)[a]
肠化生	17(47.2)	4(11.1)	19(54.3)	3(8.6)	23(76.7)[a]	5(16.7)	27(87.1)[b]	6(19.4)
微小溃疡	6(16.7)	2(5.6)	7(20.0)	3(8.6)	11(36.7)	2(6.7)	15(48.8)[bc]	4(12.9)

注:χ² 检验,与G脾气虚证组比较:a. $P<0.05$,b. $P<0.01$;与G脾阳虚证比较:c. $P<0.05$,d. $P<0.01$

表5-4 脾虚证型间胃黏膜上皮细胞核超微结构的比较
n(%)

组别	例数	外形		染色质		核仁	
		核质比>1	核分叶	边集或均匀化	周间颗粒密集	肥大或边集圈状	
健康对照组	15	0(0.0)	0(0.0)	1(6.7)	1(1.7)	0(0.0)	0(0.0)
有病无证组	27	3(11.1)	2(7.41)	11(40.7)c	4(14.8)	3(11.1)	5(18.5)
F脾气虚证	29	0(0.0)	0(0.0)	1(3.5)c	1(3.5)	0(0.0)	0(0.0)
F脾阳虚证	27	0(0.0)	0(0.0)	2(7.4)c	2(7.4)	1(3.7)	0(0.0)
G脾气虚证	36	3(8.3)	2(5.6)	17(42.2)bh	5(13.9)	5(13.9)	7(19.4)
G脾阳虚证	35	4(11.4)	3(8.6)	16(45.7)bh	6(17.1)	3(8.6)	6(17.1)
脾阴虚证	30	8(26.7)i	7(23.3)i	3(10.0)djl	10(33.4)afg	8(26.7)aeg	1(3.3)
脾虚气滞证	31	10(32.3)jl	9(29.1)djl	4(12.9)djl	13(41.9)bcfhjk	13(41.9)bcfhi	2(6.5)

注：χ^2检验，与健康对照组比较：a. $P<0.05$,b. $P<0.01$；与有病无证组比较：c. $P<0.05$,d. $P<0.01$；与F脾气虚证组比较：e. $P<0.05$,f. $P<0.01$；与F脾阳虚证组比较：g. $P<0.05$,h. $P<0.01$；与G脾气虚证组比较：i. $P<0.05$,j. $P<0.01$；与G脾阳虚证比较：k. $P<0.05$,l. $P<0.01$；与脾阴虚证比较：m. $P<0.05$,n. $P<0.01$

中医学的脾虚证可以发生在现代医学的各个器官系统疾病的各个病程阶段，特别在现代胃肠病中更为突出。这就是所谓的"鲜明地体现出中医学整体联系"和各个器官系统间生理病理相互影响的哲学思辨特色。其实，现代西医学也是整体联系的思维模式。

本项研究结果发现，胃黏膜上皮细胞核的 DNA、Zn 和 Cu 的量变，和 P53、P21^{ras}、C-erbB$_2$ 和 Ki-67 阳性表达率，随着 SQD、SyinD 和 SDQS 组递增。而线粒体 Zn 和 Cu，则随着以上各组的顺序递减，组间有显著性差异（$P < 0.05$ 或 $P < 0.001$）。这些指标，在 IM II$_b$ 和 ATHP^{++} 组的变化与 CA 组相近，SDQS 组与 CA 组也相近，都无显著性差异，而与其他各组间有显著性差异（$P < 0.05$ 或 $P < 0.001$）。因而，SDQS 伴有 ATHP^{++}、IM II$_b$ 要高度警惕突发癌变！

但是，临床上只有少数的癌前状态和癌前病变发展成胃癌，因为其中要有一个引起细胞遗传变异的过程，上皮细胞核 DNA 质量的变化是关键。DNA 分子中编有特定遗传密码的核苷酸顺序片段，每一个片段为一个功能基团，称之为基因。基因顺序有高度稳定性。只有当胃黏膜遭受有害物质或缺血等损害后，机体内 Zn、Cu 代谢失常，由此扰乱了体内酶系统，影响糖、脂类、蛋白质、核酸和维生素的代谢，影响细胞呼吸和细胞分裂。当机体内 Zn、Cu 水平降低时，SOD 合成与活性被抑制；由于 NADPH 氧化还原循环及黄嘌呤氧化酶的催化作用，产生大量氧自由基，远远超过了 SOD 的清除能力，积累过剩的氧自由基与线粒体内外膜上的不饱和脂肪酸发生脂质过氧化反应就会产生 LPO，从而血清中 LPO 水平便升高；线粒体内外膜因此遭受破坏，致使线粒体嵴减少与排列紊乱，线粒体室腔内径比质改变，最终发生退行性改变，AHTP 产生减少，能量供应不足而功能虚弱，结构萎缩，甚至细胞坏死。细胞核摄取 Zn、Cu 多，蛋白合成旺盛，核分裂增殖加速；同时，当细胞内 cAMP 降低，则细胞分化障碍，增加了基因突变的机会；Zn 和 cAMP 的量变，通过影响淋巴细胞代谢的途径，抑制淋巴细胞转化，机体免疫功能下降。黏膜上皮细胞因线粒体退变、

AHTP产生减少、能量供应不足而功能虚弱,结构萎缩乃至死亡。胃黏膜由此逐渐萎缩,胃酸分泌减少,消化功能减弱;同时,因 cAMP 水平降低,致使副交感神经兴奋性相对亢进,产生一系列脾虚证证候。

以上机体内环境的改变,如在电离辐射、化学损伤、幽门螺杆菌感染和病毒感染等一定外因刺激条件下,更多的是综合因素刺激,损伤了胃黏膜上皮细胞 DNA 结构,导致其碱基配对错误,才有可能引起基因组内顺序改变,如 P53、P21^{ras}、C-erbB$_2$ 和 Ki-67 的性能发生改变,影响细胞遗传和细胞分化和分裂增殖程度,并将突变的信息传递给变种细胞的后代,其遗传物质 DNA 异常增高,硫酸黏蛋白增加,产生 IM 和 ATHP;同时,异常的细胞不能启动凋亡程序。由于环境中致癌因子的长期作用,进而癌变。

P53 突变常导致其抑制癌作用的丧失,还可能促进细胞的恶性转化。P53 的高表达与癌关系密切,因此在胃黏膜癌前病变中 P53 阳性表达,临床就必须高度警惕,利于早癌发现。C-erbB$_2$ 基因又称人类表皮生长因子相关基因,编码分子量为 185KD 的跨膜蛋白,该蛋白与表皮生长因子受体(EG、FR)具有高度的同源性,也具有酪氨酸激酶活性,与 EGF 或其他特异性配体结合,促进细胞有丝分裂,激活细胞生长。P21^{ras}基因激活为癌基因后持续刺激细胞生长与分化,在细胞恶变过程中起引发作用,是肿瘤生长的启动基因。我国胃癌的转化基因是 Ha-Ras,其第 12 位密码子的突变使 P21^{ras}的第 12 位氨基酸由甘氨酸变为缬氨酸。P21^{ras}基因活化在癌变过程中起引发作用,可作为监测癌前病变过程的指标之一。Ki-67 是与细胞增殖相关的核抗原,Ki-67 可以体现细胞的增殖活性,为疾病的活动提供客观指标,Ki-67 已广泛用于细胞增殖指数的免疫标记。Ki-67 的检测对胃黏膜癌前状态/病变和胃癌的发现有一定的参考价值。

临床上发现 SDQS 慢性胃炎胃黏膜伴有 IM Ⅱ$_b$、ATHP^{++},要高度警惕突发癌变倾向! 因而对胃黏膜活检病例常规监测 P53、C-erbB$_2$、P21^{ras}和 Ki-67,对诊断和防治早癌有重大意义。

第三节　慢性胃炎脾虚证分型的现代病理学基础

中医学的"脾"并不是现代解剖学上的脾,"脾"的功能基本上是属于现代医学消化系统的生理范畴,是消化、吸收与营养代谢的一个宏观概念。慢性胃炎的发病过程中,几乎都能出现属于中医脾虚证的不同证型。188 例脾虚证患者和 42 例平素无临床症状的志愿献血者的胃黏膜采用光学显微镜、扫描电镜、透射电镜和组织化学染色进行组织细胞病理学检测,整合中医学与现代医学研究慢性胃炎脾虚证分型的病理学基础。

经现代临床检查技术手段,基本排除了心肺肝胆胰肾等脏器疾病的 188 例脾虚证患者为研究对象。脾虚辨证分型标准:脾虚证共性证候为胃脘疼痛、食后腹胀、食欲减退和面黄神疲、乏力倦怠。脾气虚证与脾阳虚证的共性证候为胃脘喜暖喜按、便溏、舌淡或胖有齿印和苔白润或薄。脾虚证分型特征性证候为:①脾气虚证:脉细缓无力。②脾阳虚证:手足不温,脉沉细或虚弱迟缓。③脾阴虚证:口苦干,喜冷饮,便干,舌瘦舌尖红,苔少或细裂,脉细速。④脾虚气滞证:口干口渴,干呕呃逆,大便时溏时结,舌淡或暗红,苔薄黄或薄白,脉沉细无力。

胃镜与病理组织诊断标准:依据"慢性胃炎的分类、纤维胃镜诊断标准及萎缩性胃炎的病理诊断标准",188 例脾虚证患者明确诊断为慢性浅表性胃炎(CSG)68 例,慢性萎缩性胃炎(CAG)64 例,胃黏膜组织基本正常者 56 例。42 例志愿献血者明确诊断为 CSG 18 例、CAG 9 例、胃黏膜组织基本正常者 15 例。

无器质性病变存在型(F)和有器质性病变存在型(G):①F 脾气虚证组:29 例(男 11 例,女 18 例),年龄 22～58 岁,平均年龄 39 岁;病程 1～2 年。②F 脾阳虚证组:27 例(男 11 例,女 16 例),年龄 23～60 岁,平均年龄 40 岁;病程 1～2 年。③G 脾气虚证组:36 例(男 21 例,女 15 例),年龄 22～64 岁,平均年龄 41 岁;病程 3～5 年。其中,

CSG 24 例,CAG 12 例。④G 脾阳虚证组:35 例(男 20 例,女 15 例),年龄 22～70 岁,平均年龄 43 岁;病程 3～6 年。其中,CSG 23 例,CAG 12 例。⑤脾阴虚证组:30 例(男 19 例,女 11 例),年龄 27～71 岁,平均年龄 46 岁;病程 4～8 年。其中,CSG 11 例,CAG 19 例。⑥脾虚气滞证组:31 例(男 20 例,女 11 例),年龄 29～70 岁,平均年龄 48 岁;病程 4～10 年。其中,CSG 10 例,CAG 21 例。42 例志愿献血者根据胃黏膜组织病理学检查结果又分为 2 组:①健康对照组(既无临床证候又无胃黏膜组织病理学变化):15 例(男性 6 例、女性 9 例),年龄 25～42 岁,平均年龄 37 岁。②有病无证组(虽无临床证候,但有轻度胃黏膜组织病理改变):27 例(男性 20 例、女性 7 例),年龄 29～45 岁,平均年龄 40 岁。其中,CSG 18 例,CAG 9 例。

在胃镜直视下取病灶区和非病灶区胃窦、胃体 3 处黏膜,用于制作组织切片和扫描电镜、透射电镜标本。胃黏膜病理组织学观察(切片 HE 染色);胃黏膜组织切片经 $AB_{pH2.5}$/PAS、HiD/$AB_{pH2.5}$ 和 HiD/$AB_{pH2.5}$/PAS 染色,胃黏膜肠化生(IM)分为:IM I_a,IM I_b,IM II_a,IM II_b。

胃黏膜超微结构采用 501B 型扫描电镜观察;胃黏膜上皮细胞超微结构采用 CM200FEG 型透射电镜(TEM-PHILIPS)观察。

健康对照组和 F 脾气虚证组,胃黏膜固有层内仅有极少量单核细胞和淋巴细胞存在,胃腺体无异常,定标为相对正常胃黏膜。慢性胃炎胃黏膜,固有层内有不同程度的淋巴细胞、浆细胞、嗜酸性粒细胞和中性粒细胞浸润,黏膜上皮有不同程度的变性、坏死、糜烂和萎缩,腺体破坏而减少,有的腺体呈囊性扩张。炎症细胞浸润黏膜层由浅入深程度(小于 1/3 为轻度,大于 1/3 小于 2/3 为中度,大于 2/3 为重度),固有膜腺体减少程度分度同上。G 脾气虚证和 G 脾阳虚证中 CSG 与 CAG 偏向轻、中度,脾阴虚证和脾虚气滞证中 CSG 与 CAG 偏向中、重度($P<0.05～0.001$);组间有显著性差异($P<0.05～0.01$),见表 5-5。胃黏膜肠化生(IM)、CSG-IM 和 CAG-IM 分型(I_a、I_b、II_a、II_b)组间有显著性差异($P<0.05～0.01$)(表 5-6)。

表 5 - 5　脾虚证型间胃黏膜上皮细胞线粒体和线粒体嵴超微结构的比较

组别	例数	线粒体					线粒体嵴	
		数目	肿胀肥大	基质变淡	空泡变性	固缩	数目	断裂与排列紊乱
健康对照组	15	86.5±27.3	3.4±1.6	3.0±1.1	2.9±1.9	1.1±0.8	12.8±3.2	2.2±1.1
有病无证组	27	84.5±24.2	4.2±2.3	4.1±2.9	3.24±1.2	1.5±0.9	11.4±2.2	3.2±1.2
F 脾气虚证	29	82.6±25.4	5.4±2.7	4.3±2.4	2.9±1.8	1.1±0.8	11.2±2.2	3.9±1.1
F 脾阳虚证	27	83.6±26.2	5.3±3.2	4.5±2.1	2.9±1.8	1.2±0.6	11.1±2.4	3.9±1.4
G 脾气虚证	36	68.2±25.3[bcd]	6.7±3.4[ab]	7.0±5.2	5.8±4.5[bc]	1.5±0.9	9.7±2.9[a]	5.3±3.1[abc]
G 脾阳虚证	35	68.1±25.2[cd]	7.0±4.4[ab]	7.2±5.1	6.8±4.7[bcd]	1.9±0.3[acde]	8.7±3.5[abcd]	5.9±2.3[abcd]
脾阴虚证	30	55.6±21.6[abcdef]	9.8±4.2[abcdef]	10.5±25.8	10.5±8.1[abcdef]	3.4±0.9[abcdef]	7.6±3.1[abcd]	8.5±2.3[abcd]
脾虚气滞证	31	49.3±20.1[abcdef]	11.7±4.3[abcdefg]	12.6±5.4[bcd]	12.5±7.5[abcdef]	3.8±1.1[abcdef]	6.5±3.6[abcdef]	9.7±4.4[abcdef]

注：采用方差分析（ANOVA）及两两比较（SNK）法，与健康对照组比较（a）；与有病无证组比较（b）；与 F 脾气虚证组比较（c）；与 F 脾阳虚证组比较（d）；与 G 脾气虚证组比较（e）；与 G 脾阴虚证比较（f）；与脾阴虚证组比较（g），右上角有字母标记者有统计学意义

表 5－6 脾虚证型间胃黏膜 cAMP、SOD、DNA 和上皮细胞核、线粒体微量元素量变比较

组别	例数	胃黏膜			上皮细胞核		线粒体	
		cAMP (pmol/g)	SOD (µ/g)	DNA IOD	Zn (AT%)	Cu (AT%)	Zn AT%	Cu ((AT%)
健康对照组	15	15.9±1.5	170.5±6.1	12.6±2.7	7.6±0.4	58.4±0.3	9.2±0.5	58.3±0.3
有病无证组	27	15.5±1.9	166.6±5.8	13.7±3.2	7.8±0.3	58.6±0.4	8.8±0.5[a]	58.0±0.3[a]
F 脾气虚证	29	15.6±2.1	168.3±5.1	13.4±4.6	7.8±0.4	58.7±0.5	8.9±0.5[a]	58.0±0.3[a]
F 脾阳虚证	27	15.7±1.2	167.5±6.2	13.6±4.7	7.8±0.4	58.7±0.4	8.9±0.5[a]	58.0±0.3[a]
G 脾气虚证	36	14.7±1.2[bcd]	166.1±5.3	14.2±3.9	8.0±0.4[a]	58.9±0.5[a]	8.6±0.4[acd]	57.9±0.3[a]
G 脾阳虚证	35	14.5±1.4[abcd]	165.5±5.5[a]	14.3±2.4	8.2±0.5[acd]	58.9±0.5[ad]	8.6±0.4[ad]	57.8±0.3[ad]
脾阴虚证	30	13.9±1.3[abcd]	162.5±6.2[abcd]	15.7±4.3	8.4±0.5[acde]	59.1±0.5[abcd]	8.4±0.4[abcd]	57.7±0.4[abcde]
脾虚气滞证	31	13.2±1.4[abcdef]	159.5±5.2[abcdef]	16.9±4.8[abcdef]	8.6±0.5[abcdef]	59.4±0.5[abcdefg]	8.4±0.4[abcd]	57.6±0.3[abcdef]

注：与健康对照组比较(a)；与有病无证组比较(b)；与 F 脾气虚证组比较(c)；与 F 脾阳虚证组比较(d)；与 G 脾气虚证组比较(e)；与 G 脾阳虚证组比较(f)；与脾阴虚证组比较(g)。右上角有字母标记者有统计学意义

胃黏膜超微结构相对正常胃黏膜表面清晰,被纵横交错的小沟分隔成许多胃小区,呈脑回状。胃小区内有许多胃小凹(胃腺开口,见图5-18)。胃小凹外形如火山口。凹壁衬有圆形或椭圆形上皮细胞,体积基本一致。放大数倍,细胞表面粗糙不平,有短而稀的微绒毛,也有很多半圆形小丘、少数微突和小窝孔。小窝孔是由小丘破裂排出黏液后留下的痕迹;凹口周围凸出如堤状。胃窦部黏膜比较粗糙,折叠明显,小凹口多数呈长短不一的沟形,底部很深。

慢性胃炎胃黏膜在低倍镜下观察,病灶胃黏膜纵横交叉的沟变浅,脑回结构平坦,小凹口变形,大小不一,高低不平,分布不均匀;堤状隆起高低起伏,宽窄不等。高倍镜下观察,病灶胃黏膜有散在变性、溃破和坏死脱落的上皮细胞,细胞表面可见"S"形弯曲幽门螺杆菌(图5-19)。成片上皮细胞溃破、糜烂和脱落,形成微小溃疡。溃疡由中心向外扩展,邻近细胞被挤压、破坏,形状和排列不规则(图5-20)。小凹壁上皮细胞萎缩变性,细胞大小不一,排列不规则,细胞溃破坏死,有炎症细胞浸润,严重者固有腺呈格架状结构(图5-21)。肠化生黏膜上皮细胞表面有一层较厚的外衣,绒毛不外露,细胞间界不清(图5-22)。排空后的杯状细胞为圆形或多角形空穴,开口处有排出的黏液物质呈散在星状白点,可以见到息肉(图5-23)。非病灶区胃黏膜内,也能见到灶性炎变、萎缩性炎变、肠化生细胞群、微小溃疡和幽门螺杆菌,故总称其为"背景病变"。

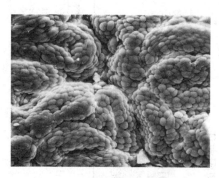 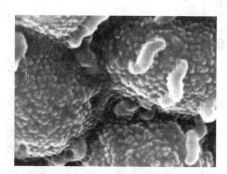

图5-18 正常胃粘膜胃腺开口　　图5-19 胃黏膜细胞表面可见"S"形弯曲幽门螺杆菌

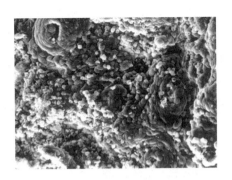

图 5 - 20　胃黏膜成片上皮细胞溃破、糜烂和脱落,形成微小溃疡

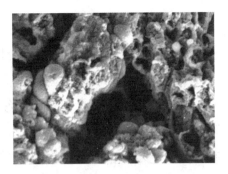

图 5 - 21　上皮细胞萎缩变性,固有腺呈格架状结构

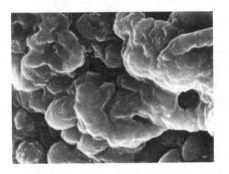

图 5 - 22　肠化生细胞间界不清

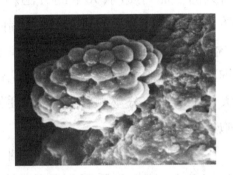

图 5 - 23　胃黏膜息肉

"背景病变"在脾阴虚证、脾虚气滞证两组与 G 脾气虚证、G 脾阳虚证两组之间,则有显著性差异($P<0.05\sim0.01$)(表 5 - 7)。

表 5 - 7　慢性胃炎及肠化生各组间胃黏膜 cAMP、SOD 和微量元素的量变比较

组别	例数	Zn (WT%)	Cu (WT%)	cAMP (pmol/g)	SOD (μ/g)
健康对照	15	4.1±1.0	5.2±0.8	15.9±1.5	170.5±6.1
CSG	86	3.2±1.8	4.6±1.9	14.9±2.2	162.9±8.9
CAG	73	2.7±1.4[a]	4.1±1.3	14.2±2.3[a]	159.2±10.8[b]
IM I$_a$	46	3.2±1.1[a]	4.3±1.3	14.8±1.7	161.7±7.9
IM I$_b$	28	3.1±1.0	4.2±1.0	14.1±0.9[a]	158.8±10.7
IM II$_a$	20	2.4±1.1[a]	3.6±0.9[ab]	13.5±0.8[ab]	156.1±10.3[b]
IM II$_b$	16	1.8±0.9[abde]	3.0±0.9[abcde]	11.7±0.9[abcdef]	148.9±8.3[abcdef]

注:t 检验,与健康对照组比较(a);与 CSG 组比较(b);与 CAG 组比较(c);与 IM I$_b$ 组比较(d);与 IM I$_b$ 组比较(e);与 IM II$_a$ 组比较(f)。右上角有字母标记者有统计学意义

观察胃黏膜上皮细胞超微结构,相对正常胃黏膜上皮细胞中,黏液细胞是覆盖于胃腔表面和胃小凹内面的柱状上皮细胞,游离面有短小微绒毛,细胞核较大,位于细胞底部,胞质内有大小不等的黏液颗粒、大量的粗面内质网和散在的线粒体。颈部黏液细胞分布在胃腺颈部,核呈圆形或半月形,胞质内核上方有大量的分泌颗粒、较发达的高尔基体、较少的粗面内质网和散在的线粒体,细胞顶部有少量短粗的微绒毛。主细胞分布在胃腺体及底部,核呈圆形,胞质内有大量平行排列的粗面内质网、大量的分泌颗粒、发达的高尔基体和散在的线粒体。壁细胞较大呈圆锥形,锥顶端向腺腔,核在细胞中心,胞质内充满小泡状光滑内质网、细胞内小管和丰富的线粒体。内分泌细胞夹于主细胞与壁细胞之间,细胞较小,核呈圆形位于细胞基底部,胞质中可见大量小球形内分泌颗粒、粗面内质网和少量线粒体,高尔基体位于细胞核附近。

胃黏膜正常上皮细胞核呈圆形或椭圆形,核被膜略有曲折,分叶核极少,核与胞质截面积比(核质比)小于1(图5-24);核内染色质呈散在分布、随核仁分布和沿核周分布(图5-25),核中央异染色质间的浅亮区是常染色质(图5-26),核仁有较高电子密度,无被膜包裹(图5-27)。胃黏膜正常上皮细胞线粒体为圆形或椭圆形,散在于细胞核周围。线粒体由外膜、内膜、外室、内室与嵴组成。嵴由内膜向内折叠而成,为中空管道,与外室相通。有些线粒体嵴直通细胞质。嵴通常呈板层状排列,互相平行,并垂直于线粒体长轴。

慢性胃炎胃黏膜上皮细胞　细胞游离面微绒毛脱落,细胞间隙增宽,细胞连接减少;线粒体数量减少,肿胀或嵴断裂,空泡变性,粗面内质网扩张呈环状排列;高尔基体萎缩,失去其典型的结构;胞质内分泌颗粒减少;细胞核增大或缩小。壁细胞胞质内小管扩张,微绒毛变短变细或消失。慢性胃炎胃黏膜上皮细胞核分化差的其核质比大于1,分叶核增多;染色质间颗粒或染色质周颗粒密集增多,常染色质增多;

核仁肥大靠近核边缘（称核仁边集）。衰老退化的上皮细胞核缩小，核质比更小；异染色质密集于核周围，核中心电子密度低，核呈圈状（称染色质边集）；核皱缩呈齿状，核内呈中等均匀电子密度，见不到染色质（称染色质均匀化）。

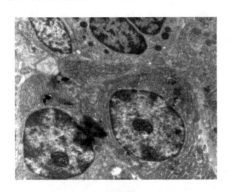

图 5 - 24　核质比小于 1

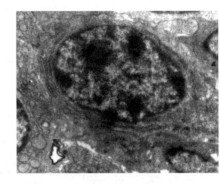

图 5 - 25　核仁分布沿核周

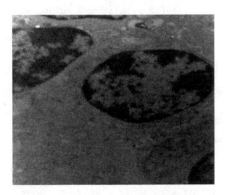

图 5 - 26　核中央异染色质间的浅
亮区是常染色质

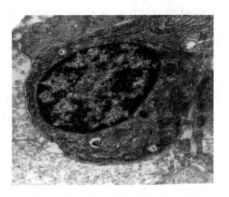

图 5 - 27　核仁有较高电子密度，
无被膜包裹

慢性胃炎胃黏膜上皮细胞线粒体肿胀肥大、固缩和透明变性，乃至空泡变性，畸形线粒体，呈 C 字形或 U 字形。线粒体嵴有之字嵴、纵向嵴、稀疏嵴和致密嵴，嵴排列紊乱。线粒体及嵴的数目减少。以上变化，在 G 脾气虚证和 G 脾阳虚证组（A）间，无显著性意义（$P >$ 0.05）；在脾阴虚证和脾虚气滞证组（B）间，无显著性意义（$P > 0.05$）；在 B 组与 A 组之间，则有显著性差异（$P < 0.05 \sim 0.01$）（表 5 - 8、表 5 - 9）。

中医学和现代医学的脾胃功能既有区别,又有联系。中医学的"脾"主要属于消化、吸收、营养系统,现代医学的脾属于血液与免疫系统。中医学的"脾胃"功能是一体化的,现代医学的脾、胃功能是没有直接紧密联系的。

F脾气虚证、F脾阳虚证与健康对照组比较,胃黏膜组织病理学上均无典型的器质性病变存在,可谓有证无病——虽有脾虚证,但无CSG或CAG,但在上皮细胞亚微结构——线粒体则有质量下降的趋势,$P<0.05$;G脾气虚证、G脾阳虚证、脾阴虚证和脾虚气滞证与上述三组比较有本质上的不同,均有器质性病变存在,可谓有证有病——既有脾虚证,又有CSG或CAG;G脾气虚证和G脾阳虚证多见于轻、中度CSG与CAG,脾阴虚证和脾虚气滞证多见于中、重度CSG与CAG;胃黏膜炎症细胞浸润程度、固有膜腺体减少程度、$IM II_b$发生率、非病灶区胃黏膜内灶性萎缩性炎变、肠化生和微小溃疡等"背景病变"的发生率、上皮细胞核质比>1的发生率、核分叶的发生率、染色质周间颗粒密集的发生率、核仁肥大的发生率、线粒体退变发生率等,它们随着G脾气虚证、G脾阳虚证、脾阴虚证和脾虚气滞证的顺序递增,而线粒体和嵴的数目,则随上述顺序递减。这些变化在G脾气虚证和G脾阳虚证组(A)间,无显著性意义($P>0.05$);在脾阴虚证和脾虚气滞证组(B)间,无显著性意义($P>0.05$);在B组与A组之间,则有显著性差异($P<0.05\sim0.01$),由此证明:①脾虚证既可发生在胃黏膜器质性病变的基础上,也可发生在胃黏膜无器质性病变的基础上;②脾虚证证候既可产生于胃黏膜组织结构病变之先,也可产生于胃黏膜组织结构病变之后;③脾胃病的功能改变与结构改变互为因果,相互影响;④脾虚证型的发展演化与胃黏膜病变(CSG、CAG和$IM II_b$)的程度有密切的内在联系;⑤由于"背景病变"和线粒体质量下降的存在,无论有病有证、有证无病、有病无证(虽有CSG或CAG,但无脾虚证),这些都应受到临床医学家的足够重视,一则必须采用现代科学技术手段对证病结合深入研究;二则必须加强对有证无病和有病无证患

者积极治疗,以达到治未病早治病及早康复的目的;三则必须对有病无证、有证无病和有病有证的三种临床表现,从基因着手进行遗传素质与疾病表现的相关研究。

中医学中没有"胰",只有"脾";对"脾"的形态描述与现代解剖学中的胰相似,然而"脾"的生理功能范畴又远远超过胰。所以中医"脾"是有其名而无其实的"器官",只是消化生理的宏观概念。中医(TCM)脏象学说的各个脏腑实质上都是以"综合功能"为基础,辅以某些解剖结构组合成为纵横交叉联系的"综合功能系统层次",绝非是西医学的孤立的单一组织结构器官系统。这就鲜明地体现出中医脏腑学说在机体中整体联系的特色。机体罹患各种疾病时,由于机体整体性调节(神经-内分泌-免疫)和个体遗传素质的影响,疾病对以"五脏"为系统层次的各"综合功能单位"的影响不同,个体整体性、阶段性、局部性、结构态、代谢态、功能态反应的主次和水平也不同,因而产生"异病同证"、"同病异证"和"证相演化"的临床现象。治疗上则采用相应的"同病异治"、"异病同治"的法则。

线粒体是机体能量代谢的"工厂",决定机体能量的虚实;细胞核的变化决定疾病的性质。病理学和病理生理学是临床医学的基础。本项研究奠定了现代中医脾胃病虚证和疾病性质的病理学基础,为临床辨证论治制订治疗方案提供科学的现代依据。

第四节 慢性胃炎脾虚证分型的现代病理生理学基础

探索中西医学选择性整合互补脾虚证慢性胃炎内在的相关性联系的物质基础,是提高中西医结合治疗慢性胃炎临床疗效的重要途径之一。为此,我们在采用现代科学技术手段研究"中西医互补整合由细胞学(细胞核和线粒体)水平研究慢性胃炎"上,同步从结构态—代谢态—功能态,整体—组织—细胞—亚细胞—分子生物学的水平,研究脾虚证慢性胃炎的病理生理学基础及其临床价值。

经现代临床先进学科技术仪器检查方法,选择基本排除心、肺、肝、胆、胰、肾等脏器疾病的 188 例脾虚证患者为研究对象。脾虚辨证分型标准:脾虚证共性证候为胃脘疼痛、食后腹胀、食欲减退和面黄神疲、乏力倦怠。脾气虚证与脾阳虚证的共性证候为胃脘喜暖喜按、便溏、舌淡或胖有齿印和苔白润或薄。脾虚证分型特征性证候为:①脾气虚证:脉细缓无力。②脾阳虚证:手足不温,脉沉细或虚弱迟缓。③脾阴虚证:口苦干,喜冷饮,便干,舌瘦舌尖红,苔少或细裂,脉细速。④脾虚气滞证:口干口渴,干呕呃逆,大便时溏时结,舌淡或暗红,苔薄黄或薄白,脉沉细无力。

胃镜与病理组织诊断标准:依据"慢性胃炎的分类、纤维胃镜诊断标准及萎缩性胃炎的病理诊断标准",188 例脾虚证患者明确诊断为慢性浅表性胃炎(CSG)68 例,慢性萎缩性胃炎(CAG)64 例,胃黏膜组织基本正常者 56 例。42 例志愿献血者明确诊断为 CSG 18 例,CAG 9 例,胃黏膜组织基本正常者 15 例。

无器质性病变存在型(F)和有器质性病变存在型(G):①F 脾气虚证组:29 例(男 11 例,女 18 例),年龄 22～58 岁,平均年龄 39 岁;病程 1～2 年。②F 脾阳虚证组:27 例(男 11 例,女 16 例),年龄 23～60 岁,平均年龄 40 岁;病程 1～2 年。③G 脾气虚证组:36 例(男 21 例,女 15 例),年龄 22～64 岁,平均年龄 41 岁;病程 3～5 年。其中,CSG 24 例,CAG 12 例。④G 脾阳虚证组:35 例(男 20 例,女 15 例),年龄 22～70 岁,平均年龄 43 岁;病程 3～6 年。其中,CSG 23 例,CAG 12 例。⑤脾阴虚证组:30 例(男 19 例,女 11 例),年龄 27～71 岁,平均年龄 46 岁;病程 4～8 年。其中,CSG 11 例,CAG 19 例。⑥脾虚气滞证组:31 例(男 20 例,女 11 例),年龄 29～70 岁,平均年龄 48 岁;病程 4～10 年。其中,CSG 10 例,CAG 21 例。42 例志愿献血者根据胃黏膜组织病理学检查结果又分为 2 组:①健康对照组(既无临床证候又无胃黏膜组织病理学变化):15 例(男性 6 例、女性 9 例),年龄 25～42 岁,平均年龄 37 岁。②有病无证组(虽无临床证候,但有轻度胃黏膜组织病理改变):27 例(男性 20 例、女性 7 例),年龄 29～45 岁,平均年龄 40 岁。其中,CSG 18 例,CAG 9 例。

在胃镜直视下取病灶区和非病灶区胃窦、胃体 3 处黏膜,用于制作组织切片和扫描电镜、透射电镜标本。胃黏膜病理组织学观察(切片HE 染色);胃黏膜组织切片经 $AB_{pH2.5}$/PAS、HiD/$AB_{pH2.5}$ 和 HiD/$AB_{pH2.5}$/PAS 染色,胃黏膜肠化生(IM)分为:IM I_a,IM I_b,IM II_a,IM II_b。

胃黏膜病理组织学观察,脾虚证胃病患者胃黏膜基本病理改变是固有膜内均有不同程度的大量淋巴细胞和浆细胞浸润、腺体减少、萎缩和肠化生。胃黏膜超微结构观察及其微量元素检测,在 501B 型扫描电镜直视下 9100/60 型能谱仪探针对所测样品 0.1～0.01 mm^2 范围内能自动检测原子序数 12 以下的所有元素(图 5－28、图 5－29),并自动计算出各元素在元素系列中的重量百分比(WT%)。每例患者三处胃黏膜定 15 点重复测定 15 次,每次检测共测得 21 种元素,取各元素 WT%均值。

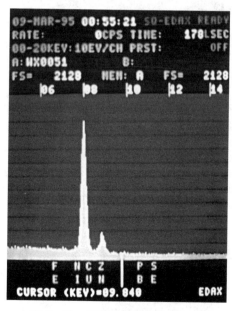

图 5－28　能谱仪微量元素检测图

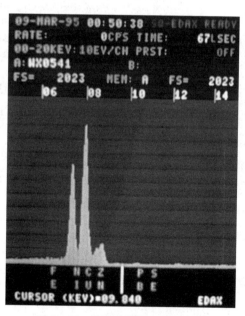

图 5－29　能谱仪微量元素检测图

胃黏膜上皮细胞超微结构观察及其微量元素检测,采用 CM200FEG型透射电镜(TEM-PHILIPS)附 9100/60 型能量色散 X 射线分析仪,对每例患者 3 处黏膜标本,统一于 5 个放大倍数(3 600、7 200、14 000、19 000、29 000 倍)随机拍摄全貌、局部和细胞器,并测定细胞核与线粒体的微量元素间原子数百分比(AT%)。胃黏膜上皮细胞核 DNA 检测,采用 IBAS2000 型图像分析仪测定(图 5 - 30～图 5 - 32)。

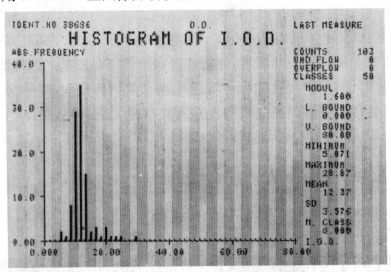

图 5 - 30　图像分析技术检测 CSG 的 DNA 直方图呈单峰形

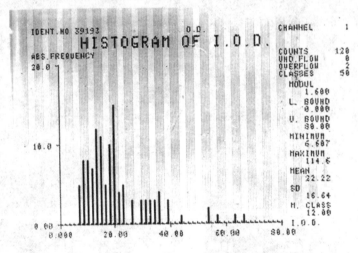

图 5 - 31　图象分析技术检测 CAG 的 DNA 直方图呈多峰形

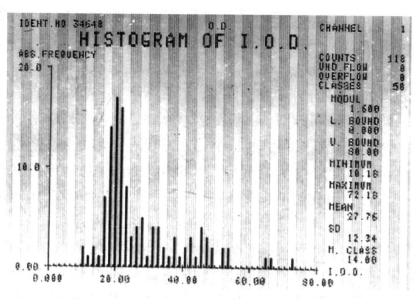

图 5-32　图像分析技术检测 IM Ⅱₐ 的 DNA 直方图呈多峰形

胃黏膜 cAMP 与 SOD 测定，采用放射免疫法测定胃黏膜 cAMP 含量；采用化学发光法测定胃黏膜 SOD 活性。

胃黏膜 cAMP、SOD、Zn、Cu 和线粒体 Zn、Cu 的量随健康对照组、F 脾气虚证组、F 脾阳虚证组、有病无证组、G 脾气虚证组、G 脾阳虚证组、脾阴虚证组和脾虚气滞证组的顺序递减；随健康对照组、CSG 组和 CAG 组的顺序递减；随健康对照组、IM Ⅰₐ、IM Ⅰₑ、IM Ⅱₐ 和 IM Ⅱₑ 的顺序递减（$P < 0.05 \sim 0.01$）；细胞核 DNA、Zn 和 Cu 随上述顺序递增（$P < 0.05 \sim 0.01$）。G 脾气虚证和 G 脾阳虚证多见于轻、中度 CSG 与 CAG，脾阴虚证和脾虚气滞证多见于中、重度 CSG 与 CAG 和 IM Ⅱₑ。

中医"脾胃"生理功能一体化，在"肝胆"、"大肠"和"小肠"等多脏器共同参与下，完成现代医学中的消化、吸收和营养代谢生理功能，并影响着机体其他系统的生理活动，如免疫、造血、肌肉运动等。"脾胃"虚弱，消化、吸收、营养代谢功能不足，体内营养素减少，全身机能活动降低，影响免疫系统，机体的防卫力量减弱；调理"脾胃"是强壮身体、防治疾病的重要环节。

当胃黏膜遭受有害物质或缺血等损害后,机体内 Zn、Cu 代谢失常,由此扰乱了体内酶系统。Zn 在体内是碳酸酐酶、DNA 聚合酶、肽酶、磷酸酶和过氧化物歧化酶等百余种酶的重要组成部分和激活剂。它通过调节这些酶的活性,参与和控制糖、脂类、蛋白质、核酸和维生素的代谢,争夺硫醇抑制自由基反应。Cu 在体内参与 30 多种蛋白质和酶的组成,调节脂肪代谢,影响细胞呼吸和细胞分裂。当机体内 Zn、Cu 水平降低时,SOD 合成与活性被抑制;由于 NADPH 氧化还原循环及黄嘌呤氧化酶的催化作用,产生大量氧自由基,远远超过了 SOD 的清除能力,积累过剩的氧自由基与线粒体内外膜上的不饱和脂肪酸发生脂质过氧化反应,生成 LPO,血清中 LPO 水平便升高;线粒体内外膜因此遭受破坏,致使线粒体嵴减少与排列紊乱,线粒体室腔内径比质改变,最终发生退行性改变。线粒体是三羧循环(tricarboxylic acid cycle)的工厂,线粒体质量改变,三磷酸腺苷(adenosine triphosphate,ATP)产生减少,细胞活动能量供应不足而功能虚弱,结构萎缩,胃酸分泌减少,甚至细胞坏死。细胞核的蛋白合成(包括 DNA 复制)代谢和线粒体的能量代谢,均需要 Zn、Cu 依赖性酶的参与。细胞核摄取 Zn、Cu 多,蛋白合成旺盛,核分裂增殖加速,增加了基因突变的机会。环核苷酸作为机体的第二信使物质调节机体的某些生命活动。一旦细胞内环核苷酸(尤其是 cAMP)的量发生异常变动时,影响细胞分化,常会导致机体出现病理状态(CSG 与 CAG 和 IM)。cAMP 的量变引起细胞代谢、细胞免疫和自主神经功能的改变。机体内 cAMP 水平降低致使交感神经(包括嘌呤能神经)功能抑制,而且副交感神经的功能相对亢进,因而出现诸如脘闷腹胀、肠鸣便溏、口泛清涎、胃口欠佳、舌淡胖有齿印等消化道症状。Zn 和 cAMP 的量变,通过影响淋巴细胞的代谢途径,进而影响细胞呼吸、细胞分化,抑制淋巴细胞转化,致使 ^{3}H-TdR LCT 水平降低。

脾虚证既可发生在胃黏膜器质性病变的基础上(有证有病——既有脾虚证,又有 CSG 或 CAG),也可发生在胃黏膜无器质性病变的基础上（有证无病——虽有脾虚证，但无 CSG 或 CAG，亚疾病状态），但都发生在胃黏膜上皮细胞的细胞核与线粒体 Zn、Cu 互为消长的量变基础上。有一些患者虽有胃黏膜器质性病变存在，但由于其遗传素质和代偿功能等因素的影响，而产生"有病无证"（虽有 CSG 或 CAG，但无脾虚证）的临床现象。胃黏膜 cAMP、SOD、Zn、Cu，线粒体 Zn、Cu 和细胞核 DNA、Zn、Cu 的量变既是胃黏膜组织结构产生病变的物质基础，也是决定脾虚证分型的物质基础。脾虚证本虚的共性表现是血 cAMP 和细胞免疫水平降低，胃黏膜组织 Zn、Cu、SOD、cAMP 水平降低，血清 LPO 增高；脾虚气滞证细胞核代谢旺盛、线粒体能量代谢衰弱，细胞分裂增殖超过细胞分化成熟；脾气虚证细胞核代谢与线粒体能量代谢同步衰微，细胞早衰老化。

临床上发现脾虚气滞证胃病胃黏膜组织细胞 Zn、Cu 含量降低，细胞核 DNA 含量异常增高，以及胃黏膜组织伴有 II_b 型肠化生，细胞核增大畸形，线粒体退变率增高，是胃的癌变信号，应高度重视，有助于胃癌早期诊断。通过对胃切除患者被保留残胃的非病灶区胃黏膜取材作扫描电镜观察分析，发现肉眼观察属于正常的胃黏膜中确实存在"灶性浅表性炎变、灶性萎缩性炎变和微小溃疡"等"背景病变"，证明十二指肠球部溃疡、胃溃疡等慢性胃病是全胃性疾病，绝不是局部病变。因此，提出慢性胃病外科治疗时必须兼顾残胃癌前状态（"背景病变"）的危险性：对非癌变或无癌变倾向的良性胃病，如无严重并发症，原则上应避免手术治疗；手术也应严格选择术式掌握切除范围，术后仍需中西医结合内科治疗，以预防残胃疾病的发生。

追溯两千年中医理论的发展史，早已包含了"宏观平衡"、"模糊逻辑"和"亚宏观调节"现代科学哲理的萌芽，证与脏象学说就是其典型的产物。但是由于传统中医理论的长期封闭性和较少鉴伪性，应用"模糊逻辑"又过于简单化，不很注重定性定位定量，遂致在某些证间的辨证标准无深刻的界限，浑然一体。所以中医要现代化必须从墨守成规的思想中解放出来，消化吸收现代科学哲理的新概念、新内容，借鉴现代科学技术（含现代医学）中一切有用的知识、方法和手段，整合互补，是医学科学发展的必然趋势。

第五节　慢性胃炎脾虚证分型的现代治疗学基础

慢性胃炎的发病过程中，几乎都能出现属于中医脾虚证的不同证型。探索慢性胃炎脾虚证分型，是提高中西医结合辨证施治慢性胃炎临床疗效的重要途径之一；而逆转胃黏膜肠上皮化生（IM）和不典型增生（ATHP），又是胃癌的二级预防的重要措施。为此，我们采用现代科学技术手段，从结构态-代谢态-功能态，从整体-组织-细胞-亚细胞-分子生物学的水平，研究慢性胃炎脾虚证分型的治疗学基础及其临床价值。

115 例脾虚证患者胃黏膜均伴有 IM 或 ATHP。明确诊断为 CSG 42 例，CAG 65 例，胃黏膜无明显炎变者 8 例。依据 IM 和 ATHP 的分度标准，分轻度（IM^+，$ATHP^+$）、中度（IM^{++}，$ATHP^{++}$）和重度（IM^{+++}，$ATHP^{+++}$）；IM 分为：$IM\,I_a$、$IM\,I_b$、$IM\,II_a$、$IM\,II_b$。

115 例脾虚证患者随机分为治疗组 61 例（脾气虚证 13 例，其中，CSG 8 例，CAG 5 例；脾阳虚证 14 例，其中，CSG 9 例，CAG 5 例；脾阴虚证 16 例，其中，CSG 3 例，CAG 13 例；脾虚气滞证 18 例，其中，CSG 5 例，CAG 13 例）男性 43 例，女性 18 例，平均年龄 44 岁，平均病程 5 年；和对照组 54 例（脾气虚证 13 例，其中，CSG 9 例，CAG 4 例；脾阳虚证 13 例，其中，CSG 9 例，CAG 4 例；脾阴虚证 13 例，其中，CSG 4 例，CAG 9 例；脾虚气滞证 15 例，其中，CSG 3 例，CAG 12 例），男性 34 例，女性 20 例，平均年龄 43 岁，平均病程 5 年。

治疗组采用胃康复治疗，其基本方由黄芪、茯苓、白术、甘草、元胡、黄连、白芍等组成，为Ⅰ号，用于脾气虚证；脾阳虚证加高良姜、吴茱萸为Ⅱ号；脾阴虚加元参、麦冬为Ⅲ号；脾虚气滞加陈皮、沉香为

Ⅳ号。对照组采用胃苏冲剂治疗,主要由紫苏梗、陈皮、香附、佛手等组成。两组均每日冲服 3 次,每次 15 g,15 天为 1 疗程,一般治疗 3～6 个疗程。

治疗前后均做胃镜检查,在胃窦部取活检组织,制作与脾虚证分型的病理学基础相同的研究指标,并增添血清过氧化脂质(LPO)和淋巴细胞转化试验(^{3}H-TdR LCT)。

疗效判断标准,显效:临床症状消失或基本消失;胃镜检查胃黏膜糜烂、出血和水肿消失;活检组织病理学检查 IM、ATHP 消失;有效:有 2～3 个主要临床症状消失或有明显减轻;胃镜检查胃黏膜炎症范围缩小,病变减轻;活检组织病理学检查 IM 和 ATHP 程度减轻,由重度变为中度或轻度,或由中度变为轻度;无效:临床症状无变化或加重;活检组织病理学检查肠化生程度无变化或加重。

症状疗效依据显效、有效、无效和总有效率的顺序,治疗组为 52.5%,37.7%,9.8%,90.2%;对照组为 37.0%,48.2%,14.8%,85.2%,两组显效率有显著性差异($P<0.05$),总有效率无显著差异($P>0.05$)。

病理疗效胃康复治疗不同类型胃黏膜癌前病变的疗效(显效、有效、无效),①治疗组:IM^+(12,4,4);IM^{++}(5,2,3);IM^{+++}(0,3,2);$ATHP^+$(2,1,0);$ATHP^{++}$(1,4,1);$IM^{++}+ATHP^+$(2,1,2);$IM^{++}+ATHP^{++}$(0,1,0);$IM^{+++}+ATHP^+$(1,2,3);$IM^{+++}+ATHP^{++}$(0,3,2);$IM\,I_a$(10,2,2);$IM\,I_b$(5,7,2);$IM\,II_a$(4,4,4);$IM\,II_b$(0,3,8);②对照组:IM^+(9,6,9);IM^{++}(1,2,3);IM^{+++}(0,1,2);$ATHP^+$(1,3,3);$ATHP^{++}$(1,1,3);$IM^{++}+ATHP^+$(1,0,2);$IM^{++}+ATHP^{++}$(0,1,1);$IM^{+++}+ATHP^+$(0,0,1);$IM^{+++}+ATHP^{++}$(0,1,2);$IM\,I_a$(9,6,8);$IM\,I_b$(2,2,3);$IM\,II_a$(0,2,5);$IM\,II_b$(0,1,4),组间显效率和总有效率有显著性差异($P<0.01～0.001$)(图5-33～图5-36)。

胃黏膜生物活性物质的量变:胃康复冲剂治疗后胃黏膜 Zn、Cu、

cAMP、SOD、线粒体 Zn、Cu 和细胞核 DNA、Zn、Cu、LPO、^{3}H-TdR LCT水平均较治疗前有不同程度改善（$P<0.05\sim0.01$）（表5-8,图5-11）。

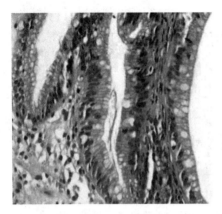

图5-33　胃黏膜组织病理学检查可见中度 IM 伴 ATHP（HE 染色）

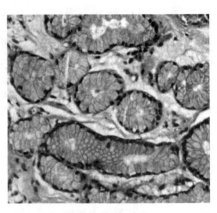

图5-34　治疗后胃黏膜组织病理学检查可见中度 IM 和 ATHP 消失,有少量炎症细胞浸润（HE 染色）

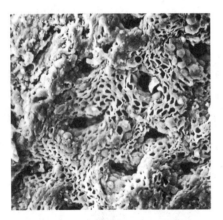

图5-35　扫描电镜观察胃黏膜可见萎缩变性固有腺呈格架状结构　×320

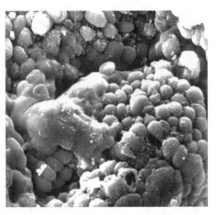

图5-36　治疗后扫描电镜观察胃黏膜可见增生细胞大小不一形态不一,活跃黏膜呈小结节状　×320

表 5 - 8　胃康复对脾虚证胃癌前病变胃黏膜微量元素、cAMP、SOD、LPO 和 ^{3}H-TdR LCT 的影响

组别	例数	胃黏膜					血液
		Zn (WT %)	Cu (WT %)	cAMP (pmol/g)	SOD (μ/g)	LPO (umol/L)	^{3}H-TdR LCT (Bq/L)
健康对照	15	4.1±1.0	5.2±0.8	15.9±1.5	170.5±6.1	2.6±0.6	1 079.7±227.4
脾气虚证疗前	13	3.3±0.9	4.5±0.8[a]	14.8±0.7[a]	164.8±6.3[a]	3.1±0.4[a]	770.1±170.4[b]
疗后	13	3.9±0.5[i]	5.2±0.5[i]	15.6±0.8[i]	170.2±4.6[i]	2.6±0.5[i]	1 116.3±176.2[j]
脾阳虚证疗前	14	3.4±0.7[a]	4.4±0.8[a]	14.6±0.8[b]	164.6±5.9[a]	3.5±0.6[b]	716.6±167.3[b]
疗后	14	3.9±0.4[i]	4.9±0.6[i]	15.2±0.7[i]	170.2±5.0[i]	2.9±0.7[i]	1 090.4±116.9[j]
脾阴虚证疗前	16	2.3±0.5[bdf]	3.2±0.5[bdf]	12.9±1.1[bdf]	154.7±6.4[bdf]	4.3±0.7[bdf]	408.4±177.2[bdf]
疗后	16	3.3±0.8[j]	4.2±0.9[j]	14.0±1.6[j]	161.9±5.7[j]	3.3±0.6[j]	910.5±254.3[j]
脾虚气滞疗前	18	1.6±0.6[bdfh]	2.7±0.6[bdfh]	11.7±0.9[bdfh]	146.9±6.1[bdfh]	4.5±0.6[bdf]	259.7±104.2[bdfh]
疗后	18	2.9±0.8[j]	3.8±0.9[j]	13.4±1.6[j]	159.7±6.2[j]	3.7±0.5[j]	783.4±272.9[j]

注:t 检验，与健康对照组比较:a. P<0.05,b. P<0.01;与脾气虚组比较:c. P<0.05,d. P<0.01;与脾阴虚证组比较:e. P<0.05, f. P<0.01;与脾阳虚证组比较:g. P<0.05,h. P<0.01;同组治疗前后比较:i. P<0.05,j. P<0.01

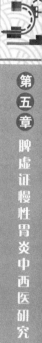

第五章　脾虚证慢性胃炎中西医研究

表 5-9　胃康复治疗肠化生亚型对胃黏膜 cAMP、SOD、微量元素、LPO 和 ^{3}H-TdR LCT 的影响

组别	例数	胃黏膜				血液	
		Zn (WT%)	Cu (WT%)	cAMP (pmol/g)	SOD (μ/g)	LPO (umol/L)	^{3}H-TdR LCT (Bq/L)
健康对照	15	4.1±1.0	5.2±0.8	15.9±1.5	170.5±6.1	2.6±0.6	1 079.7±227.4
IM I a 疗前	14	3.4±0.7[a]	4.4±0.9[b]	14.8±0.9[a]	165.3±5.8[a]	3.1±0.4[a]	771.8±128.8[b]
疗后	14	4.0±0.5[i]	5.2±0.5[i]	15.8±0.6[i]	170.5±4.5[i]	2.7±0.7[i]	1 072.9±163.8[i]
IM I b 疗前	15	3.1±0.8[b]	4.2±0.6[b]	14.2±0.7[bc]	162.2±6.4[b]	3.5±0.5[bc]	728.9±143.8[b]
疗后	15	3.8±0.4[i]	4.9±0.6[i]	14.9±0.7[i]	168.2±5.2[i]	2.9±0.5[i]	1 059.9±143.8[i]
IM II a 疗前	12	2.5±0.6[bce]	3.5±0.7[bce]	13.5±0.8[bde]	156.3±6.7[bde]	4.1±0.6[bde]	403.8±154.8[bdf]
疗后	12	3.5±0.6[i]	4.3±0.8[i]	14.1±1.4[i]	162.5±7.3[i]	3.4±0.7[i]	1 051.3±193.3[j]
IM II b 疗前	11	1.8±0.6[bdfg]	2.8±0.6[bdfh]	11.7±0.5[bdfh]	149.6±7.1[bdfh]	4.7±0.5[bdfg]	237.2±68.8[bdfg]
疗后	11	2.2±0.6	3.2±0.7	12.3±1.4	156.9±4.9[j]	3.9±0.3[j]	569.1±187.6[j]

注：t 检验，与健康对照组比较：a. $P<0.05$，b. $P<0.01$；与 IM I a 比较：c. $P<0.05$，d. $P<0.01$；与 IM I b 组比较：e. $P<0.05$，f. $P<0.01$；与 IM II a 组比较：g. $P<0.05$，h. $P<0.01$；同组治疗前后比较：i. $P<0.05$，j. $P<0.01$

表 5-10　胃康复对胃癌前病变脾虚证胃黏膜上皮细胞核、线粒体 Zn、Cu 及 DNA 的影响

组别	例数	上皮细胞核			上皮细胞线粒体	
		Zn (AT%)	Cu (AT%)	DNA (IOD)	Zn (AT%)	Cu (AT%)
健康对照	15	7.6±0.4	58.4±0.3	12.6±2.7	9.2±0.5	58.3±0.3
脾气虚证疗前	13	8.1±0.3[b]	59.0±0.4[b]	13.7±1.4	8.7±0.3[b]	57.9±0.2[b]
疗后	13	7.7±0.2[j]	58.6±0.4[j]	12.7±0.7[i]	9.1±0.3[j]	58.2±0.2[j]
脾阴虚证疗前	14	8.2±0.4[b]	59.1±0.3[b]	14.0±0.9	8.7±0.2[b]	57.8±0.3[b]
疗后	14	7.8±0.4[i]	58.8±0.4[j]	13.1±0.9[i]	8.9±0.3[j]	58.2±0.3[j]
脾阳虚证疗前	16	8.6±0.2[bdf]	59.4±0.3[bdf]	16.5±1.3[bdf]	8.5±0.4[bde]	57.5±0.2[bdf]
疗后	16	8.3±0.3[i]	59.1±0.5[i]	14.9±1.8[i]	8.7±0.3[i]	57.8±0.3[i]
脾虚气滞疗前	18	8.9±0.5[bdfg]	59.6±0.3[bdf]	17.1±1.4[bdf]	8.2±0.4[bdfg]	57.3±0.3[bdfg]
疗后	18	8.5±0.4	59.4±0.6	15.9±2.1	8.5±0.5	57.5±0.4

注：t 检验，与健康对照组比较：a. $P<0.05$，b. $P<0.01$；与脾气虚证组比较：c. $P<0.05$，d. $P<0.01$；与脾阴虚证组比较：e. $P<0.05$，f. $P<0.01$；与脾阳虚证组比较：g. $P<0.05$，h. $P<0.01$；同组治疗前后比较：i. $P<0.05$，j. $P<0.01$

表 5 - 11　胃康复治疗肠化生亚型对胃黏膜上皮细胞核、线粒体 Zn、Cu 及 DNA 的影响

组别	例数	上皮细胞核			线粒体	
		Zn (AT %)	Cu (AT %)	DNA (IOD)	Zn (AT %)	Cu (AT %)
健康对照	15	7.6±0.4	58.4±0.3	12.6±2.7	9.2±0.5	58.3±0.3
IM I$_a$ 疗前	13	7.8±0.1^a	58.9±0.3^b	13.1±0.5	8.9±0.1^a	58.0±0.2^a
疗后	13	7.7±0.2^i	58.5±0.4^j	12.6±0.7^i	9.1±0.3^j	58.3±0.3^j
IM I$_b$ 疗前	14	8.4±0.1^{bd}	59.2±0.2^{bc}	14.7±1.0^{bd}	8.7±0.2^{bd}	57.8±0.1^{bd}
疗后	14	8.0±0.3^j	58.8±0.3^j	13.4±0.8^i	8.9±0.3^j	58.0±0.3^i
IM II$_a$ 疗前	16	8.6±0.0^{bdf}	59.4±0.1^{bdf}	15.6±0.2^{bdf}	8.6±0.1^{bdf}	57.6±0.1^{bdf}
疗后	16	8.3±0.4^i	59.2±0.5	14.6±1.3^i	8.8±0.4^i	57.8±0.4^i
IM II$_b$ 疗前	18	8.7±0.1^{bdfh}	59.6±0.1^{bdfh}	17.7±0.1^{bdf}	8.2±0.1^{bdfh}	57.3±0.1^{bdfh}
疗后	18	8.6±0.1	59.7±0.4	17.3±1.6	8.2±0.4	57.4±0.2

注:t 检验。与健康对照组比较:a. $P<0.05$,b. $P<0.01$;与 IM I$_a$ 比较:c. $P<0.05$,d. $P<0.01$;与 IM I$_b$ 组比较:e. $P<0.05$,f. $P<0.01$;与 IM II$_a$ 组比较:g. $P<0.05$,h. $P<0.01$;同组治疗前后比较:i. $P<0.05$,j. $P<0.01$

采用中西医证病结合的临床分型,辨证施治应用不同的胃康复冲剂,不仅改善了临床症状,而且提高了病理疗效,展示了中医中药辨证施治逆转癌前病变的广阔前景。胃康复冲剂逆转脾虚证癌前病变 IM 和 ATHP 是通过改善胃黏膜 Zn、Cu、cAMP 和 SOD 的水平,促进细胞分化,提高细胞免疫功能,降低氧自由基和 LPO 的机制实现的。

辨证论治是中医学的精华,它开启了现代医学个体化治疗的理念。"辨证论治"是复合式的动宾结构,"辨"是动词,"证"是名词,"论"是动词,"治"是名词,名词必定要有确切的内涵和严密的定义。中医学在 21 世纪,必须把"证"、"治"的内涵和定义采用现代科学技术手段在世界医学界显示出来,并能经得起反复的重复试验。这是中医学与现代医学相结合的关键。提出中医"证"本质的现代概念,"证"是疾病过程中机体整体性、局部性、阶段性(即时相性、动态性)的生理与病理的动态抗争,表现为人体结构态、代谢态、功能态同步变化的层次和水平,随着疾病发展,这三性三态同步变化的层次和水平也不同,证的转归和演化也不同,证既不同于病,又与病相关,是非特异性的综合征,证可以从多层次相关性指标的量变范围综合判断三性三态的层次和水平中合参诊断。对中医证的现代化研究,特别是证的现代病理生理学基础研究,确立中医证的诊断的定性定量的客观化指标,将是中医走向国际、普及世界,并为各国医学家和民众所理解所接受,促进治疗观念的更新和中医药学的发展所必需的极为重要的科技革命。

人体是一个有机组合的整体,体内各种组织细胞的结构成分和各种生物活性物质(微量元素系列、酶系列、激素系列、免疫和信使物质系列等)都是以一定的含量、一定的量比关系组合而成的。测定各种生物活性物质的"绝对"含量固然重要,但是测定系列活性物质之间的"含量比值"则更为重要,更能说明机体的整体性和内环境变化的动向及规律;正常机体的这种比值在一定的域值范围内处于动态平衡状态,打破这种动态平衡就产生病理现象和机能失调。某一生物活性物质的比值波动超过或低于正常域值范围,就能引起这一生物活性物质系列连锁的比值变化，由此产生现代医学的某一诊断明确的病，同时也产生中医的证的临床表现（非特异性的综合征）。中药复合成分的特性是中药治疗疾病调整病理比值为其治疗学机制之一，从而也就可以解释中药具有对人体多层次多靶点双向调节作用，调整病理比值机理；中药调整病理比值的过程是比较缓慢的，因此，中药的治疗作用（效果）也是相对缓慢的。测定系列活性物质之间的"含量比值"，将是医学科学和生命科学今后研究的方向，更是中医中药的基本理论的研究核心。

凡有生命力的传统一定是随着时序改变而不断发展的。中药材中疗效确切的有效成分的分离纯化，以及根据中医药理论有效化合物重新配伍并确定其量比关系进行组方，将是今后中药现代化研究的方向之一，也能为中成药规范化生产奠定基础。

"天人合一"的哲学理念是正确的。但是"天人合一"同样是动态的，宇宙万物随着年代的推移而不断变化，生物适者生存；人体内环境同样随着自然界的变化而变化，不断形成新的适应能力，才能生存和发展。墨守成规，把千年古方视为万世同效的良方无疑是错误的思维方式。

第一节　病证结合防治胃黏膜癌前病变与胃癌的研究总论

明确了"病证结合"的原则、科学性、合理性与可行性,这对于提高临床治疗水平有重要意义。在治疗慢性胃炎和胃黏膜癌前病变提高疗效与降低癌变率的药物研究方面,国内外都取得了明显进展,但还很不理想,急需研制高效低毒既可治疗慢性胃炎又可防治癌前病变、降低胃癌发生率的有效药物。

从古代科学、近代科学到现代科学,相应地产生了经验医学、实验医学和整体医学,医学的模式由"生物医学模式"发展到"生物-心理-社会"医学模式,强调了心理因素和社会因素在致病与治病中的作用。

一、脾虚证现代研究

(一)胃黏膜完善的防御体系

尽管几十年的研究已提示脾虚与胃黏膜防御之间有密切的关系,但对脾虚证与胃黏膜防御两者之间所涉及的具体机制仍然需要深入研究。人体胃黏膜经常受到食物、理化因素的损伤,但它能很快自我修复,并使损害局限于最表层细胞,这说明胃黏膜有完善的防御体系,并且其不是一个静态屏障,而是一个动态过程,其中涉及多个复杂网络体系。

黏蛋白是一组高度糖基化的不同糖蛋白的总称，广泛存在于消化道，是维持黏液层厚度及胶体形态的主要成分，在胃黏膜的防御和修复过程中扮演着重要的角色。分泌型 MUC5AC 是胃肠道凝胶的主要黏蛋白之一，这也是黏液层流变学特点的主要成因。正常情况下，MUC5AC 与 TFF1 结合，发挥更好的黏膜防御保护作用。

胃黏液保护层是胃黏膜的重要防御体系，其主要成分为高分子量的黏蛋白。胃的黏液细胞不停地合成和分泌黏液，在胃黏膜表面形成黏稠度很高呈胶冻状的黏液层。胃黏液层可起到润滑和机械保护作用，并参与损伤后修复等活动。迄今为止人们一共发现 18 种黏蛋白，至少有 13 种已明确被克隆。MUC5AC 最早是由 Guyonnet 等从胃 eDNA 库中克隆出来的，主要在胃黏膜胃小凹细胞中表达，胃底深部腺体和胃窦幽门腺不表达。MUC5AC 基因位于染色体 11P15.5 位点上，与其他黏蛋白一样，是由随机数目纵向重复排列单位组成，富含半胱氨酸。正常情况下，糖黏蛋白的消化补充处于一个动态平衡中，当机体受到各种内源、外源性的病理因素攻击之下时，这种平衡被破坏，即新的黏蛋白不能及时补充到黏液凝胶层中去，从而导致胃肠黏膜的功能减退，有可能导致各种胃肠道疾病的发生。黏蛋白与 TFF1 具有共同分泌性，即黏蛋白与三叶肽在杯状细胞中同时表达并分泌到黏膜表面，两者相互作用或交联，形成有弹性的黏液凝胶层，从而增强胃肠道黏膜防御屏障的保护能力。有研究发现，在三叶肽第 2、3 环之间有一个 6A 裂隙，裂隙周围的氨基酸均高度保守，开成一个疏水区域，这为黏蛋白中的寡聚糖链或某些蛋白的疏水性侧链提供一个结合位点发挥生理功能而提供了可能。生理状态下 TFF1 与 MUC5AC 黏蛋白结合，形成稳定的凝胶复合物，这可增加黏液胶原的黏滞度，并增强黏膜上皮防御酸和食物诱发损伤的能力。在离体实验中，将三叶肽单独或与结肠黏蛋白同加到结肠单层上，都可明显缓解细胞层的损伤，并且三叶肽和黏蛋白在行使功能时表现出一定的协调性。Dignass 等观察到如给予外源性黏蛋白,实验性大鼠胃溃疡中迁移到损伤处的黏膜上皮细胞会增加 9～12 倍,如同时给予三叶肽,则细胞迁移会增加 15 倍,没有黏蛋白则无此效果。

防护因子主要包括以下几个方面:①胃黏膜上皮细胞游离端紧密连接和胃黏膜黏液构成的胃黏膜屏障;②胃黏膜血流与微循环,作为胃黏膜屏障功能的代表性指标,不仅可以随时带走反流入胃黏膜的 H^+,还为黏膜上皮细胞的生长和更新不断提供充足的氧气和营养,从而保证了胃黏膜的完整性;③超氧化物歧化酶(SOD)对氧自由基的清除作用;④胃黏膜内源性保护因子前列腺素(PG)对上皮细胞的保护作用,不仅可以抑制胃酸和胃蛋白酶的分泌、刺激胃黏膜黏液的分泌并增加其碳酸氢盐含量,防止或减轻有害物质对消化道上皮的损伤,还具有维持胃黏膜微血管的完整性并增加其血流量、促进胃小凹干细胞增殖移行修复胃黏膜上皮以及免疫调节等作用;⑤一氧化氮(NO)等其他小分子对胃黏膜血流、胃肠运动和分泌功能、免疫防护功能、抗氧化能力的调节作用。上述因素的改变,必然使胃黏膜对各种损伤因子的易感性大大增加,加快加重了胃黏膜的损伤并使其难以修复,此即 CAG 发病乃至迁延难愈的重要因素之一。尤其值得一提的是,NO作为多种神经内分泌网络的生物信息小分子,其对胃肠道的生物学效应具有"双刃性":在生理状态下,胃黏膜血管内皮细胞和神经细胞仅产生少量 NO 用于调节胃黏膜微循环和黏液的分泌,具有保护胃黏膜的作用;而在感染炎症等病理状态下,炎症细胞分泌和释放的大量细胞因子、白介素、肿瘤坏死因子、γ-干扰素则可激活诱导型一氧化氮合酶(NOS),表达增强,持续产生过量的 NO 通过引起正常基因发生突变,或生成毒性更大的羟自由基和过氧硝基阴离子介导并导致细胞膜脂质过氧化损伤和细胞毒性。因此,NO 对于胃肠道执行正常的生理功能及疾病发生有直接的关系。

胃黏膜防御是一个多级体系。第一级:胃黏液-HCO_2 屏障,主要包括胃酸、胃黏液、HCO_3^-、免疫球蛋白、表面活性磷酸酯等,能有效防御胃酸、胃蛋白酶的侵害;第二级:胃黏膜上皮屏障,主要是由紧致有序的胃黏膜上皮细胞组成,每 2～4 天更新损伤上皮细胞一次;第三级:是胃黏膜血流量(GMBF),充足的血流量一方面提供充足的营养物质,同时有效地提高代谢效率,加速毒素、自由基等物质的清除率,因而在胃黏膜的修复、重建中起重要作用。

在胃黏膜多级防御体系当中,每一级体系都涉及各种细胞因子。这些细胞因子或生物肽在整个防御体系中起着极其重要的作用,主要有前列腺素(PG)、NO、表皮生长因子(EGF)、纤维生长因子(FGF)、转化生长因子(TGF-a)热休克蛋白、三叶肽(TFF)等。FGF 家族共有21 个成员,其中 bFGF 具有多种生物活性,可促进血管生成,促进细胞、肉芽组织和神经纤维等的增生。外源性 bFGF 可加速溃疡愈合,提高愈合质量。TGF-a 是一种参与胃黏膜损伤修复的生物调节肽,是维持胃黏膜完整性的重要物质。热休克蛋白参与蛋白质转位、折叠、装配等。在一些应激、感染等情况下,细胞内蛋白发生变性,此时热休克蛋白可识别变性蛋白质的疏水性区域,协助其进行重新折叠。

三叶肽现已发现三种,乳癌相关肽(TFF1)、解痉多肽(TFF2)、肠三叶因子(ITF),统称为三叶肽家族。TFF 对胃黏膜起重要的防御保护、促损伤修复作用,其可能机制有以下几点:①通过与黏蛋白结合或交联形成有弹性的黏液凝胶层,形成胃肠道黏膜防御屏障和保护能力;②三叶肽减少黏液凝胶层的酸化,增加上皮细胞的 pH;③三叶肽可通过与受体或转运蛋白结合发挥生理功能,但详细机制不太清楚。离体实验中,将三叶肽单独或与黏蛋白一起加到结肠单层上,能明显缓解细胞层的损伤,并且两者表现出一定的协同性。

胃肠黏膜的修复关键步骤之一是促细胞移行。研究表明 TFF1、TFF3 的过度表达可诱发胶原蛋白凝胶剂内的细胞分散或生长模式,它们可通过 Src 原癌基因和小 G 蛋白(RhoA)诱发细胞分散,促细胞移行至胶原蛋白凝胶内。同时 TFF 诱导的细胞移行需要 EGFR 的活化。EGFR 是酪氨酸激酶,可激发磷酸化结合的配体,活化各种信号路径的 F 凝血蛋白,包括有丝分裂原激酶(MAPK)和磷酸肌醇 3-激酶(PI13K)等。在人体,该路径通过调节细胞播散移行、增殖、粘连和分化来调节细胞转化。

二、中医证候研究引入基因组学

基因组学研究可能是中医药现代化的一个切入点。基因表达的改变是证的"内涵";基因的正常表达就是"正气";基因表达的变异就是"内邪"。细胞凋亡与细胞生长、分化和增殖一样,都是生命活动的正常组成部分。慢性胃炎胃黏膜细胞凋亡受到了有关基因蛋白的调控。其中促进细胞凋亡的基因蛋白有 Bax、Fas、P16 等。

Bax 基因蛋白对胃黏膜上皮细胞及胃癌细胞凋亡具有促进性调控作用,促凋亡基因 Bax 表达变化可能是胃黏膜恶性转化过程中细胞凋亡异常的主要机制之一。Fas 是目前作用较明确的凋亡调控基因,其表达可促进细胞凋亡的发生。P16 是一种新型的抑癌基因,是依赖性细胞周期蛋白激酶(CDK4)的抑制剂,可防止细胞增殖。

Fas 在 CSG 组、CAG 组胃黏膜的表达率分别为 77.3%、65.0%。Bax 在 CSG 组、CAG 组胃黏膜的表达率分别为 77.3%、55.0%,与正常组比较有显著性差异($P<0.05$)。P16 在 CSG 组、CAC 组、肠化组胃黏膜的表达率分别为 86.7%、85.0%、73.3%,与早期胃癌相比有显著性差异($P<0.05$)。慢性胃炎虚证组 Bax、Fas 和 P16 的表达较低,而气阴两虚证胃黏膜基因蛋白 Bax、Fas 的表达率分别为 46.67% 和 30.00%。较之脾气虚证和胃阴虚证为低,细胞凋亡处于相对抑制状态,P16 基因蛋白的表达虽然较低,但无显著差异。

中医学认为,慢性胃炎的发生与发展,正气不足是内因,邪气侵袭是外因。慢性胃炎病位在胃腑(脾属脏胃属腑)。胃腑是由胃阴、胃津、胃阳、胃气构成,其中以阴津为体,阳气为用。气之与阴,是"脾胃"功能活动不可或缺的物质基础,耗伤气阴,必然损伤到胃腑的实质。

慢性胃炎是一种慢性疾病,病情缠绵不愈,每多伤阴伤阳,气阴两虚证是阴阳两虚最为常见的证候表现。临床所见,慢性胃炎气阴两虚证的患者电子胃镜下可见胃黏膜变薄,颜色变淡,分泌减少等变化。通过对慢性胃炎患者舌象的观察分析,慢性胃炎无肠腺化生或不典型增生组气阴两虚证占 44.16%;伴有肠腺化生或异型增生组,气阴两虚证占 59.62%,差异有显著性($P < 0.05$),可见气阴两虚证在慢性胃炎的发展和转归中具有十分重要的作用。细胞凋亡调控基因蛋白 Bax、Fas 可能是慢性胃炎气阴两虚证的证候相关基因蛋白。同时,慢性胃炎的癌变与脾胃功能密切相关,气阴两虚,正不胜邪,功能减弱,运化无能,分泌减少,霉变食物便易发挥其致癌作用。气阴两虚证多伴肠腺化生或异型增生,基因蛋白组学为易致癌变的机理提供了依据。

三、健脾益气中药的研究

四君子汤和黄芪四君子汤具有保护与修复遭受损伤的胃黏膜上皮细胞核膜及线粒体的作用,线粒体功能的正常与否,直接决定了细胞所在的该器官、系统,乃至机体的生理功能强弱。线粒体有"ATHP 的生产基地"、"细胞的动力站"之称;线粒体是细胞内生物氧化的主要细胞器,三羧酸循环、呼吸链电子传递和氧化磷酸化等产生能量的过程都在这里进行。所以,线粒体是整个细胞乃至生命体进行各项生命功能活动的枢纽和核心,线粒体的功能特点与中医"脾"有着多方面的共同之处。脾虚胃脘痛病人胃黏膜壁细胞线粒体数目减少,线粒体肿胀、基质变淡,嵴断裂,膜缺损等超微结构受损,并且线粒体的质与量的改变与脾虚症状及病情轻重密切相关,中医的脾主运化,不仅仅是指食物在胃肠的消化吸收,更重要的是线粒体的生物氧化产能过程。脾与生命科学中许多基本问题密切相关,其功能不仅涵盖了现代医学的整个消化系统而且与神经、内分泌、血液、循环、免疫、运动等系统生理功能密切相关。

黄芪多糖Ⅱ的分子量为 12 300,黄芪多糖Ⅲ的分子量为 34 600,黄芪多糖Ⅱ、Ⅲ均为葡聚糖。黄芪多糖Ⅰ和Ⅱ具有增强免疫应答反应和促进腹腔巨噬细胞的吞噬功能。多糖Ⅲ无明显生物活性。黄芪中分离出四种多糖,其中 AG-1 和 AG-2 为葡聚糖,AH-1 和 AH-2 为杂多糖。AG-1、AH-1 具有免疫促进作用。黄酮类成分有山奈黄素(kaempferol)、槲皮素(quercetin)、异鼠李素(isorhamnetin)、鼠李素等黄酮甙元;柄花黄素(formononetin)、毛蕊异黄酮(calycoin)等。芒柄花黄素具有抗菌和雌激素样作用,这可能是黄芪具有抗菌和雌激素样作用的一个有效成分。从膜荚黄芪及其近缘植物中分离出 40 余种三萜皂甙类化合物,有的具有降压、抗炎、镇静、镇痛、提高血浆 cAMP 含量、促进小鼠再生肝 DNA 合成和提高免疫功能等作用。有的还具有降压、利尿和强心作用。黄芪中的微量元素,含有钪、铬、锰、铁、钴、铜、锌、硒、铷、钼、铯、镧、铈、钐等 20 余种物质,其中含量在 ppm 以上者顺序为铁、锰、锌、铷。多糖、蛋白质等大分子乙醇不溶部分具有促进抗体形成作用;氨基酸、生物碱部分具有抗病毒、促进抗体形成、延长细胞体外存活时间等活性;黄酮类部分具有抗病毒、抗菌作用;甙类部分具有延长细胞体外存活、促进免疫反应、抗病毒等活性。

黄芪总苷是中药黄芪有效的活性物质。黄芪总苷有抗病毒、抗氧化、保护心脏和肝脏等重要作用。脾虚组胃黏膜 TFF1 mRNA 和蛋白表达下降,而 EGF mRNA 和蛋白表达增加,脾虚状态下胃黏膜防御功能低下,但胃黏膜修复和重建功能可能已经启动,且机体对损伤应激反应敏感:黄芪总苷(高剂量)组,TFF1 和 EGF mRNA 和蛋白表达均明显增加,提示黄芪总苷对胃黏膜的保护作用可能是通过增加TFF1 和 EGF 这些防御因子的表达来促进受损胃黏膜的重建和修复。

其中,三叶因子(一类小分子肽)对于胃黏膜保护及损伤后修复具有重要作用,且能在促进黏膜愈合的治疗上发挥其独特的作用。当胃黏膜受损时,三叶因子会以自分泌等方式持久性地迅速合成、分泌、分配,加强黏膜的修复能力。三叶肽是一种快速反应肽,在黏膜损伤后30分钟即见表达上调,且三叶因子是一种运动因子,能与表皮生长因子(EGF)及转化生长因子 α(TCF-α)协同作用,参与损伤组织的上皮重建过程。TFF1 在促进信号移行过程中发挥了重要的作用,在其启动、促迁移、诱导作用主要依赖于有功能的 Ras 和 FRK1/2 的激活,并与 EGF 酪氨酸激酶信号途径紧密相关。在胃肠道受损时,三叶因子的表达迅速升高,通过抑制胃酸的分泌和刺激黏膜细胞增殖来发挥其促黏膜修复功能,并通过与特异性受体的结合来调节功能。

正常情况下,胃黏膜损伤可自我修复。若脾气不足,可致胃黏膜血流瘀滞,相关细胞因子如 TFF1 的缺失,致使胃黏膜防御机能低下,最终导致胃黏膜损害。IgG 和 IgA 是胃肠黏膜执行免疫功能的重要分子。另外,胸腺和脾脏对机体正常免疫功能的维持也发挥了极为重要的作用。TLR4 作为一种多肽分子,与肠道黏膜天然免疫功能关系非常密切。脾虚证能明显抑制 TLR4 在小肠黏膜的表达,从而降低脾虚肠道局部天然免疫功能。补中益气汤通过上调 TFF1、EGFR 的表达来激活 MEK/ERK 信号传导途径,从而促进细胞迁移、增殖或分化,这可能是补中益气汤胃黏膜保护及促进胃黏膜修复重建的机制之一。

四、中医脾胃病的致病因素

中医脾胃病的致病因素归诸为外感六淫(风寒暑湿燥火)、内伤七情(喜怒忧思悲恐惊)和饮食不节等。诚如吴瑭所说:"土为杂气,寄旺四时,藏垢纳污,无所不受"故与饮食失节的关系尤为密切。饮食不节主要包括饥饱不适及五味失调两个方面。适量的饮食及五味的和调为化生血气、充养五脏六腑、四肢百骸,维持人体正常生理活动所必需的。情志可以影响脾胃功能,分为直接损伤与间接损伤。前者如《素问·阴阳应象大论》所谓"思伤脾";《灵枢·本神》所谓"脾愁忧而不解则伤意,意伤则悗乱,四肢不举,毛悴色夭死于春"说明情志过用有伤脾胃功能。

脾虚气滞证胃病胃黏膜肠化生和不典型增生(上皮内瘤变)发生率高(图6-1~图6-8),比较容易癌变。致癌因素中除了物理、化学、生物因素外,还包括社会因素、心理因素等,在不同年龄阶段和不同的生活环境中,如果机体的适应能力差就容易患癌症。在癌症形成前,机体即可表现各种心理的和功能的变化,如能及时调整机体适应能力,处于动态平衡,就有可能防癌于未然。所以癌症发生发展过程是由于机体对肿瘤发生的防御能力降低,同时外界的致病因素过强,两者不协调的结果,从一开始它就是一种全身性疾病。

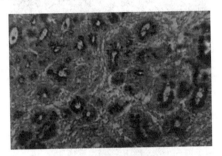

图6-1 完全性小肠化生

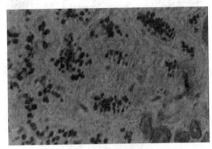

图6-2 不完全性小肠化生

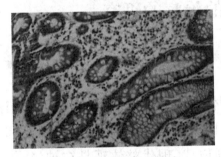

图6-3 完全性大肠化生

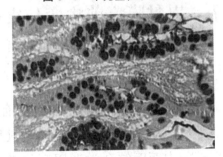

图6-4 不完全性大肠化生

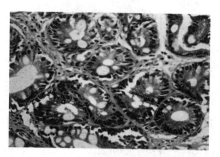

图6-5 胃黏膜组织病理学检查可见中度 IM 伴 ATHP（HE 染色）

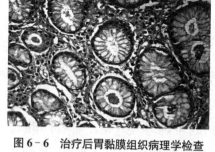

图6-6 治疗后胃黏膜组织病理学检查可见中度 IM 和 ATHP 消失,有少量炎症细胞浸润(HE 染色)

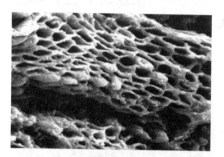

图6-7 扫描电镜观察胃粘膜可见萎缩变性固有腺呈格架状结构

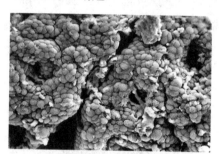

图6-8 治疗后扫描电镜观察胃黏膜可见增生细胞大小不一、形态不一,活跃黏膜呈小结节状 ×320

五、胃黏膜癌前病变与胃癌的治疗的研究

(一) 整体观不再是中医的特色

科学发展到现在,中西医都有整体观,整体观不再是中医的特色!那种概念与本质模糊的整体观,已经早被开明的中医、现代化中医和真正的中西医结合学者用现代整体观取代,现代整体观是在神经-体液(激素)-免疫三大调节系统支撑下实现的。肿瘤一旦形成,中医认为其病机为"全身属虚,局部属实",主张全身扶正固本,并结合清热解毒、活血化瘀、软坚化痰、以毒攻毒等进行局部攻癌。这种观点在一些知识广博的西医也会接受,仅仅所用药物不同而已。"早发现、早诊断、早治疗"是治疗肿瘤的原则之一。目前治疗肿瘤的方法主要是手

术治疗、放射治疗、药物治疗、免疫治疗及中医药辅助治疗,做到这二者有机的结合,发挥防治癌优势,是中医药现代化工作者、中西医结合工作者和现代医学工作者共同的目标。

(二)癌肿的西医治疗方式

西医治疗肿瘤已普遍为人们所认识,其疗效也得到认可。肿瘤外科治疗的基本原则:癌肿全切,必要时清扫可疑淋巴组织;化疗是一个发展相当迅速的领域,它作为辅助性手段在肿瘤治疗中的作用越来越重要,化疗具有全身作用,对多种肿瘤都有一定的疗效,能够明显缩小肿瘤、防止转移和复发,但是化疗药物在杀伤肿瘤细胞的同时也对正常的组织细胞造成了不同程度的损害,毒副作用促使病人发生脾胃功能下降,出现消化道症状、骨髓抑制、脱发等,要牢记癌症患者的体质条件是选择化疗与否的基础,选择化疗也要重视化疗药物的剂量和化疗药物的配伍,绝对不可掉以轻心,这关系到一条生命,这是比天还要大的事情。免疫疗法是近年来新发展起来的,为肿瘤的治疗开辟了一条新的途径,但是该方法治疗的范围比较局限,只适用于经过治疗后残存的肿瘤或某些与免疫相关的肿瘤。

(三)中医中药治疗癌肿处于辅助地位

中医中药是活性物质聚合群,化学成分非常多而复杂,通常借此说它具有多靶点、多效性的特点,作用的基本形式是调整。但对肿瘤细胞的直接杀伤力较弱,对癌细胞的作用不明显,为辅助治疗。但是对胃黏膜癌前期病变有治疗作用。

(四)中西医结合治疗癌肿

治疗胃癌时应该重视肿瘤局部病灶的清除,同时也应当注意改善和提高整个机体对肿瘤的抵抗能力,以人为本,扶正为主,提高生存质量,即局部和整体相结合,扬长补短,这是肿瘤治疗的必然趋势。根据病人正虚邪实,主要采用"扶正固本";并根据邪毒中"热"、"瘀"、"痰"、

"湿"、"毒",而采用清热解毒,活血化瘀、化痰散结,健脾去湿、以毒攻毒等祛邪治疗。在改善病人症状,延缓进展,预防转移,提高生活质量,提高生存期等方面,众说纷纭。

(五)辨病与辨证相结合

辨病与辨证相结合,即西医辨病,中医辨证。首先确定癌症的性质和部位,再根据患者体质特征与神经类型,制定治疗原则与方案。心理治疗也非常重要,"心理-生理-病理"是相通的,中医学两千多年最隐蔽的法宝就是心理治疗,医师和蔼可亲,对病人不分贵贱一视同仁的态度,就是心理治疗。在中医那里几乎听不到有不会诊疗的病,心理安慰是它治疗一切病的基础之一。世界卫生组织(WHO)一位专家曾提出一个警语:"从现在到 21 世纪中叶,没有任何一种灾难像心理冲突那样带给人们深刻而持久的痛苦。"心理因素在致病中的作用越来越突出。如在初诊病例中,约有 1/3 病人为心身疾病(包括心脑血管疾病)。根据临床观察多数肿瘤病人以"内向人"为多。心情不好,导致气滞血瘀,影响免疫系统、内分泌系统、神经系统(特别是自主神经系统紊乱)而发生肿瘤。《素问·刺法论》:"正气存内,邪不可干"。因此治疗胃癌时扶正不留邪,祛邪不伤正。这才是"治人又治病"。合理的营养疗法也要及时跟上。

(六)中药研究"路漫漫其修远兮"

无论是中药单味还是复方,就其活性物质的化学成分提取分析纯化以及化学基段在体外和体内的分解重组的研究,都要耗费大量的人力与时间,更何况一系列实验室与临床反复验证,从器官、组织和细胞的结构态、代谢态和功能态以及整体性、局部性和阶段性上扎实工作,分析与综合基因组学、蛋白组学,更重视多基因突变及易感基因的检测,基因多态性变化又受环境和个体遗传因子的影响。这是当代研究方法趋于高度分化要求高度综合起来的科学性准则。一个科学工作者真正要耐得住几十年甚至一辈子的孤独寂寞,才可能会解决一个小问题;中药研究是一个大课题,中药应在促使肿瘤细胞分化、凋亡、增强机体免疫功能、改善细胞表面性质(黏附、运动和信号转导)以及降低血液黏度,改善血液循环、抑制肿瘤间质产生血管生成等方面进行研究。这要求一代代接力工作。走出一条新路不容易,所以任重而道远也。

第二节　中西医结合临床研究思路

中西医结合研究,首先是从临床入手开展起来的。临床是中西医结合研究的重要领域。古今中外第一流的医学研究,常常源自于临床实践及周密的临床观察。数十年来中西医结合临床工作者通过病证结合,综合诊治,融会中西医理论、疗法,充分应用中西医结合基础研究成果,在更新诊疗观念、缩短疾病过程、减少毒副作用等方面产生了积极影响。

一、辨病和辨证相结合

辨病和辨证相结合,逐步形成了一种新的诊断模式。辨病和辨证结合,把西医侧重病因和病理形态的诊断与中医侧重全身生理病理的疾病反应的诊断结合起来,对整个病情有了较全面的了解,增强了诊断的深度和广度。例如临床上对慢性萎缩性胃炎的辨病和辨证,一方面要系统地明确西医的诊断,不仅要诊断出是什么病,而且要尽量辨明这种病的发病因素、病理变化、临床表现特点和病势转归等;另一方面,要正确地、客观地进行中医的辨病和辨证,通过四诊合参,以了解患者的全面情况,就是把该病的中医辨证与胃黏膜幽门螺杆菌感染、胃镜肉眼观察和病理活检所见的病理形态、胃酸测定、胃黏膜功能检查等结合起来,将所获得的材料进行分析归纳,定出病因病机、病位和病性等,找出中西医精密的结合点。

二、宏观辨证和微观辨证相结合

临床上用望、闻、问、切四诊这种直观的方法诊断称之为宏观辨证。微观辨证是指临床上收集辨证素材的过程中引进现代科学，特别是现代医学的先进技术，发挥它们长于在较深层次上认识机体的结构、代谢、功能的特点，更完整、准确、本质地阐明证的物质基础。另外，在完全正常的健康人和西医所明确诊断的病人之间，存在着一片很大的空白，这一人群虽有这样那样的症状，但按西医看是"无病可认"，在中医看来却是"有证可辨"，也"有药可治"，他们或处于病变前期，或存在隐匿病变，或病后还存在一些后遗的病变，何况内在病变不一定都能表现出来，凭现代医学检查指标难以洞悉一切，通过中医宏观辨证与现代医学微观辨证的有机结合，可以延伸中西医诊断学的范畴。如随着现代科学检测方法的普遍应用，中医也在借助微观的信息来充实临床辨证用药的思路。如在诊治慢性萎缩性胃炎时，中医参照胃镜观察到胃黏膜有红白相间的病变，于处方中加入活血化瘀药；胃黏膜活检发现有肠上皮化生等病变，则加入软坚消积类抗癌药，这样就大大扩展了中医望诊的视野。

三、四诊客观化研究成果促进了中医辨证的规范化与标准化

近几十年来，国内外对四诊客观化的研究日益深入，促进了中医辨证的规范化与标准化。如为克服临床医生视觉差异及临床经验不同造成视觉的误差，采用色差仪对面色做光电比色，将光电信号转换输入计算机，进行系统回归分析处理，而取得病人望诊的客观定量结果，比人眼观察的精确率提高 10 倍以上。国内开展的舌象彩色图谱研究，运用荧光显微镜对舌苔进行观察发现，阴虚证之具薄黄苔者见红色荧光，阴虚证之具薄白苔者和阳虚证之具白润苔者均可见白色荧光，而阴虚证之舌光无苔和阳虚证之见薄白苔者，均无荧光发生。对

血瘀证 400 例患者的舌象主要客观指标进行观察,发现舌色紫暗,舌体出现瘀斑、条纹线、隆起物,舌下静脉增宽,B 超提示舌内静脉宽度、舌组织透声度、舌间微循环和舌阻抗波形均有改变,各项指标与非血瘀证之间有显著差异。

四、慢性萎缩性胃炎及胃癌癌前病变中西医结合治疗

慢性萎缩性胃炎及胃癌癌前病变采用中西医结合治疗,临床症状改善较西药快速而显著,急性炎症性病变消退明显,对胃黏膜萎缩、肠上皮化生及异型增生也显示出一定的缓解和逆转作用。中药对消化性溃疡的抗复发治疗取得明显效果,能巩固疗效,减少复发率,并使患者体质增强;同时疗效稳定,副作用少,具有更大的优越性,值得深入发掘研究。

五、癌症转移的研究

(一)癌症扩散的路径

据《自然》杂志报道,美国纽约康奈尔大学的研究人员经过长期研究,描绘出了癌症扩散的路径。传统观点认为,恶性肿瘤细胞侵入局部淋巴管、血管或其他腔后,瘤细胞便沿这些管腔种植到其他部位,继续繁殖增生。然而,康奈尔大学的大卫·林顿教授及其同事发现,这种观点忽略了癌细胞扩散前身体的关键性变化。某个器官因扩散而产生癌变以前,癌变原发部位派出的"信使"早已为癌细胞侵入该器官创造了条件。具体步骤是:癌变细胞产生某种蛋白,让身体特定部位的细胞发生异常,使原本健康的部位变成癌细胞生长的温床。这个温床不仅令癌细胞聚集在一起,而且能让癌细胞数量激增,最终造成健康器官癌变。

中医认为肿瘤之所以转移,必须具备两个要求:一是癌症的邪气盛,二是被转移的部位正气虚。癌毒毒力越强,发生转移的可能越大。

（二）"双硫仑"学说

丹麦、美国、捷克三国科学家合作，通过对丹麦 24 万例癌症患者的医疗数据进行分析发现长期持续服用"双硫仑"的患者死亡率降低了 34％；"双硫仑"是广谱抗癌药，对肿瘤组织还存在"天然靶向性"。"双硫仑"是一种普通廉价的戒酒药。

"双硫仑"联合化疗可使乳腺切除患者 5 年随访期内癌症复发率降低 54％，死亡率降低近 30％。"双硫仑"联合化疗可使患者的生存期延长 41％；"双硫仑"是种古老的戒酒药，安全性毋庸置疑。

机制：正常情况下，细胞内的蛋白质合成并不是完美无瑕的，一部分蛋白质在合成过程中会出现错误，或者其空间三维结构不正确。这些不正常的蛋白质的积累最终会诱导细胞死亡。

这时候就需要细胞内的泛素蛋白酶系统，P97 - NPL4 通路出马了。这一通路主要负责细胞内蛋白质的"质量控制"。一旦发现"残次品"就会主动降解掉这些无用蛋白。尤其是癌细胞内，由于细胞周期加快，蛋白质合成速度也非常快，产生的"残次品"也越多。癌细胞的生长和存活更加依赖 P97-NPL4 通路，来进行蛋白质的"质量控制"。P97 通路的显著激活，与多种癌症的生长转移密切相关。

"双硫仑"在机体内的代谢产物会与铜离子结合形成有活性的抗癌复合物。这种复合物可以与 P97 - NPL4 通路中的 NPL4 蛋白牢固结合，抑制其"质量控制"，使癌细胞内积累大量残次蛋白，最终诱导癌细胞的凋亡。虽然正常细胞的蛋白质"质量控制"也必须要 P97 蛋白的参与，但是"双硫仑"的代谢产物对肿瘤组织具有"天然靶向性"，且与铜离子结合。表现为这种代谢产物主要集中在肿瘤组织，相比于外周正常组织及血液，肿瘤组织中的浓度要高出 10 倍，也为"双硫仑"临床应用奠定了基础。

第三节　胃康复治疗胃癌前病变的疗效分析

慢性胃炎,特别是慢性萎缩性胃炎,胃黏膜往往有肠上皮化生(IM)和不典型增生(ATHP)的病理改变,从而增大了向胃癌发展的危险倾向。1987 年,WHO 将 IM 和 ATHP 列为癌前病变。虽然有维甲素、6-氯环磷酸腺苷和中药治疗癌前期病变获得一定疗效的报道,但至今仍在探索阶段。我们采用辨证施治的组方原则,应用现代科学技术提炼调制成胃康复冲剂,与胃苏冲剂对照治疗 115 例 IM 和 ATHP 患者,旨在研究其临床疗效。

一、资料与方法

入选病例经临床体检、X 线胸透、胃肠造影、B 型超声检查、血生化检查、肝功能及乙肝表面抗原检测、纤维胃镜与病理组织检查,初步排除了心、肺、肝、胆、胰、肠、肾等脏器疾病,并依据"慢性胃炎的分类、纤维胃镜诊断标准及萎缩性胃炎的病理诊断标准",明确诊断为慢性浅表性胃炎(CSG)42 例,慢性萎缩性胃炎(CAG)65 例,胃黏膜组织基本无明显炎变者 8 例(均有 IM),共 115 例。其中脾气虚证 26 例,脾阳虚证 27 例,脾阴虚证 29 例,脾虚气滞证 33 例。

(一)临床资料

1. 脾虚辨证分型标准　脾虚证共性证候:胃脘疼痛、食后腹胀、食欲减退和面黄神疲、乏力倦怠。脾气虚证与脾阳虚证的共性证候:胃脘喜暖喜按、便溏、舌淡或胖有齿印和苔白润或薄。①脾气虚证:脉细缓无力。②脾阳虚证:手足不温,脉沉细或虚弱迟缓。③脾阴虚证:口苦干,喜冷饮,便干,舌瘦舌尖红,苔少或细裂,脉细速。④脾虚气滞证:口干口渴,干呕呃逆,大便时溏时结,舌淡或暗红,苔薄黄或薄白,脉沉细无力。

2. 入选标准　凡符合脾虚证标准,胃黏膜活检病理学检查伴有肠上皮化生(IM)和不典型增生(ATHP)而非胃癌的患者。

3. 排除标准　非脾虚证或虽为脾虚证,胃黏膜活检病理学检查确诊为慢性浅表性胃炎(CSG)和慢性萎缩性胃炎(CAG),但均不伴有 IM 和 ATHP 者,均属排除之列;不典型增生现在称为上皮内瘤变(intraepithelial neoplasia,IN);轻度和中度不典型增生称为低级别上皮内瘤变(low grade IN,L-IN);重度不典型增生,原位癌和黏膜内癌称为高级别上皮内瘤变(high grade IN,H-IN);胃癌亦属排除之列。

4. 入选患者　115 例脾虚证患者胃黏膜均伴有 IM 或 ATHP。明确诊断为 CSG 42 例,CAG 65 例,胃黏膜无明显炎变者 8 例(并非无炎变,炎变很轻,纳入轻度 CSG)。依据 IM 和 ATHP 的分度标准,分轻度(IM^+, $ATHP^+$)、中度(IM^{++}, $ATHP^{++}$)和重度(IM^{+++}, $ATHP^{+++}$);胃黏膜组织切片经 $AB_{pH2.5}$/PAS、HiD/$AB_{pH2.5}$ 和 HiD/$AB_{pH2.5}$/PAS 染色,IM 分为:$IM I_a$、$IM I_b$、$IM II_a$、$IM II_b$。

115 例随机分为治疗组和对照组。治疗组 61 例,男 43 例,女 18 例;年龄 32～68 岁,平均 44 岁;病程 1～10 年,平均(5.12 ± 2.14)年;脾气虚证 CSG 8 例,CAG 5 例;脾阳虚证 CSG 9 例,CAG 5 例;脾阴虚证 CSG 3 例,CAG 13 例;脾虚气滞证 CSG 5 例,CAG 13 例。单发性 IM 35 例,其中轻度(IM^+)20 例,中度(IM^{++})10 例,重度(IM^{+++})5 例;单发性 ATHP 9 例,其中轻度($ATHP^+$)3 例,中度($ATHP^{++}$)6 例;IM^{++} + $ATHP^+$ 5 例,IM^{++} + $ATHP^{++}$ 1 例,IM^{+++} + $ATHP^+$ 6 例,IM^{+++} + $ATHP^{++}$ 5 例。对照组 54 例,男 34 例,女 20 例;年龄28～66 岁,平均年龄 43 岁;病程 1～10 年,平均(5.34 ± 2.63)年。脾气虚证 CSG 9 例,CAG 4 例;脾阳虚证 CSG 9 例,CAG 4 例;脾阴虚证 CSG 4 例,CAG 9 例;脾虚气滞证 CSG 3 例,CAG 12 例。IM 33 例,其中 IM^+ 24 例,IM^{++} 6 例,IM^{+++} 3 例;$ATHP^+$ 7 例,$ATHP^{++}$ 5 例,IM^{++} + $ATHP^+$ 3 例,IM^{++} + $ATHP^{++}$

2 例,IM^{+++}＋ATHP$^+$ 1 例,IM^{+++}＋ATHP$^+$ 3 例。

5. 治疗方法　治疗组采用胃康复治疗,其基本方由黄芪、茯苓、白术、甘草、元胡、黄连、白芍等组成为Ⅰ号,用于脾气虚证;脾阳虚证加高良姜、吴茱萸为Ⅱ号;脾阴虚加元参、麦冬为Ⅲ号;脾虚气滞加陈皮、沉香为Ⅳ号。由江苏江阴天江制药有限公司生产的颗粒剂调制而成。每日冲服 3 次,每次 15 g,15 天为 1 个疗程,一般治疗 3～6 个疗程。对照组采用胃苏冲剂治疗,由扬子江制药厂生产,主要由紫苏梗、陈皮、香附、佛手等组成。冲服次数、剂量、疗程同胃康复。

判断疗效,显效:临床症状消失或基本消失;胃镜检查胃黏膜糜烂、出血和水肿消失;活检组织病理学检查 IM、ATHP 消失。有效:有 2～3 个主要临床症状消失或有明显减轻;胃镜检查胃黏膜炎症范围缩小,病变减轻;活检组织病理学检查 IM 和 ATHP 程度减轻,由重度变为中度或轻度,或由中度变为轻度。无效:临床症状无变化或加重;活检组织病理学检查 IM 程度无变化或加重。

(1) 症状疗效:治疗组 61 例,显效 32 例(52.46％),有效 23 例(37.70％),无效 6 例(9.84％),总有效率 90.16％;对照组 54 例,显效 20 例(37.04％),有效 26 例(48.15％),无效 8 例(14.81％),总有效率 85.19％,两组显效率有显著性差异($P<0.05$),总有效率无显著差异($P>0.05$)。

(2) 病理疗效:IM、ATHP 程度与疗效见表 6-1。治疗组治疗 IM$^+$、IM^{++}、IM^{+++} 和 ATHP$^+$、ATHP^{++} 的显效率与总有效率高于对照组($P<0.05$);IM 亚型与疗效结果见表 6-2。治疗组治疗 IM Ⅰ$_a$、IM Ⅰ$_b$ 和 IM Ⅱ$_a$ 的显效率与总有效率高于对照组($P<0.05$)。

(3) 辨证施治与疗效:见表 6-3,治疗组脾气虚证癌前病变的总有效率高于对照组($P<0.01$),治疗脾阳虚证、脾阴虚证和脾虚气滞证癌前病变的显效率与总有效率高于对照组($P<0.01$)。胃康复冲剂与胃苏冲剂治疗脾气虚证和脾阳虚证的显效率或总有效率,均高于同组中的脾阴虚证和脾虚气滞证($P<0.01$)。

表 6-1　两组不同类型胃黏膜癌前病变的疗效比较

癌前病变类型	治疗组			对照组		
	显效	有效	无效	显效	有效	无效
IM^+	12※	4	4	9	6	9
IM^{++}	5※	2	3	1	2	3
IM^{+++}	0	3	2	0	1	2
$ATHP^+$	2※	1	0	1	3	3
$ATHP^{++}$	1	4※	1	1	1	3
$IM^{++}+ATHP^+$	2	1	2	1	0	2
$IM^{++}+ATHP^{++}$	0	1	0	0	1	1
$IM^{+++}+ATHP^+$	1	2	3	0	0	1
$IM^{+++}+ATHP^{++}$	0	3	2	0	1	2

表 6-2　胃康复对不同类型 IM 的疗效比较

IM 类型	治疗组			对照组		
	显效	有效	无效	显效	有效	无效
$IM I_a$	10※	2※	2	9	6	8
$IM I_b$	6	7	2	2	2	3
$IM II_a$	4	4	4	0	2	5
$IM II_b$	0	3	8	0	1	4

与对照组比较※$P<0.01$

表6-3 胃康复辨证施治不同类型胃黏膜癌前病变的疗效比较

证型		治疗组							对照组						
		IM+	IM++	IM+++	IM+++ +ATHP+	ATHP+ +ATHP++	IM++ +ATHP+	IM+++ +ATHP++	IM+	IM++	IM+++ +ATHP+	ATHP+	IM++ +ATHP+	IM+++ +ATHP++	IM+++ +ATHP+++
脾气虚证	显效	5	1		1	1		1	5	1		1	1		1
	有效	2	1				2	1	2	1				1	
	无效	1		1					3			1			
脾阴虚证	显效	5	1	1			1	1	3	1					1
	有效	2		2	2		1	2	3	1	2				1
	无效	1	1					1	3	1			1		
脾阴虚证	显效	1			1			1	1	1			1		
	有效	1	1	2	1	1	1	1	2	1	1	1	1	1	1
	无效	1	1	1			1	1	1	1	1	1	1	1	
脾虚气滞证	显效	1		1			1	1	1	1		1	1		1
	有效	2	2	1	2	1	1	1	2	2	2	2	1	1	1
	无效	2	2	1	1	1	1	1	1	1	1	1	1	1	1

胃苏冲剂确是改善单纯性气滞证慢性胃炎和消化性溃疡病临床症状的良药。然而，无论哪种治胃药物，只能对某种胃病的某种类型某个阶段有效，不可能对所有类型所有阶段都有相同的疗效。不分证型浑用胃苏冲剂，其疗效就会受到影响。采用中西医病证结合的临床分型，应用不同的胃康复冲剂辨证施治，不仅改善了临床的症状，而且提高了临床的病理疗效，较之不择证型使用胃苏冲剂的疗效有显著性提高，与对照组比较差异显著（$P<0.01$）。展示了中医中药辨证施治能够逆转癌前病变的广阔前景。

胃康复冲剂与胃苏冲剂对脾气虚证和脾阳虚证癌前病变的显效率、总有效率均优于脾阴虚证和脾虚气滞证，这是由于脾阴虚证与脾虚气滞证胃黏膜癌前病变的性质和程度较之前二证严重有关。

第四节　胃康复治疗脾虚证胃癌前病变对胃黏膜组织细胞病理学的影响

疗效判断标准显效：临床症状消失或基本消失；胃镜检查胃黏膜糜烂、出血和水肿消失；活检组织病理学检查 IM、ATHP 消失。有效：有 2～3 个主要临床症状消失或有明显减轻；胃镜检查胃黏膜炎症范围缩小，病变减轻；活检组织病理学检查 IM 和 ATHP 程度减轻，由重度变为中度或轻度，或由中度变为轻度。无效：临床症状无变化或加重；活检组织病理学检查肠化生程度无变化或加重。

病理检测 IM、ATHP 程度与疗效的关系，脾虚证亚型后数字按下列顺序：IM^+，IM^{++}，IM^{+++}，$ATHP^+$，$ATHP^{++}$，$IM^{++}+ATHP^+$，$IM^{++}+ATHP^{++}$，$IM^{+++}+ATHP^+$，$IM^{+++}+ATHP^{++}$ 标记其例数。治疗组：①脾气虚证治疗前 8,2,0,1,0,1,0,1,0；治疗后无效者 1,0,0,0,0,0,0,0,0；显效者 5,1,0,1,0,1,0,1,0。②脾阳虚证治疗前 8,1,0,1,0,1,0,2,1；治疗后无效者 1,0,0,0,0,0,0,0,0；显效者 5，

1,0,1,0,0,0,0,1。③脾阴虚证治疗前2,4,1,1,2,2,1,1,2;治疗后无效者1,1,0,0,0,1,0,1,1;显效者1,2,0,0,0,1,0,0,0。④脾虚气滞证治疗前2,3,4,0,4,1,0,2,2;治疗后无效者1,2,2,0,1,0,0,2,1;显效者1,1,0,0,1,0,0,0,0。

对照组:①脾气虚证治疗前10,1,0,2,0,0,0,0,0;治疗后无效者3,0,0,0,0,0,0,0,0;显效者5,1,0,1,0,0,0,0,0。②脾阳虚证治疗前9,1,0,2,0,1,0,0,0;治疗后无效者3,0,0,1,0,0,0,0,0;显效者3,0,0,0,0,1,0,0,0。③脾阴虚证治疗前3,2,0,2,2,1,1,1,1;治疗后无效者2,1,0,1,1,1,0,1,1;显效者1,1,0,0,1,0,0,0,0。④脾虚气滞证治疗前2,2,3,1,3,1,1,0,2;治疗后无效者1,2,2,1,2,1,1,0,1;显效者无。治疗 IM^+、IM^{++}、IM^{+++}、$ATHP^+$ 和 $ATHP^{++}$ 的显效率与总有效率(显效率与有效率之和),治疗组高于对照组($P<0.05\sim0.001$)。(图6-9~图6-16)。

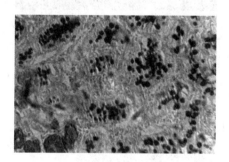

图6-9 轻度IM

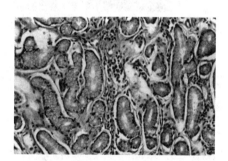

图6-10 治疗后轻度IM消失

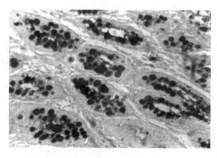

图6-11 中度IM

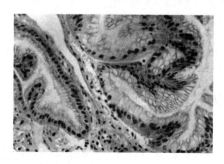

图6-12 治疗后中度IM消失

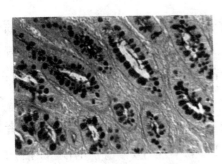

图 6-13　中度 IM 伴 ATHP

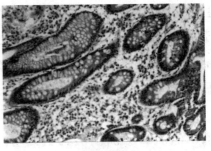

图 6-14　治疗后中度 IM 和 ATHP 消失,有少量炎症细胞浸润

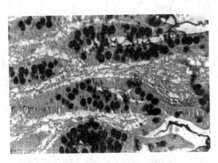

图 6-15　中度 ATHP

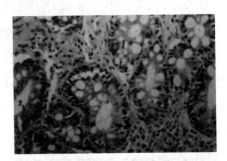

图 6-16　治疗后中度 ATHP 消失,有少量炎症细胞浸润

IM 亚型与疗效显效率和总有效率,治疗组 IM I_a 为 71.43, 85.71;IM I_b 为 40.00,86.67;IM II_a 为 33.33,66.67;IM II_b 为 0.00, 27.27;对照组依顺序分别为:39.13,65.22;28.57,57.14;0.00, 28.57;0.00,20.00。x^2 检验,$P < 0.05 \sim 0.001$。

临床疗效治疗组 61 例,显效 32 例(52.46%),有效 23 例 (37.70%),无效 6 例(9.84%),总有效率 90.16%;对照组 54 例,显效 20 例(37.04%),有效 26 例(48.15%),无效 8 例(14.81%),总有效率 85.19%,经 x^2 检验,两组显效率有显著性差异($P < 0.05$),总有效率 无显著差异($P > 0.05$)。

辨证施治与疗效见表 6-4,治疗组脾气虚证癌前病变的总有效 率,高于对照组,x^2 检验 $P < 0.01$;治疗组脾阳虚证、脾阴虚证和脾虚 气滞证的显效率与总有效率高于对照组($P < 0.01 \sim 0.001$)。治疗组 总显效 24 例(39.34%),总有效 45 例(73.77%);对照组总显效 13 例

（24.07%），总有效 28 例（51.85%），两组有显著性差异（$P < 0.05 \sim 0.001$）。

表 6 – 4　治疗组与对照组脾虚证型间癌前病变的疗效分析

证型	例数	治疗组		例数	对照组	
		显效 $n(\%)$	总有效 $n(\%)$		显效 $n(\%)$	总有效 $n(\%)$
脾气虚证	13	9(69.23)	12(92.31)☆	13	7(53.85)	10(76.92)
脾阳虚症	14	8(57.14)※	13(92.86)※	13	4(30.77)	9(69.32)
脾阴虚症	16	4(25.00)	11(68.75)※	13	2(15.38)	5(38.46)
脾虚气滞证	18	3(16.67)※	9(50.00)※	15	0(0.00)	4(26.67)

注：显效率和总有效率治疗组与对照组相比较，△$P < 0.05$，☆$P < 0.01$，※$P < 0.001$

当机体内多种生物活性物质，如血液或胃黏膜中的 cAMP、LPO、SOD、Zn、Cu 和细胞核 DNA 等的水平在发生改变的基础上，由于神经-内分泌-免疫三大系统的反馈与负反馈的自稳态（homeostasis）调节下维持机体内环境动态平衡以适应外环境变化的功能机制，遭受到扰乱或破坏时，终于使生理反应变为病理反应，从而导致产生脾虚症候群，导致胃黏膜细胞变性、坏死、细胞间变、肠化生（IM）、不典型增生（ATHP），甚至癌变。为了治疗脾虚证和 IM、ATHP，必须首先扶正、维护和加强机体的"自稳态"和"整合"调节作用，以提高机体适应性调节功能。这是脾虚证康复和癌前病变逆转的治疗关键。

第五节　胃康复对脾虚证慢性胃炎胃黏膜癌前病变上皮细胞超微结构的影响

采用胃康复冲剂与胃苏冲剂对照治疗 115 例胃黏膜肠上皮化生（IM）和不典型增生（ATHP）患者及对 61 例胃康复治疗的患者进行治

疗前后胃黏膜组织病理和超微结构检测的基础上，同时又对这 61 例患者进行治疗前后胃黏膜上皮细胞核、线粒体的超微结构观察比较。

　　在治疗前后均做胃镜检查，取胃窦区同部位黏膜用于制作组织切片和透射电镜标本。胃黏膜上皮细胞超微结构观察采用 EM430 型透射电镜，对每例患者 3 处黏膜标本，统一于 5 个放大倍数（3 600，7 200，14 000，19 000，29 000）随机拍摄全貌、局部和细胞器。统计方法采用 χ^2 和 t 检验。

　　健康对照组胃黏膜上皮细胞，黏液细胞为柱状上皮细胞，游离面有短小微绒毛，胞质内有黏液颗粒、粗面内质网和线粒体。主细胞胞质内有粗面内质网、分泌颗粒、高尔基体和线粒体（图 6－17）。壁细胞呈圆锥形，锥顶端向腺腔，核在细胞中心，胞质内充满小泡状光滑内质网（分泌盐酸）、细胞内小管（输送盐酸）和丰富的线粒体。内分泌细胞较小，核呈圆形位于细胞基底部，胞质中可见大量小球形内分泌颗粒、粗面内质网、线粒体，高尔基体位于细胞核附近。

　　上皮细胞核，核呈圆形或椭圆形，核被膜略有曲折，分叶核极少，核与胞质截面积比（核质比）小于 1；核内染色质呈散在分布、随核仁分布和沿核周分布，核中央异染色质间的浅亮区是常染色质，核仁有较高电子密度，无被膜包裹（图 6－18）。

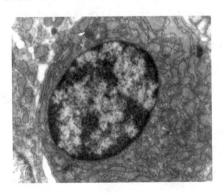 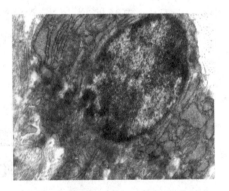

图 6－17　胃粘膜上皮细胞　　　　　图 6－18　上皮细胞核核仁无被膜包裹

　　上皮细胞线粒体为圆形或椭圆形，散在于细胞核周围。线粒体由外膜、内膜、外室、内室与嵴组成。嵴由内膜向内折叠而成，为中空管道,与外室相通(图6-19)。有些线粒体嵴直通细胞质(图6-20)。嵴通常呈板层状排列,互相平行,并垂直于线粒体长轴。

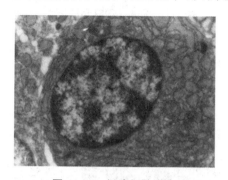

图6-19　细胞间隙增宽

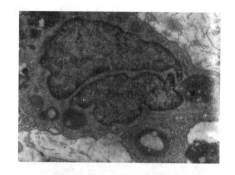

图6-20　核分叶核增多

脾虚证胃黏膜上皮细胞游离面微绒毛脱落,细胞间隙增宽,细胞连接减少。粗面内质网扩张呈环状排列;高尔基体萎缩,失去其典型的结构;胞质内分泌颗粒减少。壁细胞胞质内小管扩张,微绒毛变短变细或消失。

脾虚证胃黏膜上皮细胞核分化差的上皮细胞其核质比大于1,分叶核增多(图6-21);染色质间颗粒或染色质周颗粒密集增多,常染色质增多;核仁肥大靠近核边缘(称核仁边集)。衰老退化的上皮细胞核缩小,核质比更小;异染色质密集于核周围,核中心电子密度低,核呈圈状(称染色质边集)(图6-22);核皱缩呈齿状,核内呈中等均匀电子密度,见不到染色质(称染色质均匀化)。

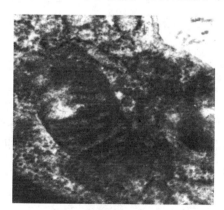

图6-21　线粒体嵴直通细胞质

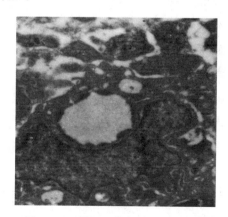

图6-22　核呈圈状(称染色质边集)

脾虚证胃黏膜上皮细胞线粒体肿胀肥大、固缩和透明变性,乃至空泡变性,畸形线粒体,呈 C 字形或 U 字形(图 6‐23)。线粒体嵴有之字嵴、纵向嵴、稀疏嵴和致密嵴,嵴排列紊乱,有些嵴呈网状结构(图 6‐24)。线粒体及嵴的数目减少。

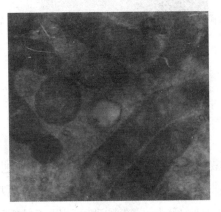
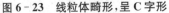

图 6‐23　线粒体畸形,呈 C 字形

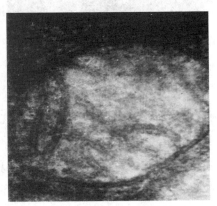

图 6‐24　线粒体嵴呈网状排列

胃康复治疗后,4 组脾虚证胃黏膜上皮细胞核的超微结构均有显著性改善($P<0.05\sim0.001$),趋向接近于健康对照组(表 6‐5、表 6‐6)。

胃康复治疗后,4 组脾虚证胃黏膜上皮细胞线粒体的超微结构均有显著性改善($P<0.05\sim0.001$),趋向接近于健康对照组(表6‐7、表6‐8)。

脾虚证胃黏膜上皮细胞核质比>1 的发生率、核分叶的发生率、染色质周间颗粒密集的发生率、核仁肥大的发生率、线粒体退变发生率和线粒体嵴退变发生率等,随着脾气虚证、脾阳虚证、脾阴虚证和脾虚气滞证的顺序递增,而线粒体和嵴的数目,则随上述顺序递减;应用胃康复冲剂治疗后,以上胃黏膜上皮细胞的亚细胞超微结构在 4 组脾虚证型均有不同程度的显著性改善($P<0.05\sim0.001$)。由此证明:胃康复冲剂消除临床症状,逆转 IM 和 ATHP,是通过改善胃黏膜上皮细胞核与线粒体 Zn、Cu、DNA;提高胃黏膜组织 Zn、Cu、cAMP 和 SOD 及细胞免疫功能水平,降低氧自由基和 LPO 水平,促进细胞分化和亚细胞超微结构正常化,以维护机体内环境适应性调节机制而实现的。

表 6-5　胃康复对癌前病变脾虚证胃黏膜上皮细胞核超微结构的影响

组别	例数	外形		染色质	
		核质比>1 个(%)	核分叶 个(%)	边集或均匀化 个(%)	周间颗粒密集 个(%)
健康对照组	15	—	—	1(6.67)	1(6.67)
脾气虚证疗前	13	2(15.38)☆	1(7.69)○	6(46.15)	2(15.38)
疗后		—	—	2(15.38)☆	1(7.69)
脾阳虚证疗前	14	3(21.42)☆	2(14.29)☆	8(57.14)	4(28.57)
疗后		—	—	3(21.42)☆	1(7.14)☆
脾阴虚证疗前	16	5(31.25)	5(31.25)	4(25.00)	7(43.75)
疗后		1(6.25)☆	1(6.25)☆	2(12.50)△	3(18.75)☆
脾虚气滞证疗前	18	8(44.44)	8(44.44)	6(33.33)	9(50.00)
疗后		3(16.67)☆	2(11.11)☆	2(11.11)☆	3(16.67)☆

注:χ^2 检验,治疗前后%率比较,△$P<0.05$,○$P<0.01$,☆$P<0.001$

表 6-6　胃康复对癌前病变脾虚证胃黏膜上皮细胞核超微结构的影响

组别	例数	核仁	
		肥大或边集圈状	
		个(%)	个(%)
健康对照组	15	—	—
脾气虚证疗前	13	3(23.08)	3(23.08)
疗后		—☆	1(7.69)○
脾阳虚证疗前	14	3(21.43)	3(21.43)
疗后		—☆	—☆
脾阴虚证疗前	16	6(37.50)	3(18.75)
疗后		2(12.50)☆	1(6.25)○
脾虚气滞证疗前	18	9(50.00)	5(27.78)
疗后		3(16.67)☆	2(11.11)○

注:χ^2 检验,治疗前后%率比较,△$P<0.05$,○$P<0.01$,☆$P<0.001$

表 6-7 胃康复对癌前病变脾虚证胃黏膜上皮细胞线粒体的影响

组别	例数	线粒体超微结构				
		数目个(%)	肿胀肥大(%)	基质变淡(%)	空泡变性(%)	固缩(%)
健康对照组	15	86.47±27.34	3.37±1.61	3.04±1.14	2.87±1.97	1.07±0.84
脾气虚证疗前	13	69.12±26.18	7.81±2.74	7.15±4.28	6.23±3.21	1.81±1.21
疗后		89.24±23.15△	4.87±2.17○	3.87±3.32△	3.75±2.36△	1.17±0.63
脾阳虚证疗前	14	69.03±25.17	7.96±3.58	7.67±4.31	7.48±3.09	1.97±1.26
疗后		90.29±24.25△	4.63±3.24△	3.74±2:74○	3.77±2.37○	1.11±0.61△
脾阴虚证疗前	16	54.38±20.74	10.77±4.06	11.48±6.17	11.55±7.46	3.75±0.89
疗后		70.03±21.87△	7.57±4.27△	6.14±5.24○	5.84±4.79△	2.67±0.73☆
脾虚气滞证疗前	18	47.54±19.23	12.55±4.13	13.21±7.12	14.21±6.87	4.97±1.12
疗后		63.07±24.28△	9.27±4.66△	6.87±5.76○	7.13±4.66○	3.83±0.77○

表 6-8 胃康复对癌前病变脾虚证胃黏膜上皮细胞线粒体的影响

组别	例数	数目	线粒体嵴断裂与排列紊乱个(%)
健康对照组	15	12.84±3.15	2.23±1.07
脾气虚证疗前	13	9.79±6.19	6.27±3.07
疗后		13.67±4.12△	3.25±4.13△
脾阳虚证疗前	14	8.14±3.26	7.31±4.12
疗后		11.33±4.53△	3.78±2.87○
脾阴虚证疗前	16	6.27±3.26	9.27±2.17
疗后		9.47±4.89△	6.83±3.74△
脾虚气滞证疗前	18	5.16±2.74	10.53±3.96
疗后		8.01±4.67△	7.49±4.54△

表 6 - 9   胃康复对癌前期病变脾虚证胃黏膜上皮细胞线粒体腔径比值的影响

组别	例数	线粒体内室内径与外室内径比值	线粒体内室内径与嵴间腔内径比值
健康对照组	15	20.71±6.54	23.63±3.48
脾气虚证疗前	13	16.24±5.12	20.36±3.57
疗后		20.17±4.28△	23.81±4.25△
脾阳虚证疗前	14	16.35±4.17	19.86±3.74
疗后		20.38±5.29△	23.28±4.16△
脾阴虚证疗前	16	14.19±3.87	18.37±3.19
疗后		17.47±4.28△	21.45±4.29△
脾虚气滞证疗前	18	13.14±3.23	17.28±4.12
疗后		16.54±4.26△	19.83±4.37

注:t 检验,△$P<0.05$

第六节　胃康复对脾虚证慢性胃炎胃黏膜癌前病变的病理生理学影响

慢性胃炎的发病过程中,几乎都能出现属于中医脾虚证的不同证型。探索慢性胃炎脾虚证分型,是提高中西医结合辨证施治慢性胃炎临床疗效的重要途径之一;而逆转胃黏膜肠上皮化生(IM)和不典型增生(ATHP),又是胃癌的二级预防的重要措施。采用现代科学技术手段,从结构态→代谢态→功能态,从整体→组织→细胞→亚细胞→分子生物学的水平进行整体分析。

115 例脾虚证患者胃黏膜均伴有 IM 或 ATHP。明确诊断为 CSG 42 例,CAG 65 例,胃黏膜无明显炎变者 8 例(并非无炎变,炎变很轻,纳入轻度 CSG)。依据 IM 和 ATHP 的分度标准,分轻度(IM$^+$,ATHP$^+$)、中度(IM^{++},ATHP^{++})和重度(IM^{+++},ATHP^{+++});IM 分为:IM I_a,IM I_b,IM II_a,IM II_b。

采用随机数字表分组。115 例脾虚证患者随机分为:①治疗组 61 例:IM$^+$ 20 例、IM^{++} 10 例、IM^{+++} 5 例、ATHP$^+$ 3 例、ATHP^{++} 6 例、IM^{++}＋ATHP$^+$ 5 例、IM^{++}＋ATHP^{++} 1 例、IM^{+++}＋ATHP$^+$ 6 例和 IM^{+++}＋ATHP^{++} 5 例(脾气虚证 13 例,其中,CSG 8 例、CAG 5 例;脾阳虚证 14 例,其中,CSG 9 例、CAG 5 例;脾阴虚证 16 例,其中,CSG 3 例,CAG 13 例;脾虚气滞证 18 例,其中,CSG 5 例、CAG 13 例),男性 43 例,女性 18 例,年龄 32～68 岁,平均年龄 44.24±11.08 岁,病程 1～10 年,平均(5.12±2.14)年。②对照组 54 例:IM$^+$ 24 例、IM^{++} 6 例、IM^{+++} 3 例、ATHP$^+$ 7 例、ATHP^{++} 5 例、IM^{++}＋ATHP$^+$ 3 例、IM^{++}＋ATHP^{++} 2 例、IM^{+++}＋ATHP$^+$ 1 例和 IM^{+++}＋ATHP^{++} 3 例(脾气虚证 13 例,其中,CSG 9 例、CAG 4 例;脾阳虚证 13 例,其中,CSG 9 例、CAG 4 例;脾阴虚证 13 例,其中,CSG 4 例,CAG 9 例;脾虚气滞证 15 例,其中,CSG 3 例,CAG 12 例),男性 34 例,女性 20 例,年龄 28～66 岁,平均年龄 43.56±12.17 岁,病程 1～10 年,平均 5.34±2.63 年。治疗组与对照组之间无显著差异,有可比性($P>0.05$)。

501B 型扫描电镜观察胃窦、胃体小弯和病灶区三处胃黏膜形貌。在 501B 型扫描电镜直视下 9100/60 型能谱仪探针对所测样品 0.1～0.01 mm^2 范围内能自动检测原子序数 12 以下的所有元素,并自动计算出各元素在元素系列中的重量百分比(WT％)。每例患者三处胃黏膜样品各定 5 点共 15 点测定元素,每次检测共测得 21 种元素,取各元素 WT％均值。

采用 CM200FEG 型透射电镜(TEM-PHILIPS)附 9100/60 型能量色散 X 射线分析仪,对每例患者 3 处黏膜标本,统一于 5 个放大倍数(3 600、7 200、14 000、19 000、29 000)随机拍摄全貌、局部和细胞器,并测定细胞核与线粒体的 21 种微量元素间的原子数百分比(AT ％)。

胃黏膜上皮细胞核 DNA 检测采用 IBAS2000 型图像分析仪测定。胃黏膜上皮细胞核 DNA 测定,先作黏膜细胞印片,Feulgen 染色,待测细胞置于图像分析仪的显微镜下定位后,由摄像机摄取细胞,细胞图像输入阵列处理计算机,转换为数字后显示于监视器屏幕上,并由主计算机对被测细胞核积分光密度进行运算,得出 DNA 相对含量,用 IOD 表示,每例涂片随机多点测定 100 个以上细胞核,以直方图形式输出。

采用放射免疫法测定胃黏膜 cAMP 含量;采用化学发光法测定胃黏膜 SOD 活性。血清过氧化脂质(LPO)和淋巴细胞转化试验(^{3}H-TdR LCT)检测。

统计方法方差分析(ANOVA)及两两比较(SNK)检验。同组间治疗前后比较采用 t 检验。

治疗组经胃康复冲剂治疗前的胃黏膜 Zn、Cu WT‰ 大体上随脾气虚证、脾阳虚证、脾阴虚证和脾虚气滞证,IM I_a、IM I_b、IM II_a 和 IM II_b 顺序递减,并较健康对照组明显降低($P<0.05$),治疗后均较治疗前有不同程度改善($P<0.05$)(表 6 - 10、表 6 - 11、表 6 - 12)。

表 6 - 10　胃康复治疗不同类型胃黏膜癌前期病变的疗效

	治疗组			对照组		
	显效	有效	无效	显效	有效	无效
IM$^+$	12	4	4	9	6	9
IM^{++}	5	2	3	1	2	3
IM^{+++}	0	3	2	0	1	2
ATHP$^+$	2	1	0	1	3	3
ATHP^{++}	1	4	1	1	1	3
IM^{++}＋ATHP$^+$	2	1	2	1	0	2
IM^{++}＋ATHP^{++}	0	1	0	0	1	1
IM^{+++}＋ATHP$^+$	1	2	3	0	0	1
IM^{+++}＋ATHP^{++}	0	3	2	0	1	2
Σ	23 (37.70)	21 (34.42)	17 (27.87)	13 (24.07)	15 (27.78)	26 (48.15)☆

注:χ^2 统计,组间显效率和总有效率有显著差异,$P<0.05$

表6-11 胃康复对脾虚证胃癌前病变胃黏膜微量元素、cAMP、SOD、LPO和³H-TdR LCT的影响

组别	例数	胃黏膜				血液	
		Zn (WT %)	Cu (WT %)	cAMP (pmol/g)	SOD (μ/g)	LPO (umol/L)	³H-TdR LCT (Bq/L)
健康对照	15	4.1±1.0	5.2±0.8	15.9±1.5	170.5±6.1	2.6±0.6	1 079.7±227.4
脾气虚证疗前	13	3.3±0.9[a]	4.5±0.8[a]	14.8±0.7[a]	164.8±6.3[a]	3.1±0.4[a]	770.1±170.4[a]
疗后	13	3.9±0.5[h]	5.2±0.5[h]	15.6±0.8[h]	170.2±4.6[h]	2.6±0.5[h]	1 116.3±176.2[h]
脾阴虚证疗前	14	3.4±0.7[a]	4.4±0.8[a]	14.6±0.8[a]	164.6±5.9[a]	3.5±0.6[a]	716.6±167.3[a]
疗后	14	3.9±0.4[h]	4.9±0.6[h]	15.2±0.7[h]	170.2±5.0[h]	2.9±0.7[h]	1 090.4±116.9[h]
脾阴虚证疗前	16	2.3±0.5[abc]	3.2±0.5[abc]	12.9±1.1[abc]	154.7±6.4[abc]	4.3±0.7[abc]	408.4±177.2[abc]
疗后	16	3.3±0.8[aeh]	4.2±0.9[aeh]	14.0±1.6[aeh]	161.9±5.7[aeh]	3.3±0.6[aeh]	910.5±254.3[ah]
脾虚气滞疗前	18	1.6±0.6[abcd]	2.7±0.6[abcd]	11.7±0.9[abcd]	146.9±6.1[abcd]	4.5±0.6[abc]	259.7±104.2[abcd]
疗后	18	2.9±0.8[aefh]	3.8±0.9[aefh]	13.4±1.6[aefgh]	159.7±6.2[aefh]	3.7±0.5[aefh]	783.4±272.9[aefh]

注：与健康对照组比较(a)，与脾气虚证组疗前比较(b)，与脾阴虚证组疗前比较(c)，与阴虚证组疗前比较(d)，与脾阴虚证组疗前比较(e)，与脾阴虚证组疗后比较(f)，同组治疗前后比较(g)，与脾阴虚证组疗后比较(h)。右上角有字母标记者有统计学意义，P<0.05

表 6-12　胃康复治疗肠化生亚型对胃黏膜 cAMP、SOD、微量元素、LPO 和 ^{3}H-TdR LCT 的影响

组别	例数	胃黏膜				血液	
		Zn (WT%)	Cu (WT%)	cAMP (pmol/g)	SOD (μ/g)	LPO (umol/L)	^{3}H-TdR LCT (Bq/L)
健康对照	15	4.1±1.0	5.2±0.8	15.9±1.5	170.5±6.1	2.6±0.6	1 079.7±227.4
IM I_a疗前	14	3.4±0.7[a]	4.4±0.9[a]	14.8±0.9[a]	165.3±5.8	3.1±0.4[a]	771.8±128.8[a]
疗后	14	4.0±0.5[h]	5.2±0.5[h]	15.8±0.6[h]	170.5±4.5[h]	2.7±0.7[h]	1 072.9±163.8[h]
IM I_b疗前	15	3.1±0.8[a]	4.2±0.6[a]	14.2±0.7[a]	162.2±6.4	3.5±0.5[ab]	728.9±143.8[a]
疗后	15	3.8±0.4[h]	4.9±0.6[h]	14.9±0.7[eh]	168.2±5.2[h]	2.9±0.5[h]	1 059.9±143.8[h]
IM II_a疗前	12	2.5±0.6[abc]	3.5±0.7[abc]	13.5±0.8[ab]	156.3±6.7[abc]	4.1±0.6[abc]	403.8±154.8[abc]
疗后	12	3.5±0.6[h]	4.3±0.8[aefh]	14.1±1.4[aefh]	162.5±7.3[aefh]	3.4±0.7[aefh]	1 051.3±193.3[h]
IM II_b疗前	11	1.8±0.6[abcd]	2.8±0.6[abcd]	11.7±0.5[abcd]	149.6±7.1[abcd]	4.7±0.5[abcd]	237.2±68.8[abcd]
疗后	11	2.2±0.6[aefg]	3.2±0.7[aefg]	12.3±1.4[aefg]	156.9±4.9[aefgh]	3.9±0.3[aefgh]	569.1±187.6[aefgh]

注：与健康对照组比较(a)，与 IM I_a组疗前比较(b)，与 IM I_b组疗前比较(c)，与 IM II_a疗前组比较(d)，与 IM I_a疗后比较(e)，与 IM I_b组疗后比较(f)，同组治疗前后比较(g)，与 IM II_a组疗后比较(h)。右上角有字母标记记者有统计学意义，$P<0.05$

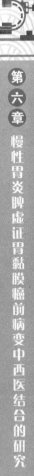

治疗组的胃黏膜 cAMP、SOD 与上述变化规律相似,组间差异显著,$P<0.05$;治疗组的血清 LPO 随上述顺序递增,并明显高于健康对照组,$P<0.05$;^{3}H-TdR LCT 则随上述顺序递减,并明显低于健康对照组($P<0.01$);LPO 和 ^{3}H-TdR LCT 治疗后均较治疗前有不同程度改善($P<0.05$)(表 6-13、表 6-14);胃康复冲剂治疗后胃黏膜上皮细胞核和线粒体 Zn、Cu AT%、DNA 水平均较治疗前有不同程度改善($P<0.05$)。

脾虚证的转归,IM 和 ATHP 的演化,均与血清 LPO、胃黏膜 cAMP、SOD、细胞核 DNA、Zn、Cu 和线粒体 Zn、Cu 的量变,以及线粒体的退变和细胞核分裂有关,其间存在互为因果关系。机体内 Zn、Cu 代谢失常,就能扰乱酶系统,SOD 合成与活性被抑制;腺苷酸环化酶与环腺苷酸磷酸二酯酶活性不协调,cAMP 的合成低于分解。cAMP 减少干扰了通过蛋白激酶与磷酸化酶激酶对核酸代谢翻译和转录的过程,影响细胞分化;同时,cAMP 水平降低,致使副交感神经兴奋性相对亢进,产生一系列脾虚证候。通过 NADPH 氧化还原循环及黄嘌呤氧化酶的催化作用,产生大量的氧自由基,氧自由基与线粒体内外膜上的不饱和脂肪酸发生脂质氧化反应,产生 LPO,血清 LPO 水平增高。线粒体内外膜也因此遭受破坏,最终发生线粒体变性。导致能量代谢降低,机体功能活动降低,产生虚证。在 Zn、Cu、cAMP、SOD、LPO 和氧自由基等综合因素作用下,导致上皮细胞核 DNA 碱基配对错误,增殖活跃,易于发生 IM 和 ATHP,甚至癌变。

采用中西医证病结合的临床分型,辨证施治应用不同的胃康复冲剂,不仅改善了临床的症状,而且提高了病理疗效,展示了中医中药辨证施治逆转癌前病变的广阔前景。胃康复冲剂逆转脾虚证癌前病变 IM 和 ATHP 是通过改善胃黏膜 Zn、Cu、cAMP 和 SOD 的水平,促进细胞分化,提高细胞免疫功能,降低氧自由基和 LPO 的机制实现的。胃康复冲剂因证而设,辨证施治,兼顾疾病过程中整体、局部和时相的特点,因而有较好的疗效。无论哪种治胃药物,只能对某种胃病的某

表6-13　胃康复对胃癌前病变脾虚证胃黏膜上皮细胞核、线粒体 Zn、Cu 及 DNA 的影响

组别		例数	上皮细胞核			上皮细胞线粒体	
			Zn (AT %)	Cu (AT %)	DNA (IOD)	Zn (AT %)	Cu (AT %)
健康对照		15	7.6±0.4	58.4±0.3	12.6±2.7	9.2±0.5	58.3±0.3
脾气虚证	疗前	13	8.1±0.3[a]	59.0±0.4[a]	13.7±1.4	8.7±0.3[a]	57.9±0.2[a]
	疗后	13	7.7±0.2[h]	58.6±0.4[h]	12.7±0.7[h]	9.1±0.3[h]	58.2±0.2[h]
脾阴虚证	疗前	14	8.2±0.4[a]	59.1±0.3[a]	14.0±0.9[b]	8.7±0.2[a]	57.8±0.3[a]
	疗后	14	7.8±0.4[h]	58.8±0.4[h]	13.1±0.9[h]	8.9±0.3[h]	58.2±0.3[h]
脾阴虚证	疗前	16	8.6±0.2[abc]	59.4±0.3[abc]	16.5±1.3[abc]	8.5±0.4[ac]	57.5±0.2[abc]
	疗后	16	8.3±0.3[aefh]	59.1±0.5[aeh]	14.9±1.8[aefh]	8.7±0.3[aeh]	57.8±0.3[aefh]
脾虚气滞证	疗前	18	8.9±0.5[abcd]	59.6±0.3[abc]	17.1±1.4[abc]	8.2±0.4[abcd]	57.3±0.3[abcd]
	疗后	18	8.5±0.4[aef]	59.4±0.6[aef]	15.9±2.1[aef]	8.5±0.5[aef]	57.5±0.4[aefg]

注：与健康对照组比较(a)，与脾气虚证组疗前比较(b)，与脾阴虚证组疗前比较(c)，与脾气虚证组疗后比较(d)，与脾阴虚证组疗后比较(e)，与脾阴虚证组疗后后比较(f)，同组治疗前后比较(g)，与脾阴虚证组疗前后比较(h)。右上角有字母标记者有统计学意义($P<0.05$)

表 6-14　胃康复治疗肠化生亚型对胃黏膜上皮细胞核、线粒体 Zn、Cu 及 DNA 的影响

组别	例数	上皮细胞核			线粒体	
		Zn (AT %)	Cu (AT %)	DNA (IOD)	Zn (AT %)	Cu (AT %)
健康对照	15	7.6 ± 0.4	58.4 ± 0.3	12.6 ± 2.7	9.2 ± 0.5	58.3 ± 0.3
IM I$_a$ 疗前	13	7.8 ± 0.1^a	58.9 ± 0.3^a	13.1 ± 0.5	8.9 ± 0.1^a	58.0 ± 0.2^a
疗后	13	7.7 ± 0.2^h	58.5 ± 0.4^h	12.6 ± 0.7^h	9.1 ± 0.3^h	58.3 ± 0.3^h
IM I$_b$ 疗前	14	8.4 ± 0.1^{ab}	59.2 ± 0.2^{ab}	14.7 ± 1.0^{ab}	8.7 ± 0.2^{ab}	57.8 ± 0.1^{ab}
疗后	14	8.0 ± 0.3^{aeh}	58.8 ± 0.3^{ah}	13.4 ± 0.8^h	8.9 ± 0.3^h	58.0 ± 0.3^{aeh}
IM II$_a$ 疗前	16	8.6 ± 0.0^{abc}	59.4 ± 0.1^{abc}	15.6 ± 0.2^{ab}	8.6 ± 0.1^{ab}	57.6 ± 0.1^{abc}
疗后	16	8.3 ± 0.4^{aefh}	59.2 ± 0.5^{aef}	14.6 ± 1.3^{aefh}	8.8 ± 0.4^{ah}	57.8 ± 0.4^{ae}
IM II$_b$ 疗前	18	8.7 ± 0.1^{abc}	59.6 ± 0.1^{abcd}	17.7 ± 0.1^{abcd}	8.2 ± 0.1^{abcd}	57.3 ± 0.1^{abcd}
疗后	18	8.6 ± 0.1^{aefg}	59.7 ± 0.4^{aefg}	17.3 ± 1.6^{aefg}	8.2 ± 0.4^{aefg}	57.4 ± 0.2^{aefg}

注：与健康对照组比较(a)，与 IM I$_a$ 组疗前比较(b)，与 IM I$_b$ 组疗前比较(c)，与 IM II$_a$ 疗前组比较(d)，与 IM I$_a$ 疗后组比较(e)，与 IM I$_b$ 组疗后比较(f)，与 IM II$_b$ 组疗前比较(g)，同组治疗前后比较(h)。右上角有字母标记者有统计学意义($P<0.05$)

种类型某个阶段有效,不大可能对所有类型所有阶段都有相同疗效。中西医结合的临床分型和辨证施治,有助于提高防治癌前疾病与癌前病变的疗效。

胃康复冲剂有较好的疗效但作用比较缓慢,可能与中医药的特性有关。人体是一个有机组合的整体,体内各种组织细胞的结构成分和各种生物活性物质(微量元素系列、酶系列、激素系列免疫和信使物质系列等)都是以一定的含量、一定的量比关系组合而成的。测定各种生物活性物质的"绝对"含量固然重要,但是测定系列活性物质之间的"含量比值"则更为重要,更能说明机体的整体性和内环境变化的动向及规律;正常机体的这种比值在一定的域值范围内处于动态平衡状态,打破这种动态平衡就产生病理现象和机能失调。某一生物活性物质的比值波动超过或低于正常域值范围,就能引起这一生物活性物质系列连锁的比值变化,由此产生现代医学的某一诊断明确的病,同时也产生中医的证的临床表现(非特异性的综合征)。中药复合成分的特性是中药治疗疾病调整病理比值为其治疗学机制之一,从而也就可以解释中药具有对人体多层次多靶点双向调节作用,调整病理比值机理;中药调整病理比值的过程是比较缓慢的,因此,中药的治疗作用(效果)也是相对缓慢的。测定系列活性物质之间的"含量比值",将是医学科学和生命科学今后研究的方向,更是中医中药的基本理论的研究核心。

第七节　胃康复对脾虚证慢性胃炎胃黏膜癌前病变超微结构的影响

胃黏膜内慢性炎症细胞浸润、固有腺萎缩性炎变和癌前期病变(IM、ATHP;其中 ATHP 与 IM 相伴随者,划归 ATHP 一类)。经胃康复治疗后这三种病理改变的程度与分型的疗效见表 6 - 15、表 6 -

16;胃康复治疗胃黏膜内慢性炎症细胞浸润的显效率和总有效率,脾气虚证为76.92%和92.31%,脾阳虚证为57.14%和92.86%,脾阴虚证为25.00%和68.75%,脾虚气滞证为16.67%和50.00%;治疗胃黏膜癌前期病变的显效率,依上述脾虚证型分别为69.23%,57.14%,25.00%,16.16%,证明胃康复治疗脾气虚证与脾阳虚证的病理疗效明显优于脾阴虚证和脾虚气滞证($P<0.05,P<0.01$)。

表6-15　胃康复治疗脾虚证对胃黏膜组织病理改变程度的疗效分析

[例(%)]

	炎症细胞浸润度			黏膜腺萎缩度		
	轻度	中度	重度	轻度	中度	重度
显效	6(46.15)	3(23.08)	1(7.69)	4(80.00)	—	—
脾气虚证有效	1(7.69)	1(7.69)	—	1(20.00)	—	—
n=13　无效	—	—	1(7.69)	—	—	—
显效	5(35.71)	2(14.29)	1(7.14)	3(60.00)	1(20.00)	—
脾阳虚证有效	2(14.29)	2(14.29)	1(7.14)	1(20.00)	—	—
n=14　无效	—	—	1(7.14)	—	—	—
显效	2(12.50)	1(6.25)	1(6.25)	3(23.08)	3(23.08)	—
脾阴虚证有效	3(18.75)	2(12.50)	2(12.50)	2(15.38)	3(23.07)	1(7.69)
n=16　无效	—	2(12.50)	3(18.75)	—	1(7.69)	—
显效	2(11.11)	1(5.56)	—	3(23.08)	2(15.38)	1(7.69)
脾虚气滞证有效	1(5.56)	2(11.11)	3(16.67)	—	2(15.38)	2(15.38)
n=18　无效	—	3(16.67)	6(33.33)	—	—	3(23.07)

表 6-16　胃康复治疗脾虚证对胃黏膜组织病理改变程度的疗效分析

[例(%)]

	癌前期病变分度				
	IM+	IM++	IM+++	ATHP+	ATHP++
显效	5(38.46)	1(7.69)	—	3(23.08)	—
脾气虚证有效	2(15.38)	1(7.69)	—	—	—
n=13　无效	1(7.69)	—	—	—	—
显效	5(35.71)	1(7.14)	—	1(7.14)	1(7.14)
脾阳虚证有效	2(14.29)	—	—	3(21.43)	—
n=14　无效	1(7.14)	—	—	—	—
显效	1(6.25)	2(12.50)	—	1(6.25)	—
脾阴虚证有效	1(6.25)	1(6.25)	1(6.25)	3(18.75)	1(6.25)
n=16　无效	1(6.25)	1(6.25)	—	2(12.50)	1(6.25)
显效	1(5.56)	1(5.56)	—	—	1(5.56)
脾虚气滞证有效	2(11.11)	—	2(11.11)	1(5.56)	1(5.56)
n=18　无效	1(5.56)	2(11.11)	2(11.11)	2(11.11)	2(11.11)

　　胃黏膜超微结构,相对正常胃黏膜胃窦部黏膜比较粗糙,折叠明显,呈脑回状。胃小凹外形如火山口,多数呈长短不一的沟形,底部很深。凹壁衬有圆形或椭圆形上皮细胞,体积基本一致(图 6-25、图 6-26)。细胞表面粗糙不平,有短而稀的微绒毛,也有很多半圆形小丘、少数微突和小窝孔(小丘破裂排出黏液后);凹口周围凸出如堤状。

　　脾虚证胃黏膜病灶区胃黏膜有散在变性、溃破和坏死脱落的上皮细胞,细胞表面可见"S"形弯曲幽门螺杆菌(图 6-27)。成片上皮细胞溃破、糜烂和脱落,形成微小溃疡(图 6-28)。胃小凹壁灶性上皮细胞萎缩变性,细胞大小不一,排列不规则,细胞溃破坏死,有炎症细胞浸润,严重者固有腺呈格架状结构(图 6-29)。肠化生黏膜上皮细胞表面有一层较厚的外衣,绒毛不外露,细胞间界不清(图6-30)。非病灶区胃黏膜内,也能见到灶性萎缩性炎变、肠化生细胞群和微小溃疡,综称其为"背景病变"。按此"背景病变"病变的排列顺序,在4组脾虚证型之中发生的例数分别为:脾气虚证为5,12,4;脾阳虚证为5,13,4;脾阴虚证为12,15,7;脾虚气滞证为13,18,9;健康对照组为0,2,0。

经胃康复治疗后非病灶区胃黏膜内"背景病变"均有不同程度的改善,接近于健康对照组(表6-17和图6-31~图6-34)。

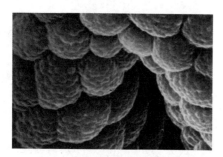

图6-25 基本正常的胃黏膜

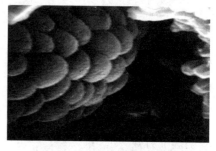

图6-26 基本正常的胃黏膜

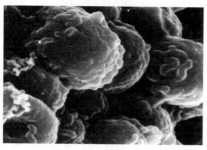

图6-27 细胞表面附着"S"型幽门螺杆菌

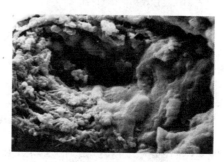

图6-28 胃黏膜微小溃疡

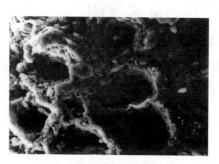

图6-29 胃黏膜萎缩性炎变

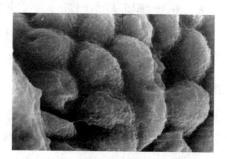

图6-30 胃黏膜伴发肠化生细胞群

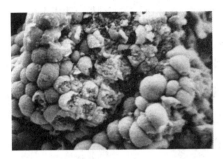

图6-31 治疗后幽门螺杆菌消失,黏膜细胞有部分炎性破坏

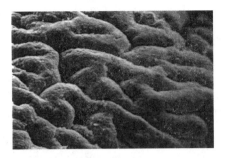

图6-32 治疗后黏膜微小溃疡消失,细胞恢复正常

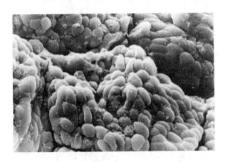

图6-33 治疗后萎缩性炎变改善

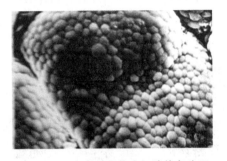

图6-34 治疗后肠化生细胞恢复为正常细胞

表6-17 胃康复治疗脾虚证胃窦非病灶区黏膜超微机构灶性病变的疗效分析

[例(%)]

		萎缩性炎变 n(%)	显效 总有效 n(%)	肠化生 显效 n(%)	总有效 n(%)	微小溃疡 显效 n(%)	总有效 n(%)
脾气虚证	13	3 (60.00)	5 (100.00)	8 (66.67)	12 (100.00)	4 (100.00)	4 (100.00)
脾阳虚证	14	4 (80.00)	5 (100.00)	10 (76.92)	12 (92.31)	3 (75.00)	4 (100.00)
脾阴虚证	16	8 (66.67)	10 (83.33)	10 (66.67)	13 (86.67)	5 (71.43)	7 (100.00)
脾虚气滞证	18	8 (61.54)	11 (84.62)	13 (72.22)	16 (88.89)	6 (66.67)	8 (88.89)

胃康复冲剂不仅能缓解及治愈慢性胃炎的临床症状,促进胃窦部病灶区炎症细胞消退和萎缩的固有腺更新以及 IM 和 ATHP 逆转,同时,对胃窦部非病灶区胃黏膜组织超微结构中的"背景病变"也有良好的改善与治愈效果。毫无疑义证明这样一个学术观点:"胃部分切除手术虽然能切除局部病灶,但不能完全清除非病灶区内的'背景病变'。对于非癌变和无癌变倾向的慢性胃炎,如无严重并发症,应避免手术治疗,原则上应采取辨证论和辩病论治相结合以药物和食物综合治疗为主导。"胃康复冲剂治愈临床症状,逆转 IM 和 ATHP,是通过改善胃黏膜上皮细胞核与线粒体的 Zn、Cu、DNA 含量和体内其他生物活性物质的水平,以维护机体内环境适应性调节机制实现的。想要提高治疗效果,则首先应有对疾病明确而完整的综合性诊断,这是十分重要的环节。

慢性胃炎的临床症状和胃黏膜组织病理的改变,均与脾虚证型有着密切的内在联系,其程度随着脾气虚证、脾阳虚证、脾阴虚证和脾虚气滞证的顺序而加重。中医脾虚证型与现代医学胃炎分类诊断结合起来,必将有助于对慢性胃炎从整体性、局部性、阶段性、结构态、功能态、代谢态辨证采用最适宜的中西医药配伍治疗,以提高疗效、减少药物的毒副作用、缩短疗程和降低医疗费用。一个完整的中西医结合胃炎分类诊断标准,应包括 6 个组成部分:①病因学(病因和相关致病因素)诊断;②中医辨证分型(单纯性脾虚证或虚实相挟证或多脏腑混合证)诊断;③疾病阶段(急性或慢性)诊断;④胃黏膜形态(胃镜检察、胃黏膜皱襞肥大或皱缩、黏膜红斑渗出或菲薄血管透见、黏膜扁平糜烂出血或黏膜隆起糜烂出血、有无胆汁反流)诊断;⑤黏膜组织结构(炎症是浅表性还是萎缩性,其程度如何? 炎症是活动性还是非活动性,是否伴发 IM,属何种类型? 是否伴发 ATHP,属何种程度?)诊断;⑥胃的功能与代谢状态(胃酸、胃蛋白酶活性和胆汁酸测定;胃内压力和胃电测定)诊断。完整的综合诊断是合理而高效的治疗学基础。

第八节　胃康复对脾虚证慢性胃炎胃黏膜癌前病变上皮细胞核、线粒体 Zn、Cu 和 DNA 的影响

胃黏膜病理组织学观察治疗前后均做胃镜检查,在胃窦部取活检组织,切片作 HE 染色和组织化学染色进行病理诊断和肠化生分型;胃黏膜上皮细胞核 DNA 检测胃黏膜细胞涂片经 Feulgen 染色,采用 IBAS2000 型图像分析仪测定积分光密度(IOD),作为细胞核 DNA 相对含量。

胃黏膜上皮细胞核与线粒体微量元素检测采用 EM430 型透射电镜附 9100/60 型能量色散 X 射线分析仪,测定细胞核与线粒体的微量元素(Zn、Cu),单位原子数百分比(AT%)。

脾虚证胃黏膜上皮细胞核、线粒体 Zn、Cu 和 DNA 的量变:见表 6-18、表 6-19、表 6-20、表 6-21,4 组脾虚证在治疗前胃黏膜上皮细胞核 Zn、Cu 和 DNA 水平均较健康对照组为高,而线粒体 Zn、Cu 水平则较健康对照组为低,差异显著($P < 0.05 \sim 0.01$)。治疗后均有不同程度的改善($P < 0.05 \sim 0.01$)。

表 6-18　胃康复对脾虚证胃黏膜上皮细胞核 Zn、Cu 及 DNA 的影响($\bar{x} \pm s$)

组别		例数	Zn(AT%)	Cu(AT%)	DNA(IOD)
健康对照		15	7.551±0.428	58.412±0.324	12.58±2.67
脾气虚证	疗前	13	8.102±0.313▲	59.049±0.379▲	13.74±1.38
	疗后	13	7.676±0.206▽	58.636±0.395▽	12.69±0.67▽
脾阳虚证	疗前	14	8.233±0.385▲	59.149±0.296▲	14.04±0.92
	疗后	14	7.833±0.364▽	58.769±0.395▽	13.12±0.91▽
脾阴虚证	疗前	16	8.573±0.235▲●★	59.448±0.303▲●★	16.46±1.29▲●★
	疗后	16	8.324±0.319▽	59.141±0.492▽	14.99±1.83▽
脾虚气滞证	疗前	18	8.863±0.503▲●★◇	59.626±0.307▲●★	17.09±1.38▲●★
	疗后	18	8.516±0.399	59.405±0.597	15.92±2.11

表 6-19　胃康复对脾虚证胃黏膜上皮细胞线粒体 Zn、Cu 的影响($\bar{x}\pm s$)

组别		例数	Zn(AT%)	Cu(AT%)
健康对照		15	9.235±0.512	58.258±0.344
脾气虚证	疗前	13	8.749±0.277▲	57.967±0.198▲
	疗后	13	9.147±0.268▽	58.239±0.248▽
脾阳虚证	疗前	14	8.688±0.217▲	57.818±0.280▲
	疗后	14	8.948±0.304▽	58.156±0.324▽
脾阴虚证	疗前	16	8.454±0.352▲●☆	57.526±0.247▲●★
	疗后	16	8.707±0.327▽	57.769±0.331▽
脾虚气滞证	疗前	18	8.175±0.421▲●★◇	57.329±0.273▲●★◇
	疗后	18	8.457±0.512	57.526±0.365

注:上两表与健康对照组比较,△$P<0.05$;治疗前后比较,▽$P<0.05$;与脾气虚证比较,○$P<0.05$;与脾阳虚证比较,☆$P<0.05$;与脾阴虚证比较,◇$P<0.05$;凡标记为实心者$P<0.01$。

表 6-20　胃康复治疗肠化生亚型对胃黏膜上皮细胞核 Zn、Cu 及 DNA 的影响($\bar{x}\pm s$)

组别		例数	Zn(AT%)	Cu(AT%)	DNA(IOD)
健康对照		15	7.551±0.428	58.412±0.324	12.58±2.67
IM I$_a$	疗前	14	7.808±0.060△	58.912±0.253▲	13.07±0.51
	疗后	14	7.661±0.239▽	58.548±0.403▽	12.60±0.66▽
IM I$_b$	疗前	15	8.405±0.101▲●	59.157±0.211▲○	14.69±1.03▲●
	疗后	15	8.013±0.322▽	58.848±0.338▽	13.38±0.82▽
IM II$_a$	疗前	12	8.576±0.045▲●★	59.403±0.129▲●★	15.58±0.18▲●★
	疗后	12	8.327±0.382▽	59.172±0.479	14.58±1.31▽
IM II$_b$	疗前	11	8.734±0.057▲●★◆	59.603±0.119▲●★◆	17.66±0.13▲●★◆
	疗后	11	8.643±0.139	59.661±0.364	17.34±1.63

注:上两表与健康对照组比较,△$P<0.05$;治疗前后比较,▽$P<0.05$;与脾气虚证比较,○$P<0.05$;与脾阳虚证比较,☆$P<0.05$;与脾阴虚证比较,◇$P<0.05$;凡标记为实心者$P<0.01$。

表 6-21　胃康复治疗肠化生亚型对胃黏膜上皮线粒体的 Zn 及 Cu
的影响($\bar{x} \pm s$)

组别		例数	Zn(AT%)	Cu(AT%)
健康对照		15	9.235±0.512	58.258±0.344
IM I$_a$	疗前	14	8.935±0.137△	58.019±0.231△
	疗后	14	9.117±0.291▽	58.324±0.258▽
IM I$_b$	疗前	15	8.679±0.150▲●	57.833±0.114▲●
	疗后	15	8.884±0.238▽	58.022±0.250▽
IM II$_a$	疗前	12	8.516±0.097▲●★	57.602±0.079▲●★
	疗后	12	8.821±0.366▽	57.839±0.381▽
IM II$_b$	疗前	11	8.224±0.133▲●★◆	57.266±0.094▲●★◆
	疗后	11	8.249±0.351	57.369±0.221

　　注:上两表与健康对照组比较,△$P<0.05$;治疗前后比较,▽$P<0.05$;与脾气虚证比较,○$P<0.05$;与脾阳虚证比较,☆$P<0.05$;与脾阴虚证比较,◇$P<0.05$;凡标记为实心者$P<0.01$。

　　脾虚证可以发生在胃黏膜上皮细胞的细胞核与线粒体 Zn、Cu 互为消长的量变基础上。胃黏膜上皮细胞的细胞核与线粒体 Zn、Cu,随健康对照组、脾气虚证组、脾阳虚证组、脾阴虚证组和脾虚气滞证组;随健康对照组、IM I$_a$、IM I$_b$、IM II$_a$ 和 IM II$_b$ 的顺序递减;而细胞核 DNA、Zn、Cu 则随着上述顺序递增。提示生物活性物质的量变是:①决定脾虚证分型的物质基础;②肠化生分型的物质基础。

　　疾病发生的外因,可以来自宏观的宇宙环境与生态条件无常变化,以及病原体的不断变异和侵袭;疾病发生的内因,是由于神经-体液-免疫系统的反馈与负反馈的"自稳态"调节下维持机体内环境的动态平衡,以适应外环境变化的机制遭受到扰乱或破坏,终于由生理反应变为病理生理反应,而产生疾病。这可能就是《内经》所说的"正气存内,邪不可干"的现代解说。所以"扶正固本"的新涵义应是"维护和加强机体的'自稳态'和'整合'调节作用,提高机体适应性调节能力"。

如果仅仅只有一时性的细胞核和线粒体 Zn、Cu 的变化,在机体神经-体液-免疫系统的自稳态和整合作用调节下,可能不至于会产生脾气虚证;只有在机体内多种生物活性物质(如 cAMP、LPO、SOD 和细胞核 DNA 等)的量变基础上才能干扰内环境动态平衡的适应性调节机制,产生脾虚证症状,导致细胞变性、坏死,细胞间变、肠化生,不典型增生,甚至癌变。

人体是一个有机组合的整体,体内各种组织细胞的结构成分和各种生物活性物质都是以一定的含量、一定的量比关系组合而成的。测定各种生物活性物质的"绝对"含量固然重要,但是测定系列活性物质之间的"含量比值"则更为重要,更能说明机体的整体性和内环境变化的动向及规律,这将是医学科学和生命科学今后检测研究的方向。

胃康复冲剂治愈临床症状,逆转 IM 和 ATHP,是通过改善胃黏膜上皮细胞核与线粒体 Zn、Cu、DNA;提高胃黏膜组织 Zn、Cu、cAMP 和 SOD 和细胞免疫功能水平,降低氧自由基和 LPO 水平,促进细胞分化,以维护机体内环境适应性调节机制的实现。

第九节　胃康复治疗脾虚证慢性胃炎胃黏膜癌前病变的疗效及其作用机理的研究

逆转胃黏膜肠上皮化生(IM)和不典型增生(ATHP)的病理改变,是胃癌的二级预防的重要措施。采用辨证施治的组方原则,应用现代科学技术提炼调制成胃康复冲剂,与胃苏冲剂对照治疗共 115 例 IM 和 ATHP 患者,旨在研究其临床疗效和作用机理(表 6 - 22~表6 - 29)。

表 6-22 两组各证型患者的胃黏膜癌前期病变程度 (例)

组别	分型	IM$^+$	IM^{++}	IM^{+++}	ATHP$^+$	ATHP^{++}	IM^{++} 加 ATHP$^+$	IM^{++} 加 ATHP^{++}	IM^{+++} 加 ATHP$^+$	IM^{+++} 加 ATHP^{++}	∑
治疗	脾气虚证	8	2	—	1	—	1	—	1	—	13
	脾阳虚证	8	1	—	1	—	1	—	2	1	14
	脾阴虚证	2	4	1	1	2	2	1	1	2	16
	脾虚气滞证	2	3	4	—	4	1	—	2	2	18
对照	脾气虚证	10	1	—	2	—	—	—	—	—	13
	脾阳虚证	9	1	—	2	—	1	—	—	—	13
	脾阴虚证	3	2	—	2	2	1	1	1	1	13
	脾虚气滞证	2	2	3	1	3	1	1	—	2	15

表 6-23　胃康复治疗不同类型胃黏膜癌前期病变的疗效分析　　　　[例(%)]

	治疗组					对照组				
	例数	显效	有效	无效	总有效	例数	显效	有效	无效	总有效
IM⁺	20	12(60.00)	4(20.00)	4(20.00)	16(80.00)	24	9(37.50)*	6(25.00)	9(37.50)	15(62.50)*
IM⁺⁺	10	5(50.00)	2(20.00)	3(30.00)	7(70.00)	6	1(16.67)*	2(33.33)	3(50.00)	3(50.00)*
IM⁺⁺⁺	5	—	3(60.00)	2(40.00)	3(60.00)	3	—	1(33.33)	2(66.67)	1(33.33)
ATHP⁺	3	2(66.67)	1(33.33)	—	3(100.00)	7	1(14.29)	3(42.86)	3(42.86)	4(57.15)
ATHP⁺⁺	6	1(16.67)	4(66.66)	1(16.67)	5(83.33)	5	1(20.00)*	1(20.00)	3(60.00)	2(40.00)*
IM⁺加ATHP⁺	5	2(40.00)	1(20.00)	2(40.00)	3(60.00)	3	1(33.33)*	—	2(66.67)	1(33.33)*
IM⁺⁺加ATHP⁺⁺	1	—	1(100.00)	—	1(100.00)	2	—	1(50.00)	1(50.00)	1(50.00)
IM⁺⁺⁺加ATHP⁺	6	1(16.77)	2(33.33)	3(50.00)	3(50.00)	1	—	—	1(100.00)	0
IM⁺⁺加ATHP⁺	5	—	3(60.00)	2(40.00)	3(60.00)	3	—	1(33.33)	2(66.67)	1(33.33)
∑	61	23(37.70)	21(34.43)	17(27.87)	44(72.13)	54	13(24.07)	15(27.78)	26(48.15)*	28(51.85)

注：与治疗组同项目比较，* P<0.01

表 6‑24 两组各 IM 亚型的疗效比较 [例(%)]

组别	例数		显效	有效	无效	总有效
治疗	52	IM I$_a$	10(71.43)	2(14.29)	2(14.29)	12(85.71)
		IM I$_b$	6(40.00)	7(46.67)	2(13.33)	13(86.67)
		IM II$_a$	4(33.33)	4(33.34)	4(33.33)	8(66.67)
		IM II$_b$	—	3(27.27)	8(72.73)	3(27.27)
对照	42	IM I$_a$	9(39.13)	6(26.09)	8(34.78)	15(65.22)
		IM I$_b$	2(28.57)	2(28.57)	3(42.86)	4(57.14)
		IM II$_a$	—	2(28.57)	5(71.43)	2(28.57)
		IM II$_b$	—	1(20.00)	4(80.00)	1(20.00)

表 6‑25 两组各辨证分型的疗效比较 [例(%)]

组别	证型	显效	有效	无效	总有效
治疗	脾气虚证	9(69.23)△▲	3(23.08)	1(7.69)	12(92.31)*△▲
	脾阳虚证	8(57.14)*△▲	5(35.71)	1(7.15)	13(92.85)*△▲
	脾阴虚证	4(25.00)*	7(43.75)	5(31.25)	11(68.75)*
	脾虚气滞证	3(16.67)*	6(33.33)	9(50.00)	9(50.00)*
对照	脾气虚证	7(53.85)△▲	3(23.08)	3(23.08)	10(76.92)△▲
	脾阳虚证	4(30.77)△▲	5(38.46)	4(30.77)	9(69.23)△▲
	脾阴虚证	2(15.38)	3(23.08)	8(61.54)	5(38.46)
	脾虚气滞证	—	4(26.67)	11(73.33)	4(26.67)

注:与对照组同证型比较,*$P<0.01$;与同组脾阴虚证比较,△$P<0.01$;与同组脾虚气滞证比较,▲$P<0.01$

表6-26 胃康复对脾虚证胃癌前病变胃黏膜微量元素、cAMP、SOD的影响($\bar{x}\pm s$)

组别		例数	胃黏膜			
			Zn (WT%)	Cu (WT%)	cAMP (pmol/g)	SOD (μ/g)
健康对照		15	4.11±1.01	5.17±0.83	15.86±1.54	170.52±6.12
脾气虚证	疗前	13	3.34±0.86	4.48±0.81*	14.80±0.69*	164.82±6.26*
	疗后	13	3.96±0.47●	5.19±0.53●	15.57±0.80●	170.22±4.59●
脾阳虚证	疗前	14	3.38±0.65*	4.36±0.79*	14.56±0.78**	164.64±5.91*
	疗后	14	3.91±0.44●	4.97±0.59●	15.18±0.73●	170.24±5.04●
脾阴虚证	疗前	16	2.33±0.51**△△	3.24±0.45**△▲	12.91±1.07**△▲	154.67±6.38**△▲
	疗后	16	3.32±0.78●●	4.17±0.88●●	14.01±1.63	161.91±5.73●●
脾虚气滞证	疗前	18	1.64±0.58**△○	2.65±0.63**△○	11.70±0.99**△○	146.89±6.14**△○
	疗后	18	2.91±0.82●●	3.82±0.86●●	13.37±1.59●●	159.69±6.23●●

注:与健康对照组比较,*$P<0.05$,**$P<0.01$;与脾气虚证比较,△$P<0.01$;与脾阴虚证组比较,▲$P<0.05$;与脾阳虚证比较,△$P<0.05$;与同组治疗前比较,●$P<0.05$,●●$P<0.01$

表6-27 胃康复对脾虚证胃癌前病变细胞免疫的影响($\bar{x} \pm s$)

组别		例数	血清LPO (umol/L)	全血³H-TdR LCT (cpm/0.2 ml)
健康对照		15	2.61±0.64	38 868±8 186
脾气虚证	疗前	13	3.09±0.41*	27 722±6 134**
	疗后	13	2.62±0.49●	40 185±6 344●●
脾阳虚证	疗前	14	3.52±0.63**	25 797±6 024**
	疗后	14	2.88±0.68●●	39 255±6 011●●
脾阴虚证	疗前	16	4.33±0.65**△▲	14 704±6 378**△▲
	疗后	16	3.32±0.63●●	32 778±9 154●●
脾虚气滞证	疗前	18	4.45±0.59**△	9 349±3 752**△▲○
	疗后	18	3.66±0.54●●	28 201±9 823●●

注：与健康对照组比较，*$P<0.05$，**$P<0.01$；与脾气虚证比较，△$P<0.05$，△$P<0.01$；与脾阴虚证组比较，▲$P<0.05$，▲$P<0.01$；与同组治疗前比较，●$P<0.05$，●●$P<0.01$

表6-28 胃康复治疗肠化生亚型对胃黏膜cAMP、SOD、微量元素和细胞免疫量变的影响($\bar{x}\pm s$)

组别		例数	Zn (WT%)	Cu (WT%)	cAMP (WT%)	SOD (μ/g)
健康对照		15	4.11±1.01	5.17±0.83	15.86±1.54	170.52±6.12
IM I_a	疗前	14	3.40±0.70*	4.37±0.97**	14.81±0.91*	165.27±5.84*
	疗后	14	3.98±0.46●	5.17±0.48●	15.79±0.57●	170.48±4.50●
IM I_b	疗前	15	3.10±0.84**	4.21±0.64**	14.16±0.66**△	162.24±6.39**
	疗后	15	3.84±0.40●	4.89±0.62●	14.95±0.69●	168.23±5.15●
IM II_a	疗前	12	2.52±0.63**△▲	3.53±0.73**△▲	13.47±0.81**△▲	156.31±6.73**△▲
	疗后	12	3.47±0.62●	4.26±0.80●	14.05±1.36●	162.52±7.26●
IM II_b	疗前	11	1.76±0.59**△△▲▲○	2.84±0.60**△△▲▲○○	11.69±0.54**△△▲▲○○	149.62±7.12**△△▲▲○○
	疗后	11	2.22±0.55	3.21±0.70	12.29±1.43	156.96±4.91●

注：与健康对照组比较，* P<0.05，** P<0.01；与脾气虚证组比较，△P<0.05，△△P<0.01；与脾阳虚证组比较，▲P<0.05，▲▲P<0.01；与阴虚证组比较，○P<0.05，○○P<0.01；与同组治疗前比较，●P<0.05，●●P<0.01

表 6-29　胃康复治疗肠化生亚型对细胞免疫的影响($\bar{x} \pm s$)

组别		例数	血清 LPO （$\mu mol/L$）	全血 ^{3}H-TdR LCT （cpm/0.2 ml）
健康对照		15	2.61±0.64	38 868±8 186
IM I$_a$	疗前	14	3.08±0.35*	27 784±4 636**
	疗后	14	2.65±0.68●●	38 624±5 897●●
IM I$_b$	疗前	15	3.49±0.49**△	26 237±5 178**
	疗后	15	2.88±0.49●●	38 159±6 118▲▲
IM II$_a$	疗前	12	4.08±0.55**△▲	14 536±5 571**△●●
	疗后	12	3.39±0.67●●	37 845±6 958●●
IM II$_b$	疗前	11	4.71±0.53**△△▲▲○	8 539±2 478**△△▲▲○
	疗后	11	3.92±0.33●●	20 486±6 752●●

注：与健康对照组比较，*$P<0.05$，**$P<0.01$；与 IM I$_a$ 比较，△$P<0.05$，△△$P<0.01$；与 IM I$_b$ 比较，▲$P<0.05$，▲▲$P<0.01$；与 IM II$_a$ 比较，○$P<0.05$，○○$P<0.01$；与本组治疗前比较，●$P<0.05$，●●$P<0.01$

　　采用中西医证病结合的临床分型，辨证施治应用不同的胃康复冲剂，不仅改善了临床症状，而且改善了临床的病理疗效，特别是对 IM$^+$、IM^{++}、IM I$_a$、IM I$_b$、IM II$_a$ 和 ATHP^{++} 的逆转率有明显效果，较之不择证型使用胃苏冲剂的疗效有显著性提高，展示了中医中药辨证施治逆转癌前病变的广阔前景。胃康复冲剂与胃苏冲剂，对脾气虚证和脾阳虚证癌前病变的显效率、总有效率均优于脾阴虚证和脾虚气滞证，这是由于脾阴虚证与脾虚气滞证胃黏膜癌前病变的性质和程度较之前两证严重。

　　胃黏膜 Zn、Cu 水平降低，影响 Zn、Cu 依赖性酶的活性，这些酶与细胞的能量代谢有关，ATHP 产生减少，供应细胞活动的能量不足，细胞分化成熟障碍。胃黏膜 cAMP 水平降低直接影响细胞的分化程度。Zn、cAMP 通过其量变影响淋巴细胞代谢途径，抑制淋巴细胞转

249

化，^{3}H-TdR LCT 水平降低。胃黏膜 SOD 活性降低，则氧自由基的量和活性随之升高，氧自由基与细胞膜、线粒体膜上的脂质发生过氧化反应，产生 LPO，损坏细胞膜和线粒体膜，LPO 水平显著增高。这些生物活性的量变最终导致细胞变性、坏死、细胞间变、肠化生、不典型增生，甚至癌变。胃黏膜中 Zn、Cu、cAMP、SOD 和 ^{3}H-TdR LCT 的水平，随着 IM I_a、IM I_b、IM II_a 和 IM II_b 的顺序递减，随着脾气虚证、脾阳虚证、脾阴虚证和脾虚气滞证的顺序递减，而血清 LPO 水平则随以上顺序递增。由于这些生物活性物质的量变，直接影响细胞代谢功能和生理功能，胃黏膜逐渐萎缩，胃酸分泌减少，消化功能虚弱。先有运化不足，继而导致生化乏源，气血虚亏；血中 cAMP 水平降低，导致副交感神经兴奋性偏亢，遂致产生一系列脾虚证候。脾虚证证候是由于胃黏膜 Zn、Cu、cAMP、SOD 和 ^{3}H-TdR LCT 水平的降低程度不同，由轻到重逐渐发展，其程度随着脾气虚证、脾阳虚证、脾阴虚证和脾虚气滞证的顺序加重。胃康复冲剂逆转 IM 和 ATHP，是通过改善胃黏膜 Zn、Cu、cAMP 和 SOD 的水平，促进细胞分化，提高细胞免疫功能，降低氧自由基和 LPO 的机制实现的。

第十节　胃康复拆成小方的合煎剂、分煎合剂化学成分提取与动物实验研究

胃癌是危害人类健康最常见的恶性肿瘤，也是我国常见多发的癌症。胃康复基本方为 10 味，临床实践表明，该验方在防治和治疗胃黏膜癌前期病变方面具有明显疗效。现代药理研究发现，中药复方的药效并不一定是其活性成分的简单组合，在传统的煎熬中，复方中有可能产生药效高的新物质，这种新物质的生成与煎煮的时间长短与温度高低对活性成分的溶出及化学反应中的分解和合成也可能有影响。因此，对胃康复中 4 味如温莪术、黄芪、甘草、茯苓进行了合煎、分煎制

备,比较研究其对胃康复有效物质溶出和抗肿瘤活性、免疫活性的影响是一项重要的课题,现在只是先期的尝试。其中,对 4 味中药煎煮的时间长短与温度高低没有严格地把控与比较研究,这是设计中犯了"多快好省"大跃进的错误。更何况没有做 10 味中药合煎、分煎的工作呢!

一、胃康复拆成小方的合煎剂、分煎合剂化学成分提取与动物实验研究

(一)材料

1. 药材　温莪术、黄芪、甘草、茯苓。
2. 细胞株　人中分化胃腺癌细胞株 SGC－7901;培养基为 10% 小牛血清— RPMI1640,在 37 ℃、5%CO$_2$ 条件下培养,常规体外传代。小鼠肉瘤 S180,小鼠腹腔内连续传代。
3. 动物　昆明种小鼠,体重 18～22 g,雌雄兼用。

(二)方法

1. 合煎提取物和分煎提取物的制备
(1)合煎提取物:按处方比例取温莪术、黄芪、甘草、茯苓粉末(过 30 目筛),加 10 倍量水,水回流提取 1 小时,共 3 次,浓缩至 1/5 体积,一部分离心,用于成分分析,另一部分继续浓缩至浓度为 0.8 g 生药/ml,用于体内外实验。
(2)分煎提取物:分别取温莪术、黄芪、甘草、茯苓粉末(过 30 目筛),加 10 倍量水,水回流提取 1 小时,共 3 次,浓缩至 1/5 体积,按处方比例混合浓缩液,一部分离心,用于成分分析,另一部分继续浓缩至浓度为 0.8 g 生药/ml,用于体内外实验。
2. 多糖的测定　硫酸-苯酚法。
3. 总黄酮的测定　以芦丁为对照品的分光光度法。

4. 对胃腺癌细胞 SGC-7901 的抑制试验　取对数生长期的胃腺癌细胞 SGC-7901,经 0.25% 胰蛋白酶消化后,用 10% 小牛血清—RPMI1640 培养液调整细胞浓度为 1×10^5/ml,接种于 96 孔细胞培养板中,每孔 100 μl,置于 37 ℃、5% CO_2 条件下培养 24 小时后,加入 100 μl 稀释成不同浓度的合煎、分煎提取物,连续培养 72 小时,试验结束前 4 小时加 MTT 液(5 mg/ml),继续孵育,弃上清液,加入 DMSO 150 μl,振荡 10 分钟,酶标仪检测 OD_{570}。试验中以培养基对照组为空白。

抑制率% =(对照组 OD_{570}—给药组 OD_{570})/对照组 OD_{570} ×100%

5. 对小鼠脾脏淋巴细胞的增殖作用　常规制备小鼠脾脏淋巴细胞,经台盼蓝检测活细胞数目大于 95%,用 10% 小牛血清—RPMI1640 调整细胞浓度为 3×10^6/ ml,加样 24 孔板,每孔 1 ml,加入 0.5 ml ConA 溶液,使之终浓度为 5 μg/ml,加入 0.5 ml 用 RPMI1640 稀释成不同浓度的合煎、分煎提取物,置于 37 ℃、5% CO_2 条件下培养 72 小时,试验结束前 4 小时加 MTT 液(5 mg/ml),继续孵育,离心,弃上清液,加入 DMSO 1 ml,振荡 10 分钟,检测 OD_{570},并计算刺激指数 (SI)。试验中以培养基对照组为空白。

SI = 给药组 OD_{570}/ 对照组 OD_{570}

6. 体内对小鼠肉瘤 S180 的抑制实验　无菌抽取小鼠腹腔内连续传代的 S180 细胞,按实验要求用无菌生理盐水调整细胞浓度至 1×10^7/ml,小鼠右腋下皮下接种,接种体积 0.2 ml,随机分组,每组 10 只;接种次日灌胃给药(药物浓度为 0.8 g 生药/ml),灌胃体积 0.1~0.3 ml,对照组用生理盐水灌胃 0.2 ml;连续给药 10 天,末次给药 24 小时后处死,剥取瘤组织称重,计算抑瘤率。

抑瘤率 =(1-给药组平均瘤重/ 对照组平均瘤重)×100%

(三)结果与讨论

1. 合煎、分煎提取物中多糖、总黄酮的含量比较　胃康复基本方为温莪术、黄芪、甘草、茯苓,查阅文献可知,其主要有效物质有莪术油、黄芪多糖、黄芪皂甙、甘草多糖、甘草酸、甘草黄酮、茯苓素等,由于其他有效物质(如莪术油、皂甙、茯苓素)的测定受到很大的干扰,实验中只比较研究了多糖、总黄酮的含量,结果见表6-30。经过比较分析,合煎、分煎提取物中多糖和总黄酮的含量有一定的差别,但无显著性差异。

表6-30　合煎、分煎提取物中有效物质的含量分析

	多糖(mg/g生药)	总黄酮(mg/g生药)
合煎提取物	57.67	1.20
分煎提取物	50.00	1.17

2. 合煎、分煎提取物对 SGC-7901 的抑制作用　由表6-24可得,合煎、分煎提取物对 SGC-7901 基本无抑制作用,原因可能存在以下方面:①由于提取物中无效成分含量大,在作用浓度范围内,有效物质的实际浓度很低,从而未表现出体外抗肿瘤活性;②复方中多糖、皂甙主要是通过体内免疫起到抗肿瘤作用;③甘草酸必须通过生物转化生成甘草次酸,才能直接杀伤肿瘤细胞。

表6-31　合煎、分煎提取物对 SGC-7901 的抑制作用

	浓度(mg/ml)	OD$_{570}$	抑制率(%)
对照组		1.010	
合煎提取物	0.5	1.004	0.6
	1.0	0.963	4.7
分煎提取物	0.5	0.952	5.5
	1.0	0.945	6.4

3. 合煎、分煎提取物对小鼠脾脏淋巴细胞增殖的影响　结果如表6-32,在 25 μg/ml、50 μg/ml 浓度时,合煎、分煎提取物对 ConA 诱导的小鼠脾脏淋巴细胞增殖均有一定的促进作用,且分煎提取物的

促进作用稍强于合煎提取物。

表 6-32　合煎、分煎提取物对 ConA 诱导的小鼠脾脏淋巴细胞增殖的促进作用

浓度(μg/ ml)	OD_{570}	OD_{50}	SI
ConA 对照组	0.222		
合煎提取物＋ConA	25	0.235	1.06
	50	0.256	1.15
分煎提取物＋ConA	25	0.237	1.07
	50	0.271	1.22

4. 合煎、分煎提取物体内对小鼠肉瘤 S180 的抑制作用　结果表明（表 6-33），胃康复合煎、分煎提取物的各剂量组均能抑制小鼠 S180 实体瘤的生长，但两者在等剂量组上比较无统计学差异。当剂量为每天 1.2 g 生药/ kg 时，合煎、分煎提取物的抑瘤率分别为 47.26%、48.40%。

表 6-33　合煎、分煎提取物体内外小鼠肉瘤 S180D 的抑制作用

	剂量 （g 生药/kg·d）	动物数 （只）	平均体重 （g）	平均瘤量 （mg）	抑瘤率 （%）
生理盐水组		10	26.3±4.1	438±10	
合煎提取物	0.4	10	25.9±2.5	341±21	21.92
	0.8	10	27.0±3.6	298±63*	31.96
	1.2	10	28.6±2.4	231±35**	47.26
分煎提取物	0.4	10	27.7±4.3	350±65	20.01
	0.8	10	25.6±4.3	285±60**	34.93
	1.2	10	26.4±2.9	226±39**	48.40

注：* $P<0.05$；** $P<0.01$

中医脾胃的中西医结合研究

（四）结论

取胃康复中温莪术、黄芪、甘草、茯苓4味，作合煎、分煎提取物中多糖、总黄酮的含量比较，其主要有效物质有莪术油、黄芪多糖、黄芪皂甙、甘草多糖、甘草酸、甘草黄酮、茯苓素等，由于其他有效物质（如莪术油、皂甙、茯苓素）的测定受到很大的干扰，实验中只比较研究了多糖、总黄酮的含量，经过比较分析，合煎、分煎提取物中多糖和总黄酮的含量有一定的差别，但无显著性差异。

合煎、分煎提取物对 SGC-7901 基本无抑制作用，原因可能存在以下方面：①由于提取物中无效成分含量大，在作用浓度范围内，有效物质的实际浓度很低。从而未表现出体外抗肿瘤活性；②复方中多糖、皂甙主要是通过体内免疫起到抗肿瘤作用；③甘草酸必须通过生物转化生成甘草次酸，才能直接杀伤肿瘤细胞。

在 25 μg/ml、50 μg/ml 浓度时，合煎、分煎提取物对 ConA 诱导的小鼠脾脏淋巴细胞增殖均有一定的促进作用，且分煎提取物的促进作用稍强于合煎提取物。

胃康复合煎、分煎提取物的各剂量组均能抑制小鼠 S180 实体瘤的生长，但两者在等剂量组上比较无统计学差异。合煎、分煎对胃康复复方中多糖、总黄酮的溶出无显著性差异，其提取物在体外均表现出一定的免疫活性，对小鼠 S180 肉瘤的生长具有明显的抑制作用，在等剂量上两者不存在统计学差异。说明两个根本问题：①在传统的煎熬中，复方中有可能产生药效高的新物质；②一个有效的复方拆开成小方进行合煎、分煎并不能完全说明问题。对中药复方的研究要花很大的精力与漫长的时间。

二、温莪术

莪术具有行气破血，消积止痛之功。现代研究表明，莪术挥发油还具有抗肿瘤、抗菌抗病毒、抗氧化和保肝等活性，其抗肿瘤活性物质主要为榄香烯、莪术酮、莪术二酮、莪术醇、异莪术醇等。

(一) 材料和仪器

温莪术;HA 141-50-01 超临界 CO_2 流体萃取装置;Finnigan Trance MS 气质联用仪;肺腺癌细胞株 SPC-A-1。

(二) 方法

1. 超临界 CO_2 流体萃取(SFE)　将粉碎过 20 目筛的温莪术粗粉 300 g 投入萃取釜,在 18~20 MPa、50 ℃条件下连续萃取 1.0~1.5 小时,从分离釜中分离出淡黄色物质。

2. 水蒸气蒸馏(SD)　将粉碎过 20 目筛的温莪术粗粉 50 g 置于水蒸气蒸馏装置中,加 8 倍体积的水,回流 8 小时,用乙醚萃取,除乙醚得黏稠状黄色物质。

3. GC-MS 分析　气相色谱条件:色谱柱为 OVL1701(30 mm×0.25 mm)毛细管,柱温 60 ℃;以 6.0 ℃/min 升温至 150 ℃后,再以 8.0 ℃/min 升温至 250 ℃(保持 10 分钟);气化室温度 270 ℃;氦气流速 0.80 ml/min;进样体积 10 μl。

质谱条件:离子源为 EI 源,离子源温度 200 ℃,电子能量 70 eV,倍增电压 350 V,接口温度 250 ℃。

4. 温莪术挥发油药液的制备　温莪术挥发油用 DMSO 溶解后,以含 10%小牛血清的 RPMI1640 培养液稀释成所需浓度,其中 DMSO 在培养液中的最终浓度<1%。

5. 对肺腺癌细胞的抑制作用　采用 MTT 法测定,取对数生长期的肺腺癌细胞 SPC-A-1,经 0.25%胰蛋白酶消化后,用 10%小牛血清的 RPMI1640 培养液调整细胞浓度为 1×10^5/ml,接种于 96 孔细胞培养板中,每孔 100 μl,置于 37 ℃、5% CO_2 条件下培养 24 小时,加入 200 μl 温莪术挥发油药液,连续培养 72 小时后加 MTT 液(5 mg/ml),继续孵育 4 小时,弃上清液,加入 DMSO 液 150 μl,振荡 10 分钟,

酶标仪检测 OD_{570}。

$$抑制率＝(1－给药组\ OD_{570}/对照组\ OD_{570})×100\%$$

（三）结果

1. 提取技术对温莪术挥发油得率的影响　SFC法提取温莪术挥发油的产率可达 4.0%～5.0%，明显高于 SD 法，后者仅为 2.5%。

2. 提取技术对温莪术挥发油化学成分的影响　SFC 法和 SD 法提取得到的温莪术挥发油分别经 GC-MS 分析，通过比较发现，SFC 法中莪术二酮和异莪术醇的含量分别为22.30%、6.19%，明显高于 SD 法，而 β-榄香烯、吉马酮、表莪术酮、莪术醇含量相应低于 SD 法。

3. 提取技术对温莪术挥发油抗肿瘤活性的影响　SFC 温莪术挥发油对肺腺癌细胞 SPCA-1 具有显著的抗肿瘤活性，当浓度为 62.5 $\mu g/ml$ 时，抑制率可达 62.57%，并随着浓度的增加其抑制作用也明显增强，当浓度大于 125 $\mu g/ml$ 后，抑制率在 90% 以上，但随浓度变化不大；而 SD 温莪术挥发油在低浓度下（62.5～250 $\mu g/ml$）对肺腺癌细胞 SPC-A-1无抑制作用，在 500 $\mu g/ml$ 浓度下才表现出较弱的抗肿瘤活性，抑制率仅为 25.79%，当浓度达1 000 $\mu g/ml$ 时其抑制率为 67.43%。

SFC 法提取温莪术挥发油的产率约是 SD 法的 2 倍，明显高于 SD 法，这主要是由于超临界 CO_2 流体相对接近液体的密度，使它对同体溶质有较高的溶解度，而其相对接近气体的黏度使它有较好的流动性能，扩散系数介于液体与气体之间，因此其对所需萃取的物质组织有较好的渗透性，提高了萃取效率。

SFC 法相对 SD 法来说，工艺简单，萃取时间短，无前后处理工艺，不存在有机溶剂残留问题，超临界 CO_2 流体萃取法均明显优于水蒸气蒸馏法，更符合国家对中药有效成分提取的卫生及品质要求，非常适合中药现代化产业的发展及人类对环境的保护。

莪术挥发油中主要抗肿瘤活性物质为 β-榄香烯、莪术酮、表莪术酮、莪术二酮、表莪术二酮、莪术醇、异莪术醇、吉马酮等化合物。比较挥发油中主要抗肿瘤活性物质可知,SFC温莪术挥发油中莪术二酮、异莪术醇明显高于SD,可能一方面是由于莪术二酮在水蒸气蒸馏提取过程中结构发生转化生成药效低的莪术内酯,另一方面是超临界CO_2流体萃取能够萃取到分子量更大的重质组分。

由于两种方法得到的温莪术挥发油化学成分及其含量发生一定的变化,对肺腺癌细胞SPC-A-1的抗肿瘤活性随之相应改变,SFC温莪术挥发油具有显著的抑制作用,而SD温莪术挥发油在高浓度下才表现出较弱的抑制作用。

SFC法中莪术二酮和异莪术醇的含量明显高于SD法,β-榄香烯、吉马酮、表莪术酮、莪术醇含量相应低于SD法,但两者的体外对肺腺癌细胞SPC-A-1的抗肿瘤活性却相差很大,这很可能是由于β-榄香烯、莪术酮、莪术二酮等化合物的抗肿瘤活性本身存在着较大的差异。王炎等曾分离得到异莪术醇、莪术酮、莪术醇等化合物单体,并研究了它们对癌细胞的抑制作用,结果表明异莪术醇(IC_{50}为15~50 $\mu g/ml$)抑制作用明显高于莪术醇、莪术酮($IC_{50} > 76 \mu g/ml$)。

三、黄芪

黄芪是一味健脾益气的中药,临床应用极为广泛,其治疗肿瘤的作用,一般认为是通过提高机体的免疫功能、增强体内的抗癌能力、调整全身的器官功能而实现的。一般黄芪的有效部位为多糖和皂甙,对免疫系统的作用主要为:①对非特异性免疫功能的影响;②对体液免疫功能的影响;③对细胞免疫功能的影响;④对诱生干扰素的影响。本研究室在研制胃康复新药的过程中,对其君药——黄芪的活性成分(黄芪多糖APS、黄芪皂甙AP)进行了提取制备,并研究了两者在体外的免疫活性。

(一) 材料与方法

1. 药材和药品　蒙古黄芪;黄芪甲甙:购于中国药品生物制品检

定所。

2. 动物　昆明小鼠：体重 18～22 g，购于江苏省原子医学研究所。

3. 方法

（1）黄芪活性成分的提取工艺：采用单因素实验优化 APS，AP 的提取工艺及工艺流程见图 6-35。

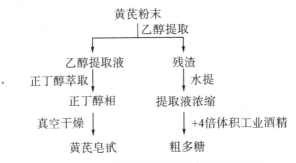

图 6-35　黄芪活性成分的提取工艺流程

粗多糖溶于水，依次添加澄清剂 A、B，50 ℃水浴处理 4 小时，离心，上清液加 4 倍体积工业酒精，放置过夜，沉淀依次用体积分数 80％的乙醇、95％的乙醇、无水乙醇、无水乙醚洗涤，真空干燥得 APS。

（2）AP 含量的测定：采用硫酸-香草醛法。

（3）黄芪甲甙的测定：采用 HPLC 分析，ZORBA X ODSSB-C18 柱（150 mm ×4.6 mm），流动相为 V（乙腈）：V（水）＝30：70，体积流量 1 ml/min，紫外检测 205 nm。

（4）对 ConA 诱导的小鼠脾脏淋巴细胞增殖的影响：常规制备小鼠脾脏淋巴细胞，经台盼蓝检测活细胞数目大于 95％，用体积分数 10％小牛血清-RPMI1640 调整细胞数为 3×10^6/ml，加样 24 孔板，每孔 1 ml，加入 0.5 ml ConA 溶液，使其最终质量浓度为 5 μg/ml，加入 0.5 ml 稀释成不同质量浓度的 APS、AP，置于 37 ℃、体积分数 5％的 CO_2 条件下培养 72 小时。试验结束前 4 小时加 MTT 液（5 mg/ml），继续孵育，离心，弃去上清液，加入 DMSO 1 ml，振荡 10 分钟，检测 OD$_{570}$。试验以培养基对照组为空白。

$$增殖刺激指数（S I）＝样品 OD_{570} / 对照组 OD_{570}$$

（二）结果

1. 黄芪活性成分的工艺优化

（1）AP 的提取：两步提取，提取液为体积分数 70％乙醇，第一次提取液用量是药材用量的 12 倍，提取时间为 80 分钟；第二次提取液用量是药材用量的 8 倍，提取时间为 60 分钟，回流提取。产品得率 1.4％～2.0％，产品中 AP 的质量分数为 58％（香草醛-硫酸测定），其中黄芪甲甙的质量分数为 20.5％（图 6-36）。

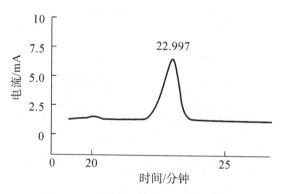

图 6-36　黄芪甲甙标准品的 HP LC 图

（2）APS 的提取：两步法，即第一次水用量是药材用量的 10 倍，提取时间 60 分钟，第二次水用量为药材用量的 8 倍，提取时间 50 分钟，回流提取，产品得率2.5％～3.0％，用硫酸-苯酚法测定，APS 的质量分数为 56％。

2. 黄芪活性成分对 ConA 诱导的小鼠脾脏淋巴细胞增殖的促进作用

脾脏淋巴细胞中包含 T 淋巴细胞和 B 淋巴细胞，两者含量基本相近，ConA 作为 T 淋巴细胞有丝分裂原，仅促进 T 淋巴细胞的增殖，对 B 淋巴细胞不起作用。实验结果（表 6-34）表明，APS 和 AP 对 ConA诱导的小鼠脾脏 T 淋巴细胞增殖有一定的增强作用，黄芪多糖、皂甙在 12.5～100 μg/ml 范围内基本呈钟罩形（先升后降）。

表 6 - 34　APS、AP 对 ConA 诱导的小鼠脾脏淋巴细胞增殖的促进作用

项目	质量浓度/(μg/ml)	OD$_{570}$	SI
APS+Con A	12.5	0.211*	1.17
	25	0.254**	1.40
	50	0.268**	1.48
	100	0.267**	1.48
AP+Con A	12.5	0.203	1.12
	25	0.211	1.17
	50	0.199	1.10
	100	0.199	1.10
ConA 对照组		0.181	

注：* $P<0.05$；** $P<0.01$

3. 黄芪活性成分对 ConA 诱导的小鼠胸腺淋巴细胞增殖的促进作用　由实验结果(表 6 - 35)可知，APS 在 12.5～100 μg/ml 范围内显著促进 ConA 诱导的小鼠胸腺 T 淋巴细胞增殖，当质量浓度为 50 μg/ml，SI 值高达 5.10，而 AP 只表现出一定的促进作用。APS、AP 在 12.5～100 μg/ml 范围内呈钟罩形，统计学上具有显著性。由于胸腺淋巴细胞中绝大部分为 T 淋巴细胞，APS 对 ConA 诱导的小鼠胸腺淋巴细胞增殖的促进作用均明显高于 APS 对小鼠脾脏淋巴细胞增殖的促进作用。

（三）结论

黄芪作为健脾益气的中药，已有不少研究报道了其活性成分 APS、AP 具有良好的免疫增强作用。本实验结果进一步证实了 APS、AP 对于 ConA 诱导的脾脏、胸腺 T 淋巴细胞增殖具有促进作用，其中 APS 作用显著，但 APS、AP 在 12.5～100 μg/ml 范围内基本呈钟罩形的量效关系尚无报道，有待于进一步研究探讨。

表 6-35 　APS、AP 对 ConA 诱导的小鼠胸腺淋巴细胞增殖的促进作用

项目	质量浓度/(μg/ml)	OD_{570}	SI
APS+ConA	12.5	0.082**	4.32
	25	0.090**	4.74
	50	0.097**	5.10
	100	0.071**	3.74
AP+ConA	12.5	0.017	1.00
	25	0.019	1.00
	50	0.029	1.53
	100	0.018	1.00
ConA 对照组		0.019	

注：* $P<0.05$；** $P<0.01$

四、甘草

甘草是一种常用的中药，能和中缓急、润肺解毒，又能调和诸药、引药归经，为中药方剂的常见配伍成分。现代研究表明，甘草具有抗癌防癌、调节免疫、抗病药理作用，其主要有效成分为多糖、甘草酸及黄酮类化合物。采用 MTT 法分别研究比较了甘草三种有效成分对胃腺癌细胞株 SGC-7901 的抑制作用，以及对小鼠脾脏淋巴细胞的增殖作用。

（一）材料

1. 药品　RPMI1640，Gibco 公司产品；ConA、MTT 均为 Sigma 公司产品；胰蛋白酶，Ameresco 分装。

2. 细胞株　人中分化胃腺癌细胞株 SGC-7901，购于上海细胞研究所，培养基为 10％小牛血清 RPMI1640，在 37 ℃、5％ CO_2 条件下培养，常规体外传代。

3. 动物　昆明种小鼠,体重 18～22 g,购于江苏省原子医学研究所。

(二)方法

1. 甘草有效成分的制备　甘草有效成分按以下提取工艺提取,甘草多糖、甘草酸、甘草黄酮产品纯度均高于 50%,用 PBS 配成 5 mg/ml,微膜过滤除菌加样前用细胞培养基稀释到所需浓度(图 6-37)。

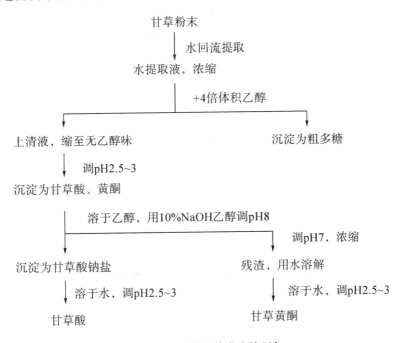

图 6-37　甘草有效成分的制备

2. 对胃腺癌细胞 SGC-7901 的抑制实验　取对数生长期的胃腺癌细胞 SGC-7901,经 0.25% 胰蛋白酶消化后,用 10% 小牛血清-RPMI1640 培养液调整细胞浓度为 $1×10^5$/ml,接种于 96 孔细胞培养板中,每孔 100 μl,置于 37 ℃、5% CO_2 条件下培养 24 小时后,加入 100 μl 稀释成不同浓度的甘草有效成分,连续培养 72 小时,实验结束前 4 小时加 MTT 液(5 mg/ml),继续孵育,弃上清液,加入 DMSO 150 μl,振荡 10 分钟,酶标仪检测 A570。试验中以培养基对照组为空白。

$$抑制率＝(1－给药组 A570/细胞对照组 A570)×100\%$$

3. 对小鼠脾脏淋巴细胞的增殖作用　常规制备小鼠脾脏淋巴细胞,经台盼蓝检测活细胞数目大于 95%,用 10%小牛血清 RPMI1640 调整细胞浓度为 $3×10^6$/ml,加样 24 孔板,每孔 1 ml,加入 0.5 ml ConA 溶液,使之终浓度为 5 μg/ml,加入 0.5 ml 稀释成不同浓度的甘草有效成分,置于 37 ℃、5% CO_2 条件下培养 72 小时,实验结束前 4 小时加 MTT 液(5 mg/ml),继续孵育,离心,弃上清液,加入 DMSO 1 ml,振荡 10 分钟,检测 A570。试验中以培养基对照组为空白。

(三) 结果

1. 甘草有效成分对胃腺癌细胞 SGC-7901 的抑制作用　实验结果表明,有效成分中甘草黄酮对 SGC-7901 具有显著的抑制作用,抑制率可达 83.41%;甘草酸在 1 000 μg/ml 的高浓度下,才显示出较强的抑制作用,抑制率为 44.55%,浓度较低时作用很弱;而甘草多糖基本上对 SGC-7901 无抑制作用。结果见表 6 - 36。

表 6 - 36　甘草有效成分对胃腺癌细胞 SGC-7901 的抑制作用

浓度 (μg/ml)	抑制率(%)		
	甘草多糖	甘草酸	甘草黄酮
1 000	6.16	44.55*	83.41**
500	5.21	9.48	76.30**
250	3.79	3.79	26.07
125	2.84	2.37	13.27

注:与对照组相比, $*P<0.05$; $**P<0.01$

2. 甘草黄酮对胃腺癌细胞　SGC-7901 作用的 IC_{50} 由以上实验结果可知,甘草黄酮能明显抑制 SGC-7901 的生长,为了更好地研究其抗肿瘤活性,从而对其进行了较低浓度下的抑制实验,以推算 IC_{50}。实验结果见图 6 - 38,甘草黄酮浓度与抑制作用之间存在着量效关系,通过线性拟合,推算出 IC_{50} 为 290.6 $\mu g/ml$。

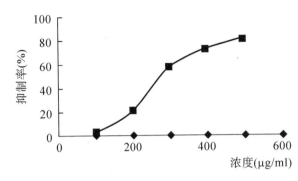

图 6 - 38　甘草黄酮对 SGC-7901 的抑制作用

3. 甘草有效成分对脾脏淋巴细胞的增殖作用

从表 6 - 37 可知甘草多糖对 ConA 诱导的 T 淋巴细胞增殖具有较好的促进作用,但当浓度增至 100 $\mu g/ml$ 时,促进作用降低,当浓度为 50 $\mu g/ml$ 时,增殖刺激指数 SI 为 1.30;甘草酸、甘草黄酮则对 ConA 诱导的 T 淋巴细胞增殖起到了抑制作用。

表 6 - 37　甘草有效成分对脾脏淋巴细胞的增殖作用

	A570			
	12.5 $\mu g/ml$	25 $\mu g/ml$	50 $\mu g/ml$	100 $\mu g/ml$
甘草多糖＋ConA	0.183	0.183	0.236	0.19
甘草酸＋ConA	0.153	0.147	0.148	0.13
甘草黄酮＋ConA	0.185	0.186	0.164	0.16
ConA 对照组	0.181			

体外抗肿瘤实验表明,甘草有效成分中甘草黄酮明显抑制胃腺癌细胞 SGC-7901 的生长,这可能与其清除胞内活性氧自由基 ROS 作用有关。近年报道证实,ROS 是维持肿瘤细胞恶性增殖的必要成分,包括超氧阴离子自由基、羟自由基、过氧化氢等,其在胞内可能作为第二

信使起转导生长信号的作用,而抗氧化剂的抑癌作用可能与其清除 ROS 的性质有关。甘草酸在体外对胃腺癌细胞 SGC-7901 基本无抑制作用,与文献报道相符合,甘草酸经胃酸水解或经肝中 β-葡萄糖醛酸酶分解形成甘草次酸,甘草酸的药理作用实质上是甘草次酸的效用。近年来的药理研究发现,甘草酸及甘草次酸类药物能防治病毒性肝炎、高脂血症和癌症等疾病,是有效的干扰素诱生剂及细胞免疫调节剂。

本实验表明甘草多糖对 ConA 诱导的淋巴细胞增殖有较好的促进作用,其作为生物多糖,主要是通过调节免疫,抑制变态反应,起到抗肿瘤的效果,当浓度增加到 100 μg/ml 时促进作用降低,可能说明了甘草多糖的免疫双向调节作用,也有可能是其他介质的抑制影响。甘草黄酮对淋巴细胞生长的抑制作用,可能是由于改变了细胞正常生长的环境,也可能是甘草黄酮在高浓度下对细胞具有一定的细胞毒。而甘草酸则很可能是由于改变细胞正常生长的环境,从而抑制了淋巴细胞的增殖。

胆附于肝叶间,禀肝之余气,内藏精汁。精汁即胆汁,来源于肝,下注于小肠,有促进饮食物消化作用。若胆中精汁不足,不能助脾胃消化,或脾胃湿热,累及于胆,就会出现上腹部疼痛、呕吐苦水、不思饮食等症。

第一节 胆石形成的理论与中西医结合诊治原则

一、原发性胆管结石的病因和发病机制

采用了现代精密仪器和测试方法,胆结石结构的成分正被逐渐认识清楚。原发性胆管结石几乎都是胆色素性混合结石。它在扫描电镜下呈年轮状、同心圆或无规则地排列的结构;核心较疏松,其中有时能见到蛔虫残体或蛔虫卵;胆色素钙颗粒与胆固醇晶片无规则的掺混沉积在一起,中间有很多孔隙。在组织化学染色的结石切片中,可见酸性硫酸化糖蛋白一类黏液物质构成的网状支架。通过微量元素检测,发现有数十种阳离子,其中以钙离子含量最高,铜、锗、硒等次之。胆汁细菌培养,原发性胆管结石患者的阳性率为 $80\%\sim90\%$,远较胆囊结石为高,85% 左右为大肠埃希菌。有关这方面的资料为研究本症的病因和发病机制奠定了基础。

原发性胆管结石的形成问题,国内外学者看法比较一致,认为胆固醇和胆色素的新陈代谢紊乱并不占重要地位,而胆道感染、胆道寄

生虫和胆汁滞留是成石的综合病因,起主要作用。胆道感染、炎症使胆道内黏多糖、黏蛋白类黏液物质的分泌增加,胆汁中细菌的 β-葡萄糖醛酸苷酶及其活性增高;炎症引起胆道内膜肿胀、管腔狭窄;感染后胆汁的成分、理化特性和流体力学发生改变,都是胆石生成的条件。引起胆道感染的细菌来源:①通过血行经门静脉系统到达肝脏,由肝脏排出至胆汁中;②随肠内容物经松弛的 Oddi 括约肌反流入胆道,或随肠蛔虫窜入胆道。

在东方,肠蛔虫是引起胆道感染和形成胆管结石的重要原因。Maki 报告,日本的胆红素钙结石,55%有蛔虫卵或蛔虫残体。我国青岛报告,胆管结石标本中有 70%～84%以蛔虫残体或蛔虫卵为结石核心;湖北报告 59 例,有 43 例查到蛔虫卵或蛔虫角皮,3 例查到中华分枝睾吸虫卵、绦虫节片和异物;广州报告的 101 例,13.6%有中华分枝睾吸虫感染。寄生虫刺激胆管内膜肿胀,上皮细胞增生,管壁增厚;其虫卵或虫体均可成为结石的核心。

胆道寄生虫和细菌感染引起胆管狭窄或不完全性梗阻,Oddi 括约肌炎性水肿、痉挛和功能障碍,致使胆汁滞留。胆汁滞留,为胆红素钙颗粒和胆固醇晶片的沉积创造条件。胆道感染、胆道寄生虫和胆汁滞留作为胆结石形成的综合病因,三者间相互影响的关系是十分密切的。

饮食因素与肝脏病变在胆石症的病因学中也是不可忽略的。上海报告豚鼠低蛋白饮食在胆囊形成胆色素结石的实验,证明饮食是诱发胆色素结石的重要因素。有人在检测胆汁中与胆石形成有关的物质——葡萄糖二酸-1、4-内酯(glucaro-1、4-Lactone)时,发现习惯高糖饮食地区的人群,胆汁中该酯含量较低,而原发性胆管结石的发病率相对比胆囊结石为高。肝硬化患者并发胆石症的比例,远较非肝硬化患者为高;一般认为这是由于慢性溶血或胆红素结合缺陷,致使胆汁中游离胆红素增高的缘故。

在正常人十二指肠引流胆汁中,胆红素双葡萄糖醛酸苷(bilirubin

digluronide）为 86％,胆红素单葡萄糖醛酸二酯为 7％,胆红素单葡萄糖醛酸苷为 4％,游离胆红素为 3％。结合胆红素为水溶性,游离胆红素为脂溶性。在 β-葡萄糖醛酸苷酶催化作用下,结合胆红素水解成为游离胆红素和葡萄糖醛酸。正常胆汁的 pH 偏高,而该酶所需 pH 以 5 左右为最适合,且胆汁中还含有该酶的抑制物质——葡萄糖二酸-1,4-内酯,因此在正常情况下其活性是很低的。Masuda 等发现,当胆汁处于中性或碱性时,部分结合胆红素也可产生非酶性水解,形成部分游离胆红素。胆道感染,炎症促使胆汁 pH 降低,胆汁中细菌性 β-葡萄糖醛酸苷酶的产生和活性增强,葡萄糖二酸-1,4-内酯减少;由此,结合胆红素被大量水解成为游离胆红素。游离胆红素的羧基与钙离子结合,成为胆红素钙。胆红素钙颗粒带负电荷,当遇到阳离子,如钙、钠、钾、镁等无机离子及感染时出现的高分子有机物质,则可使胆汁微胶粒的 ζ 电位降低,从而胆红素钙进一步融合集结。胆红素钙、碳酸钙和胆固醇结晶一起,黏附在黏液物质的网状支架上,逐渐沉积形成结晶集合体。铜、铝、铁等重金属盐类与钙盐大小相似,很易替代入晶格中去。这些沉积物与炎症组织脱落细胞、细菌集团、蛔虫残体或蛔虫卵等异物共同形成结石的核心。胆色素颗粒、胆固醇结晶及各种难溶化合物继续沉积在核心表面,逐渐增大,形成胆色素性混合结石。至于结石的不同排列的结构,是由于胆道压力不断变化引起晶格不断变化的结果。

探讨胆结石的病因和形成机制,在原发性胆管结石的预防、诊断和治疗上均有十分重要的实用意义。

二、中西医结合诊治原则

胆石症随着中医、西医和中西医结合事业的发展,随着检查器械、测试仪器和研究手段的进步,比较精确地测定胆石的部位、大小和数量基本已无困难;胆石的成分、结构和形成机制正逐渐被认识清楚;胆石症的治疗方法已有溶石、总攻排石、激光碎石、器械取石和外科手术等多种方法。所有这些成就，为防治胆石症奠定了基础。

临床要求有助于判断预后及选择疗法的胆石症分类，欲达到这个目的，企图采用一种分类法是不够的，因而只有融汇多种分类法于胆石症的综合诊断中。一个完整的胆石症综合诊断，应包括：①胆石存在的部位、大小、形状、数量与成分；②有无胆囊胆管解剖位置、形态和功能的变异；③有无肝脏、胆囊、胆管和胰腺等器官的并发症；④病变是否静止或活动，即有无临床表现；⑤中医辨证分型。其中，结石部位分为胆囊、胆总管（肝总管、壶腹部）和肝内胆管（左、右）；结石大小分为：①小结石，直径小于 0.5 cm；②中结石，直径大于等于 0.5 cm，小于 1.5 cm；③大结石，直径大于等于 1.5 cm；④泥砂样结石。按胆石成分分成胆固醇性混合结石和胆色素性混合结石两类，既符合国内临床实际情况又较易区别；胆囊形态有茄子型、悬垂型、屈曲型、中隔型、自由帽形和圆形六种。后五种称为异形胆囊。胆总管移位、狭窄和（或）胆囊管过长、扭曲称为异形胆管；胆囊胆管功能指胆囊和 Oddi 氏括约肌的舒缩功能；常见肝、胆、胰疾病的并发症有胆囊炎、胆囊萎缩、胆囊积水、胆囊积脓、胆囊胰腺炎、胆囊癌、梗阻性胆管炎、急性梗阻性化脓性胆管炎、胆道出血、肝脓肿、胆汁性肝硬化、Oddi 氏括约肌狭窄和胆管癌等。

临床上围绕着胆石症综合诊断所需的条件，通过病史、体检及系统的肝胆仪器和器械检查，将获得的资料进行全面分析作出诊断。从这个综合诊断中，可以判断胆石症或胆道术后残石的预后及疗法选择的适应证或禁忌证。

第二节　胆石形成的综合因素研究

胆石成因的探索是胆石症防治研究的基础。我们通过对 52 例患者的胆囊黏膜、胆石的超微结构及其与胆汁的金属元素检测；对胆石与鲺石超微结构的对比;对 40 例患者作胆囊收缩素(CCK)缩胆效应的观察;对 308 例胆石症患者作肝胆形态和肝胆功能的分析;对 79 例肝功能代偿期乙型肝炎患者作乙肝表面抗原、肝脏形态与胆石发生率的分析等,对胆石形成的基本因素和条件进行了综合研究。

一、胆囊的解剖形态与胆结石及治疗方法研究

多数学者认为胆结石的成因是胆汁郁滞、胆道感染和胆汁成分异常等因素综合作用的结果。为探索胆囊胆管解剖形态与排胆功能及结石形成的关系,对 562 例口服碘番酸胆囊造影的 X 线摄片图像进行了分析,其中部分病例还作了胆囊排胆功能和对胆囊收缩素(cholecystokinin,CCK)缩胆效应的临床实验研究。研究资料提示:解剖形态不同的胆囊和胆管,其缩胆、排胆和胆石发生率的差异显著。

562 例口服碘番酸胆囊造影 X 线摄片图像清晰的患者为研究对象。男 216 例,女 346 例,年龄 15～68 岁。其中,62 例患者在碘番酸服后 36 小时又摄 X 线片,观察胆囊的排空情况;40 例患者服碘番酸胆囊显影后,应用 CCK5.4 mg 肌内注射 33 分钟后摄 X 线片,分析 CCK 应用前后不同形态的胆囊面积的缩减情况。

胆囊胆管形态与结石发生率:562 例造影有胆管显影者 105 例,其中胆总管狭窄者和(或)胆囊管过长、扭曲(并称胆管异形)共 51 例。这 51 例中伴胆结石者 37 例(72.55%)(表 7 - 1)。

X 线图像上胆囊形态可分为茄形、悬垂形、屈曲形、中隔形、圆形和自由帽形六种。茄形最常见,有 316 例占 56.23%,其胆石发生率14.87%(47 例),胆管异形率 6.65%(21 例)。其余五种类形的胆囊并称异形胆囊,共 246 例占 43.77%,胆石发生率 38.21%(94 例),胆管异形率 12.20%(30 例)。异形胆囊的胆管异形较茄形为高($P<0.05$),胆石发生率也高($P<0.001$)。六种胆囊类型及胆管异形的胆石发生情况见表 7 - 1、表 7 - 2。从表中可见胆石总发生率为 25.09%;好发年龄为 31～60 岁,占 22.42%;男与女之比为 1:2.28(表 7 - 2)。

表 7 - 1　胆囊形态与胆石形成及年龄、性别的关系

胆囊形态	例数(%)	胆石的发生与于年龄(岁)、性别										本型胆囊例数(%)	总结石发生率(%)
		15~30		31~40		41~50		51~60		61~70			
		男	女	男	女	男	女	男	女	男	女		
茄形	316(56.23)	1	2	3	7	8	14	4	7		1	47(14.87)	8.36
悬垂形	92(16.37)		1	3	5	4	7	1	2	1	1	25(27.17)	4.45
屈曲形	83(14.76)	1	1	3	6	4	10	3	4	1	3	36(43.37)	6.41
中隔形	53(9.43)		2	2	11	4	10		3			32(60.37)	5.69
圆形	12(2.14)						1					1(8.33)	0.18
帽形	6(1.07)												
合计	562	2	6	11	29	20	42	8	16	2	5	141	25.09

表 7 - 2　胆道异形与胆石形成及年龄、性别的关系

胆道异形的胆囊分型	例数	胆石的发生与年龄(岁)性别						胆石症例数合计
		31~40 岁		41~50 岁		51~60 岁		
		男	女	男	女	男	女	
茄形	21	1	3	4	4	1	2	15
悬垂形	12	2	1	2	2			7
屈曲形	10	1	1	1	3	1	1	8
中隔形	7		2	1	3			6
圆形	1				1			1
帽形								
合计	51	4	7	8	13	2	3	37

胆囊形态与缩胆效应、排胆功能：40 例患者的 CCK 缩胆效应与胆囊形态的关系见表 7-3。CCK 在异形胆囊缩胆效应显著低于茄形胆囊（$P<0.05$）。62 例碘番酸服后 36 小时摄 X 线片观察胆囊排空功能见表 7-4。

表 7-3　40 例 CCK 缩胆效应与胆囊形态 （例）

胆囊形态	面积缩小<50%	面积缩小≤50%	合计
茄形胆囊	11	6	17
异形胆囊	7	16	23
合计	18	22	40

表 7-4　62 例胆囊排空功能与其形态关系 （例）

	36 小时已排空	36 小时未排空	合计
茄形胆囊	25	4	29
异形胆囊	17	16	33
合计	42	20	62

36 小时排空率茄形胆囊明显高于异形胆囊（$P<0.01$）。综上资料，异形胆囊的缩胆、排胆功能显著低于茄形胆囊，而胆石发生率和胆管异形并发率则较茄形胆囊高（$P<0.05\sim0.001$）。

Ihasz 在研究迷走神经干切断术与胆石症关系时指出："胆石发生率增高是与胆囊收缩功能低、排空不良有关"。异形胆囊的缩胆、排胆功能明显低于茄形胆囊，而胆石发生率却明显高于茄形；胆管异形的胆石发生率亦高。这些都说明胆汁在胆道内郁滞是结石形成的基本条件，没有胆汁瘀积，胆囊、胆管内就不易形成结石。

胆囊形态的改变可以是先天的，也可以是后天胆系或邻近脏器疾病所引起的。先天形态异常，本身就阻碍胆汁输出，这种阻力因年龄而增大，成为壮年胆石发生率增高的原因，亦可成为胆道感染、胆汁成分异常的原因。同时，胆道感染也可引起胆汁郁滞和胆囊形态改变，我们在术中往往可以见到并经病理检查证实：反复发作的胆囊炎症和胆囊管梗阻，胆囊组织遭受严重损害，黏膜破坏，壁增厚，炎性细胞浸润，纤维组织增生。瘢痕收缩致使胆囊形态改变和胆汁郁滞。胆道以外的原因，如肠蠕动和腹压的变化、胆囊周围结缔组织变化、附近脏器病变等，也可引起胆囊、胆管的位置和形态发生改变。

感染常成为结石形成的主要原因。炎症和胆囊形态改变既可使胆汁郁滞，又可使胆汁酸化，pH下降，有利于胆红素钙和碳酸钙沉淀。故感染常成为结石形成的主要原因。停滞在胆囊内的胆汁，胆盐被吸收，胆汁中胆固醇、卵磷脂与胆盐三者比例失调，胆固醇沉淀析出。终于使析出物与炎症组织的脱落细胞、细菌集团、渗出的蛋白质成分一起形成结石。

异形胆囊和胆管异形，它们的胆汁郁滞和胆道感染的几率高，故结石发生率也高。

在现阶段胆石症的中西医结合治疗，基本有两种疗法，即中西医结合手术疗法和非手术疗法。为提高非手术疗法的治愈率，必须提高诊断水平，严格选择适应证。明确患者的胆囊胆道的解剖形态和功能，结石的部位、大小和数量，选择胆囊胆道形态功能正常、结石不太大的患者，采用总攻排石或各种溶石治疗。

溶石疗法是治疗胆道术后残余结石或再生结石的理想手段，胆石结构和成分分析则是研究溶石疗法的基础课题之一。我们利用扫描电镜和能量色散X射线分析仪（能谱仪），对26份不同成分的胆石进行超微结构观察和微量元素检测，试从所得资料的分析中，探讨胆石成因和形成过程，寻求预防胆石生成和溶解胆石的线索。

26份胆石标本取自26例（男15例，女11例）胆石症手术患者，经红外光谱分析仪分析，均为混合性结石。其中胆色素性混合结石15份，胆固醇性混合结石11份。

掰开结石，制成样本，用银胶黏在样品台上，置于DM-200型真空喷涂仪内溅射黄金。如在扫描电镜观察超微结构的同时进行能谱仪自动半定量元素分析，镀的金膜不宜太厚；单做能谱仪分析，样品真空喷碳即可。处理过的样品，置SEM-501B型扫描电镜（附有EDAX9100/60能谱仪）内检测。

胆固醇性混合结石:外观圆形、桑葚形或多面形;灰白色、浅黄色、深黄色或褐色;剖面见多数自核心向外呈放射状排列结构,核心周围较疏松,外壳较致密,分层清楚。在扫描电镜下,放射状结构更为清晰;胆固醇结晶多数似云母片样(图7-1),平行排列,或互相连接成网眼状(图7-2),有些胆固醇结晶似钟乳石(图7-3),或似冰棱柱(图7-4),晶片间无紧密黏结;在胆固醇晶片上、缝隙间沉淀着排列不规则的胆色素钙颗粒(图7-5);胆色素性混合结石:外观块状、条状或无定型;棕红色、棕黄色、棕黑色、黄褐色或黑色;剖面见分层清楚的同心圆排列结构,亦有不规则排列的。在扫描电镜下,年轮状结构更为清楚,核心比较疏松,无定型;疏松堆积的胆色素钙与胆固醇晶片掺混在一起(图7-6),胆色素钙颗粒似球状,有黏合趋势,有些黏合如花苞状(图7-7,图7-8);疏松堆积的胆色素钙中间有很多孔隙,犹如枝条交叉连接的珊瑚石(图7-9);有些呈蜂窝状结构(图7-10),放大观察倍数,管孔壁致密,壁间填塞着微细的颗粒。

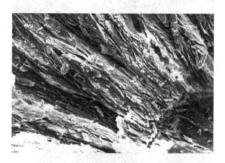

图7-1　胆固醇晶片似云母片样

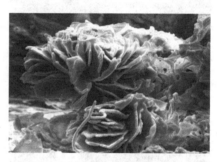

图7-2　胆固醇结晶互相连接成网眼状

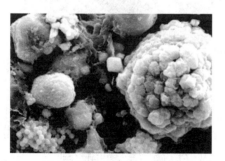

图7-3　分泌颗粒与胆固醇结晶形成结石

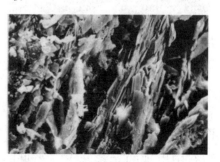

图7-4　胆固醇晶片排列似冰棱柱

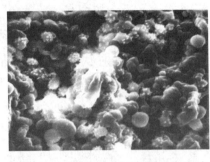

图 7-5　炎症细胞、分泌颗粒、胆固醇
结晶与胆色素钙颗粒形成结石

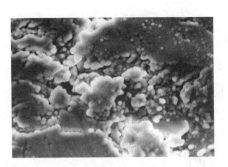

图 7-6　胆色素钙颗粒呈球状

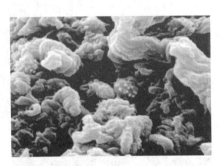

图 7-7　胆色素钙球状颗粒有融合趋
势,有的已融合成花苞状

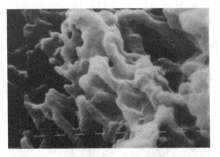

图 7-8　胆色素钙颗粒疏松堆积,中间
有很多孔隙,形似枝条连接的珊瑚石
×5 000

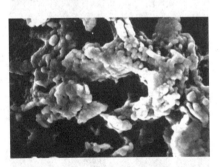

图 7-9　蜂窝状结构胆色素性混合结
石,孔壁致密,壁间填塞微细颗粒

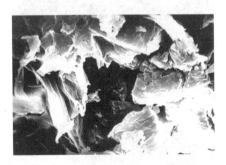

图 7-10　蜂窝状结构胆色素性混合结石

　　EDAX9100/60 能谱仪可自动检测原子序数 12 以下的元素,并计算元素间重量百分比(WT%)。26 份结石中共出现 22 种元素,每份结石中出现的元素及 WT%见附表。铝、硅、磷、硫、氯、钾、钙、钪、锰、铁、铜、镓、锗、硒在结石中出现的几率高,且含量也较高。胆色素性混合结石含钙、硫、硒、氯高于胆固醇性混合结石,而铜、硅、铝、锗、磷在胆固醇性混合结石中含量较高。两类结石中钙、铜的差异显著(P均小于 0.05)。

胆道感染使胆汁的成分、理化特性和流体力学改变是结石形成的共同因素。感染后,炎症使胆道内黏液物质的分泌增加,黏多糖和黏蛋白增加。糖蛋白、非结合性胆红素与金属离子结合成难溶化合物沉淀析出,其中硫酸化糖蛋白具有促进钙盐凝固的作用。炎症使胆汁酸化,pH 下降,有利于胆色素钙、碳酸钙沉淀析出,与胆固醇结晶一起黏附在黏液物质上,逐渐堆积沉积,形成结晶集合体(dusters)。铜、铝、铁等重金属盐类与钙盐大小相似,很易替代入晶格中去。这些沉淀物终于与炎症组织脱落细胞、细菌集团一起形成结石核心。胆固醇、胆色素及各种难溶化合物继续沉积在核心表面,逐渐增大,形成混合性结石。以结石中胆固醇和胆色素所占比例,区分为两种类型。胆固醇结晶和胆色素钙颗粒掺混排列形成不同的结构,乃是由于胆道压力不断变化引起晶格不断改变的结果。

胆色素性混合结石在胆道术后的残留结石率高达 40% 左右,且至今尚无非常令人满意的溶石方法。能谱仪显示胆色素性混合结石钙含量较胆固醇性结石为多,提示钙离子浓度增高可能是胆色素性结石形成的重要因素,应用钙离子络合剂夺取胆石中的钙可能是溶石的关键之一。实验证明,乙二胺四乙酸(EDTA)类络合剂,能夺取结石中钙离子使胆色素性结石溶解,这些络合剂还能与其他二价或三价金属离子结合成可溶性络合物;胰蛋白酶和带活性巯基(—SH)的番木瓜酶能溶解胆石中黏蛋白类有机成分。

进一步研制效价高、毒性小和反应少的复方溶石剂,以达到预防和溶解混合性胆石的目的,是一个具有临床实用价值的课题。

二、肝胆功能与胆石形成的关系研究

79 例肝功能代偿期患者,其中 HbsAg(+)42 例,HbsAg(-)37

例,前者胆石症发生率和 B 超示肝损害情况高于后者($P<0.05\sim$
0.001)(表 7-5、表 7-6)。308 例胆石症手术患者,肝胆功能生化检
测:丙氨酸氨基转移酶>40 U,157 例(50.97%);碱性磷酸酶>14 U,
159 例(51.62%);乳酸脱氢酶>540 U,37 例(12.01%);γ-谷氨酰转
肽酶>40 U,177 例(57.47%);血清白蛋白<3.5 g,46 例(14.94%);
HbsAg(+)30 例(9.74%)。B 超示肝损害者其胆功能生化检测指标
异常率明显高于 B 超示无肝损害者,差异有显著性($P<0.05\sim$
0.001)(表 7-7、表 7-8)。提示肝胆病理改变与胆石形成互为因果。

表 7-5　HbsAg(+)与 HbsAg(一)患者的胆石发生率与 B 超比较

[例(%)]

	例数	肝右叶斜径 >14.7 cm	肝光点粗密	胆囊壁增厚 >0.3 cm, 壁不均
HbsAg(+)	42	17(40.48)	28(66.67)	15(35.71)
HbsAg(一)	37	3(8.11)	10(27.03)	4(10.81)
P		<0.001	<0.001	<0.01

表 7-6　HbsAg(+)与 HbsAg(一)患者的胆石发生率与 B 超比较

	例数	胆囊增大或缩小 例(%)	胆石症 例(%)
HbsAg(+)	42	7(16.67)	11(26.19)
HbsAg(一)	37	1(2.7)	3(8.11)
P		<0.05	<0.05

表 7-7 308 例胆石症患者肝胆功能与 B 超检查

B 超	例数	SGPT>40 U 例(%)	AKP>14 U 例(%)	LDH>50 U 例(%)
有肝病变	172	113(65.70)	98(56.98)	25(14.53)
无肝病变	136	44(32.35)	61(44.85)	12(8.82)
P		<0.001	<0.05	>0.05

表 7-8 308 例胆石症患者肝胆功能与 B 超检查

B 超	例数	γ-GT>40 U 例(%)	HbsAg(+) 例(%)	血清白蛋白<3.5 g% 例(%)
有肝病变	172	(88.95)	28(16.28)	37(21.51)
无肝病变	136	24(17.64)	2(1.47)	9(6.61)
P		<0.001	<0.01	<0.001

三、胆囊黏膜与胆结石超微结构及金属元素和胆石核心细菌感染的研究

采集 52 例患者手术切下的新鲜胆囊标本,其中无结石性胆囊炎 6 例,胆囊结石 29 例,胆囊胆管结石 9 例,胆总管结石 8 例。每份胆囊黏膜标本均取自胆囊体部 2 cm×2 cm,正中切开,分别制成扫描电镜(SEM)与能谱仪(EDAX)样本。鲕石与胆石则剖开,真空溅射黄金,SEM 观察。胆石经 SEM 与红外光谱分析分为胆色素类混合结石和胆固醇类混合结石。

52 例胆囊黏膜病理组织检验均有慢性炎症改变。SEM 观察,炎症病变轻的,黏膜皱襞折叠均匀,沟回清楚;有的黏膜皱襞扁平,沟谷变窄,顶部变宽;有的黏膜皱襞粗大,回高沟深。黏膜皱襞上有隐窝,隐窝上皮呈腺口样排列,中心部深层有上皮为衬。上皮细胞排列紧密,如鹅卵石嵌砌,细胞间有间隙;细胞大小均匀,呈多边形,侧面呈高柱状。上皮细胞顶端丛生微绒毛,偶见黏液小滴。上皮细胞的分泌相

与炎症活动程度有关,炎症严重,分泌旺盛,可见集簇的球状黏液颗粒。成片上皮细胞溃破糜烂脱落形成溃疡,溃疡由中心向外扩展,邻近上皮细胞被挤压破坏,形态与排列不规则,溃疡基底露出黏膜下网状固有层。病灶处有纤维素性渗出物,红、白细胞。部分上皮细胞再生增殖,再生细胞大小不一,排列紧密,挤叠呈结节状,致使黏膜皱襞高低起伏,宽窄不等。局部组织出现纤维化改变。此种病变随炎症复发而加重。

黏膜皱襞隐窝处和溃疡基底部易于发现有胆色素钙颗粒、胆固醇晶片、黏液物质和红白细胞坠积形成的微小结石,或堆积如"石林",或成簇呈"花卉",有时与寄生虫残体相伴存(图 7 - 11)。微小结石与术中取得结石在超微结构上是一致的,说明其为后者的雏形。6 例无结石性胆囊炎黏膜有寄生虫残体 1 例,微小溃疡 5 例和微小结石 5 例;29 例胆囊结石黏膜有寄生虫残体 2 例,微小溃疡 27 例和微小结石 26 例;9 例胆囊胆管结石黏膜有微小溃疡 7 例和微小结石 6 例;8 例胆总管结石黏膜均有微小溃疡和微小结石。说明炎症性胆囊黏膜均有成石趋势。

胆石与鲕石超微结构 SEM 观察:①胆固醇类混合结石(25 份标本),放射状结构,核心周围较疏松,外层致密。有些放射力线偏曲向环状结构发展(图 7 - 12)。核心由胆色素钙颗粒、胆固醇晶片和黏液物质等组成。胆固醇结晶似云母片,平行排列或连接成网眼状,有些似钟乳石或冰棱柱,晶片间无紧密黏接,缝隙间沉积有胆色素钙颗粒。②胆色素类混合结石(32 份标本),同心层结构,也有不规则结构。有些同心层结构与放射状结构交互出现,或在同心层上见放射状排列结构(图 7 - 13)。核心比较疏松,胆色素钙颗粒似球状,与胆固醇晶片混杂在一起。疏松堆积的胆色素钙颗粒间有很多孔隙(35 份标本),多为极粗砂、中砂级颗粒(2~0.25 mm),常见为粗砂级(1~0.5 mm)。SEM 观察有核心和同心层的结构(图 7 - 14)。核心由内碎屑、化石(完整的或破碎的)、陆源碎屑或其他物质组成。同心层由以碳酸钙为主要成分的泥晶方解石或文石组成。鲕石的放射状结构其放射力线可穿透整个同心层，或仅限于几个同心层（图 7 - 15）。故胆石与鲕石有相似的理化力学机制。

胆石超微结构的其他图像见图 7 - 15～图 7 - 20。

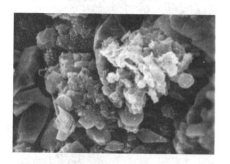

图 7 - 11　胆囊黏膜沉积的微小结石　×640

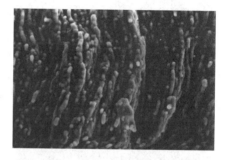

图 7 - 12　胆石放射力线偏曲　×210

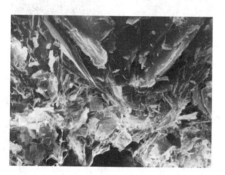

图 7 - 13　胆石中间为同心层，上下两端为放射状

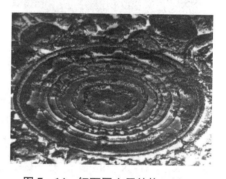

图 7 - 14　鲕石同心层结构　×160

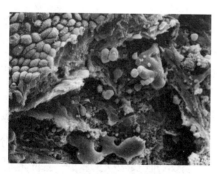

图 7 - 15　胆囊枯膜炎，上皮细胞细胞坏死脱落形成微小溃疡

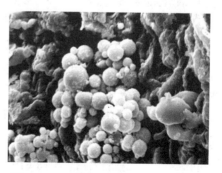

图 7 - 16　胆囊粘膜炎，上皮分泌旺盛，集簇的粘液小滴呈圆珠状

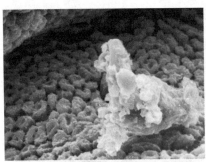

图 7-17 胆囊粘膜沉积胆固醇晶片微
小结石

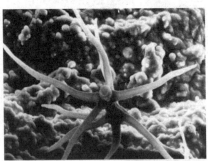

图 7-18 胆囊黏膜寄生虫残体

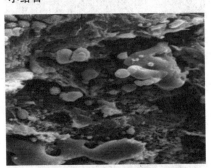

图 7-19 胆囊黏膜沉积微小结石。与
胆囊黏膜微小结石结构相似

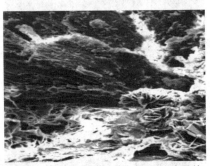

图 7-20 胆石超微结构见胆固醇晶片
与胆色素钙颗粒沉积一起

　　患者胆囊黏膜、胆汁和胆石金属元素测定：EDAX 能检测原子序数 12 以下的元素，自动计算各元素在所测得元素系列间的重量百分比（WT%），以此为相对重量单位。各标本重复测定 5 次取均值。共测得 Mg、Al、K、Na、Ca、Fe、Cu、Zn、Ti、Ni、Cr 等 20 种元素及其氧化物，以 Mg、Al、Ca、Cu 及其氧化物量变明显。各组胆囊黏膜金属元素及其氧化物含量见表 7-9 和表 7-10。

　　按胆结石化学性质分类的胆囊黏膜、胆汁和胆石中 Mg、Al、Cu 量变差异无显著意义，而 Ca 和 CaO 则有显著性意义（$P < 0.05 \sim 0.001$）（表 7-11）。提示胆色素类混合结石的形成与胆囊黏膜分泌 Ca 增加和胆汁中 Ca 浓度增高有关。

　　胆石核心细菌观察：17 份胆石标本在无菌条件下取其核心制成悬液，作革兰染色，有阴性杆菌者 15 份（占 88%），其中胆囊结石 7 份（占 41%），胆总管结石 8 份（占 47%）。提示胆石核心形成与细菌感染有一定关系（表 7-12～表 7-16）。

表 7 - 9　四组胆囊黏膜金属元素含量（WT%，M±SD）

组别	例数	Mg	MgO	Al	Al_2O_3
胆囊结石	18	10.56±3.63	4.72±0.99	8.50±2.49	4.38±0.95
胆囊胆管结石	8	7.79±2.65	4.30±1.33	8.35±3.45	4.76±0.96
胆总管结石	5	7.96±3.58	4.99±1.39	9.44±3.29	4.42±0.93
无结石性胆囊炎	6	5.86±2.23	5.90±0.73	9.47±2.98	4.90±0.53

表 7 - 10　四组胆囊黏膜金属元素含量（WT%，M±SD）

组别	例数	Ca	CaO	Cu	CuO
胆囊结石	18	5.15±2.40	1.86±0.64	3.41±1.89	2.95±2.10
胆囊胆管结石	8	4.71±1.61	2.25±0.56	3.62±2.50	3.07±1.36
胆总管结石	5	4.35±0.98	2.33±0.53	3.01±0.94	2.31±0.75
无结石性胆囊炎	6	6.37±2.16	1.13±0.03	3.56±2.89	1.69±0.76

表 7 - 11　不同胆石性质的胆囊黏膜、胆汁和胆石 Ca、CaO 含量（WT%，M±SD）

	例数	Ca	CaO	P
胆色素类混合结石胆囊黏膜	17	5.83±1.79	2.58±0.02	<0.001
胆固醇类混合结石胆囊黏膜	14	3.77±1.79*	1.37±0.33	<0.001
胆色素类混合结石胆汁	7	7.14±4.50		<0.05
胆固醇类混合结石胆汁	4	2.20±1.11		
胆色素类混合结石	17	54.36±14.44		<0.001
胆固醇类混合结石	14	17.65±8.85		

注：与胆色素结石胆囊黏膜相比 $P<0.01$。

表 7 - 12　四组胆囊黏膜 SEM 观察

	非结石性胆囊炎（n=3）	胆囊结石（n=18）	胆囊胆管结石（n=7）	胆管结石（n=3）
寄生虫残体	1	2		
多发性微小溃疡	2	17	5	3
沉积性微小结石	2	16	4	3

表 7 - 13 胆固醇性混合结石的胆囊黏膜、胆石、胆汁微量元素 WT%（M±SD）

	Na	Mg	Al	Si	P	S	K	Ca	Fe	Cu	Zn
胆囊黏膜 (n=14)	8.52± 3.65	11.39± 3.29	8.64± 2.35	19.53± 6.48	13.54± 3.95	25.69± 5.82	2.46± 1.25	3.97± 1.81	0.51± 0.51	3.23± 1.97	2.02± 1.17
胆石 (n=8)	14.97± 7.35	3.30± 2.76	9.42± 4.69	20.48± 13.06	7.32± 2.92	9.67± 3.32	0.60± 0.44	16.74± 5.43	0.19± 0.50	3.07± 3.74	1.90± 2.50
胆汁 (n=4)	29.52± 5.88	2.45± 1.43	2.32± 1.10	2.29± 0.81	9.63± 5.58	15.29± 5.52	6.62± 1.22	2.20± 1.11	0.18± 0.32		

表 7 - 14 胆色素性混合结石的胆囊黏膜、胆石、胆汁微量元素 WT%（M±SD）

	Na	Mg	Al	Si	P	S	K	Ca	Fe	Cu	Zn
胆囊黏膜 (n=14)	7.36± 3.52	8.00± 3.59	8.28± 3.25	17.24± 6.27	15.14± 4.45	27.62± 6.76	2.72± 1.19	6.14± 1.78	0.90± 1.31	3.32± 1.41	2.19± 0.89
胆石 (n=8)	9.78± 8.27	1.68± 1.27	3.37± 2.09	4.41± 2.99	8.78± 8.69	5.22± 4.08	0.66± 0.79	58.29± 18.42	0.01± 0.02	2.12± 2.82	0.24± 0.47
胆汁 (n=7)	29.4± 4.31	3.16± 1.41	2.18± 1.06	2.28± 0.73	10.91± 4.34	12.26± 5.44	4.88± 1.85	7.14± 4.50	0.82± 1.82		

表 7 - 15 非结石性胆囊炎的胆囊黏膜、胆石、胆汁微量元素 WT%（M±SD）

	Na	Mg	Al	Si	P	S	K	Ca	Fe	Cu	Zn
胆囊黏膜 (n=3)	9.09± 1.96	7.41± 0.81	7.81± 2.53	14.84± 5.98	10.66± 5.32	30.08± 4.44	2.26± 0.64	5.39± 0.63	0.25± 0.35	3.89± 1.69	2.08± 0.81
胆汁 (n=1)	30.65	1.10	1.60	2.31	3.27	14.93	4.50	2.93	0.62		

表 7 - 16　钙元素 WT%在以结石性质分型中的比较

	胆色素性混合结石型	胆固醇性混合结石型	P
胆汁	$7.14\pm4.50(n=7)$	$2.20\pm1.11(n=4)$	<0.05
胆石	$58.29\pm18.42(n=8)$	$16.74\pm5.43(n=8)$	<0.001
胆囊黏膜	$6.14\pm1.78(n=14)$	$3.97\pm1.81(n=14)$	<0.01
胆汁:胆石			<0.001
胆石:胆囊黏膜			<0.001
胆汁:胆囊黏膜			<0.005

　　胆石形成的启动因素是肝胆系统感染性炎症:胆囊结石症、胆囊胆管结石症、胆总管结石症和无结石性胆囊炎的胆囊黏膜上,多数均有微小溃疡和微小结石,说明凡有胆囊黏膜感染性炎症病变均有成石趋势。胆囊内和胆管内的胆色素类混合结石及胆固醇类混合结石的核心,多数能找到细菌或寄生虫残体。慢性肝炎 HbsAg(+)患者胆石发生率高。慢性胆囊炎胆石症患者肝活检电镜观察发现,既有肝炎的一般病理变化,又有肝外淤胆的特殊病理表现。以上观察结果提示,肝胆系统感染性炎症病变在胆石形成过程中是不可忽视的基本因素,甚至是启动因素。

　　肝胆系统的炎症能够改变胆汁成分、理化特性和流体力学。炎症刺激胆道黏膜分泌物质、黏多糖、黏蛋白和钙离子,这些物质随炎症程度加重而分泌增多。糖蛋白、金属离子和游离胆红素结合成难溶性化合物沉淀析出。胆道黏膜分泌糖蛋白与大肠埃希菌感染有关;糖蛋白在结石形成中起网架作用,包绕在胆色素钙颗粒周围;硫酸化糖蛋白有促进钙盐凝固作用。炎症促使胆汁酸化,pH 降低,细菌性 β-葡萄糖醛酸苷酶活性增高,葡萄糖二酸-1,4-内脂活性降低,游离胆红素浓度增高,与钙结合成胆色素钙的浓度也增加。肝功能损害胆酸分泌减少,但胆囊黏膜对胆盐吸收增加,致使胆汁内胆固醇浓度增高。炎症反复发作,胆道内膜肿胀、溃烂、增生和纤维化,胆道壁增厚,胆囊管狭窄或不全性梗阻；Oddi's 括约肌炎性水肿、痉挛和功能障碍，致使胆汁滞留，为饱和的胆固醇晶片、胆色素钙、黏膜坏死脱落组织、细菌集团或寄生虫残体沉积组合成胆石核心创造了条件。胆固醇结晶、胆色素钙颗粒及其他一些难溶性化合物继续沉积在胆石核心表面，使之不断增大，逐渐形成混合性胆石，根据其所含胆固醇和胆红素的比例，区分为胆固醇类和胆色素类混合结石。

　　肝硬化患者并发胆石症的比例，远较非肝硬化患者为高，这是由于慢性溶血或胆红素结合缺陷，致使胆汁中游离胆红素增高的缘故。而肝硬化最常见的病因是病毒性肝炎。由此可见，胆石形成最根本的关键是感染性炎症破坏了肝胆系统"整合"(integration)和"自稳态"(homeostasis)的生理效应。正常机体肝胆系统的各部分器官组织间，在结构上有严密组织，在功能上有协调动作，组成一个完整的实体。在胆汁的分泌与成分，胆汁的理化特性与流体力学各个环节上，彼此密切配合，互相制约，不断调节，保持一定范围的动态平衡。所以正常人体胆道内虽有"射流"和"漩涡"运动，却并不产生结石。只有机体遭受各种致病因素的侵袭，致使肝胆系统局部或全部发生功能性或器质性改变，破坏了"整合"与"自稳态"的生理效应，从而为胆石的形成创造了最根本的条件。由此，我们提出肝胆系统的"整合"和"自稳态"功能失调是胆石形成的病理生理学基础。预防胆石形成必须应用"肝胆同治"的方法，治疗肝脏病要兼顾到胆，治疗胆道病要兼顾到肝，以保护和修复肝胆系统"整合"和"自稳态"的生理效应。

　　胆石结构的形成是胆汁理化力学作用的结果，胆石的形成需具备：①胆汁内胆色素钙和胆固醇不断达到饱和状态；②胆石核心有充分来源；③胆囊内有胆汁射流的漩涡运动。肝胆系统感染性炎症及整合和自稳态生理调节的紊乱为此创造了条件。胆石的结构有同心层、放射状和无定型或泥沙状。

　　胆石同心层、放射状结构的形成：胆石核心悬浮于胆汁射流的漩涡运动中旋转滚动，饱和的胆色素钙、胆固醇晶片和黏液物质在其表面沉积涂布,当此表面层超过了胆汁饱和度,沉积速度变慢,便产生了一个同心层;当胆汁浓度再次饱和时,沉积运动又开始,继而又产生一个同心层。Weyl 和 Carozzi 在人工鲕石实验时观察到了同心层结构的形成。由于胆石在胆汁中旋转滚动时向心力和离心力的不均匀,胆色素钙和胆固醇含量的不均匀,各种物质凝聚力的不均匀,造成在相同的射流条件下,可产生同心层结构、放射状结构,有时同心层与放射状结构交互出现,或放射力线偏曲向同心层结构发展的趋势。胆石同心层、放射状结构的形成,在胆囊内需存在胆汁射流的漩涡运动,而胆汁射流受到胆囊管内径、胆汁流量和胆囊壁张力等因素的影响。若胆石形成在感染性炎症影响到胆汁射流明显减弱前,则胆石有典型的同心层或放射状结构,外观为圆形或椭圆形。若胆石形成后,射流也因上述因素的影响明显减弱了,则胆石内层可有明显的同心层或放射状结构,外层疏松紊乱,外观为多边形。

胆石无定型或泥沙状结构的形成:当肝胆系统感染性炎症迅速破坏肝胆管内膜、胆囊管壁和胆囊壁,影响胆汁射流的产生,此时胆囊内与胆管内均形成因胆汁滞留所致的坠积性胆石。胆石无明显结构,为无定型或泥沙状。

肝胆疾病同步产生或互为因果已为临床与病理研究所证实,因而防治胆石症需应用"肝胆相表里"、"肝胆同治"的原则,即治疗肝脏病要兼顾到胆,治疗胆道病要兼顾到肝,以保护和修复肝胆系统整合和自稳态的生理效应。

胆石症随着中医、西医和中西医结合事业的发展,随着检查器械、测试仪器和研究手段的进步,比较精确地测定胆石的部位、大小和数量基本已无困难;胆石的成分、结构和形成机制正逐渐被认识清楚;胆石症的治疗方法已有溶石、总攻排石、激光碎石、器械取石和外科手术等多种方法。所有这些成就为防治胆石症奠定了基础。

第三节　胆囊炎胆石症中医辨证分型与治疗

　　62 例经 ^{14}C 尿素酶呼气试验（^{14}C-urease expiratory test，^{14}C-UET）阳性、以慢性胃炎临床症状表现为主的胆囊炎胆石症患者中医辨证分型后，手术切除的胆囊标本作胆囊黏膜病理组织学和碱性品红染色法（basic fuchsin magenta staining method，BFMSM）进行幽门螺杆菌（Helicobacter pylon，HP）和胆囊黏膜超微结构观察，以探索胆囊结石成石原因与治疗。

　　经 B 超检查明确诊断同时经手术切除胆囊证实诊断，应用随机数字表所得：单纯性胆囊炎（无胆石）30 例和胆囊炎胆石症 32 例患者，手术前均行 ^{14}C 尿素酶呼气试验，中医辨证分型为肝气郁结间杂湿热证和肝郁气滞瘀血内停证者作为研究对象。

　　单纯性胆囊炎：30 例，男 18 例，女 12 例，年龄 32～58 岁，平均年龄（45.6±6.3）岁；病程 3～5 年，平均（4.3±0.7）年。

　　胆囊炎胆石症：32 例，男 20 例，女 12 例，年龄 35～58 岁，平均年龄（45.9±6.8）岁；病程 4～7 年，平均（4.7±0.8）年。年龄与病程在对照组间无显著性差异（$P>0.05$），有可比性。

　　中医辨证分型标准：①肝气郁结间杂湿热证：上腹及右胁胀痛钝痛或如灼如刺，伴胸闷、嗳气，易怒心烦，苔薄白，脉弦细。甚则口苦，恶心呕吐，目黄肤黄，小溲黄赤，苔黄腻，脉弦数。②肝郁气滞瘀血内停证：中上腹及两胁胀痛，部位固定，疼痛因情绪而增减，胃中烧灼，嗳气，腹胀，进食油腻更加显著，脉弦涩舌暗苔薄。

　　分组：①肝气郁结间杂湿热证组：32 例，男 18 例，女 14 例；单纯性胆囊炎 20 例，男 11 例，女 9 例；胆囊炎胆石症 12 例，男 7 例，女 5 例。年龄 32～58 岁，平均年龄（45.0±6.9）岁；病程 3～7 年，平均（4.6±0.8）年。②肝郁气滞瘀血内停证组：30 例，男 20 例，女 10 例；单纯性胆囊炎 10 例（男 7 例，女 3 例），胆囊炎胆石症 20 例（男 13 例，女 7 例）。年龄 35～58 岁，平均年龄（46.7±5.8）岁；病程 3～7 年，平均 4.5±0.6 年。

年龄与病程在组间无显著性差异（$P>0.05$），有可比性。肝气郁结间杂湿热证组胆石症为 12 例（37.5%）；肝郁气滞瘀血内停证组胆石症为 20 例（66.7%），两组间有显著性差异（$P<0.001$）。

^{14}C 尿素酶呼气试验：检查前 2 周停用抗生素，检查在空腹状态下进行，检测结果 dpm 小于 50 为阴性，大于 200 为阳性。阳性分为轻度、中度和重度；轻度（dpm）100～1 000，中度 1 000～2 000，重度＞2 000。

胆囊黏膜病理切片 HE 染色作病理诊断；切片经碱性品红染色法染色：0.25% 碱性品红染色 1～2 分钟，纯丙酮分化 1 分钟，二甲苯透明，树胶封固，观察杆状球状红染的菌体。胆囊 HP 诊断标准：^{14}C 尿素酶呼气试验阳性和碱性品红染色法染色观察到杆状球状红染菌体同时存在，判定为 HP 感染。

扫描电镜样品制备法：手术切下胆囊后立即将胆囊内结石和胆汁清除，将胆囊壁切成 2 mm×2 mm×2 mm 大小，立即放入 0.9% 等张盐水冲洗，再放入 2.5% 戊二醛前固定，1% 锇酸固定 1 小时，经乙醇系列脱水后，临界点干燥，金属喷镀，用 XL30FEG 型扫描电镜（荷兰 philips）观察。

透射电镜超薄切片法：将胆囊壁切成 1 mm×1 mm×2 mm 小块，0.9% 等张盐水清洗后，立即放入 4% 戊二醛前固定，经磷酸缓冲液清洗，再用 1% 锇酸固定 1 小时，经乙醇系列脱水。EPON812、EPON815 混合包埋，LKB8800-Ⅲ型超薄切片，最后经醋酸铀、枸橼酸铅双重染色，CM200FEG 型透射电镜（荷兰 philips）观察。

两组 62 例患者胆囊黏膜病理组织检查均有炎症性改变。^{14}C 尿素酶呼气试验：32 例肝郁气滞瘀血内停证患者 ^{14}C 尿素酶呼气试验阳性 25 例（78.1%），其中轻度 18 例（56.3%）、中度 5 例（15.6%）、重度 2 例（6.3%）。30 例肝郁气滞瘀血内停证患者 ^{14}C 尿素酶呼气试验阳性15例(50.0%),其中,轻度9例(30.0%)、中度4例(13.3%)、重度2例(6.7%)。两组间 ^{14} C尿素酶呼气试验阳性率和分度中轻度阳性率均有显著性差异($P<0.001$),中度和重度阳性率无显著性差异($P>0.05$)。经碱性品红染色后,在胆囊黏膜表面腺体上皮细胞表面可见杆状和球状红染的菌体(图7-21~图7-24)。32例肝气郁结间杂湿热证胆囊黏膜有杆状球状红染的菌体者11例(34.4%),男性8例,女性3例。30例肝郁气滞瘀血内停证胆囊黏膜有杆状球状红染的菌体者8例(26.7%),男性2例,女性6例。两组间无显著性差异($P>0.05$)。

胆囊HP感染阳性率:32例肝气郁结间杂湿热证胆囊HP感染阳性率34.38%[11例: ^{14} C尿素酶呼气试验阳性,轻度6例(54.5%),中度3例(27.3%),重度2例(18.2%)];30例肝郁气滞瘀血内停证胆囊HP感染阳性率26.67%[8例: ^{14} C尿素酶呼气试验阳性,轻度4例(50.0%),中度2例(25.0%),重度2例(25.0%)],两组间无显著性差异($P>0.05$)。

两组成石率:肝气郁结间杂湿热证组胆石症12例(37.5%),肝郁气滞瘀血内停证组胆石症20例(66.7%),两组间有显著性差异($P<0.05$)。

扫描电镜观察:炎症病变轻的,黏膜皱襞折叠均匀,沟回清楚;有的黏膜皱襞扁平,沟谷变窄,顶部变宽;有的黏膜皱襞粗大,回高沟深。上皮细胞排列紧密,如鹅卵石嵌砌,细胞间有间隙;细胞大小均匀,呈多边形,侧面呈高柱状。上皮细胞顶端丛生微绒毛,偶见黏液小滴。上皮细胞的分泌相与炎症活动程度有关,炎症严重,胆囊黏膜上皮细胞轻度变形,微绒毛减少,长短不一,并有球形微绒毛形成。细胞表面可见分泌颗粒,分泌旺盛,可见集簇的球状黏液颗粒(图7-23)。

成片上皮细胞溃破糜烂脱落形成溃疡,上皮下大量胶原纤维,呈网状或束状排列。溃疡由中心向外扩展,邻近上皮细胞被挤压破坏,形态与排列不规则,溃疡基底露出黏膜下网状固有层。病灶处有纤维素性渗出物(图 7 - 24),红、白细胞。部分上皮细胞再生增殖,再生细胞大小不一,排列紧密,折叠呈结节状,宽窄不等。局部组织出现纤维化改变。此种病变随炎症复发而加重。

黏膜皱襞隐窝处和溃疡基底部易于发现有胆色素钙颗粒。胆固醇晶片,黏液物质和红白细胞坠积形成的微小结石,或堆积如"石林"(图 7 - 25),或成簇呈"花卉"状,有时有寄生虫残体(图 7 - 26)和形貌完整不知名寄生虫相伴存。微小结石与术中取得结石在超微结构上是一致的,说明其为后者的雏形。

SEM 观察胆囊黏膜发现:①30 例单纯性胆囊炎胆囊黏膜有寄生虫残体 1 例(3.3%),微小溃疡 6 例(20.0%)和微小结石 5 例(16.7%);②32 例胆囊炎胆石症胆囊黏膜有寄生虫残体和形貌完整不知名寄生虫共 6 例(18.8%),微小溃疡 21 例(65.6%)和微小结石 28 例(87.5%);说明炎症性胆囊黏膜均有成石趋势。寄生虫残体、微小溃疡和微小结石在两组间有显著性差异($P < 0.001$)。

TEM 观察单纯性胆囊炎胆囊黏膜上皮细胞游离面有短小微绒毛(图 7 - 27),细胞核较大,位于细胞底部,胞质内有大小不等的黏液颗粒、大量的粗面内质网和散在的线粒体,高尔基体位于细胞核附近。线粒体为圆形或椭圆形,散在于细胞核周围。线粒体嵴通常呈板层状排列,互相平行,并垂直于线粒体长轴。胆囊炎胆石症胆囊黏膜上皮细胞游离面微绒毛脱落,细胞间隙增宽,细胞连接减少;粗面内质网扩张呈环状排列;高尔基体萎缩,失去其典型的结构;胞质内分泌颗粒减少;细胞核增大或缩小。粗面内质网有脱颗粒现象。核轻度畸形,核间隙加宽。微丝增多,有些细胞内可见脂滴。上皮下成纤维形细胞增多,并形成大量胶原纤维。线粒体数量减少,肿胀或嵴断裂,固缩和透明变性,乃至空泡变性(图 7 - 28),畸形线粒体,呈 C 字形或 U 字形。线粒体嵴有之字嵴、纵向嵴、稀疏嵴和致密嵴,嵴排列紊乱。线粒体及嵴的数目减少。以上变化在组间则有显著性差异($P < 0.05 \sim 0.01$)(表 7 - 17、表 7 - 18)。

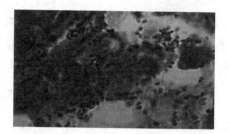

图 7 – 21　胆囊黏膜表面腺体上皮细胞
表面可见杆状和球状红染 HP

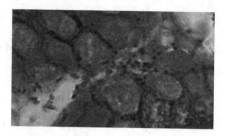

图 7 – 22　胆囊黏膜表面腺体上皮细胞
表面可见杆状和球状红染 HP

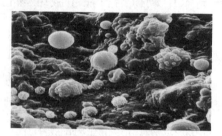

图 7 – 23　胆囊黏膜细胞表面可见分泌
颗粒

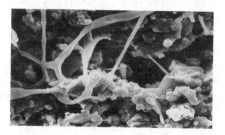

图 7 – 24　胆囊黏膜细胞表面可见蛋白
纤维呈网状,胆色素颗粒和黏蛋白颗粒
沉积

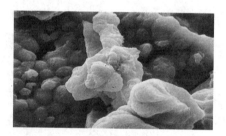

图 7 – 25　微小结石堆积如"石林"

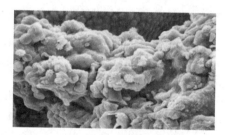

图 7 – 26　胆囊黏膜炎症细胞浸润

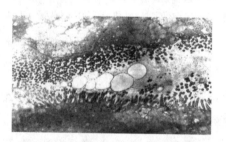

图 7 – 27　胆囊黏膜上皮细胞游离面有
短小微绒毛

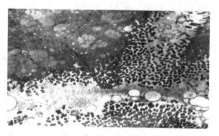

图 7 – 28　胆囊黏膜上皮细胞线粒体
数量减少,肿胀或嵴断裂,固缩和透明
变性,乃至空泡变性

表 7-17　胆囊黏膜上皮细胞超微结构变化比较　　　［例（%）］

组别	例数	核外形		粗面内质网有脱颗粒现象	细胞内可见脂滴	胶原纤维增多
		核质比>1	核分叶			
单纯性胆囊炎	30	0(0.00)	0(0.00)	3(9.38)	3(6.25)	3(9.38)
胆囊炎胆石症	32	2(6.25)△	2(6.25)△	5(16.67)	10(33.33)☆	7(23.33)※

注：χ^2 检验，△$P<0.05$，☆$P<0.01$，※$P<0.001$

表 7-18　胆囊黏膜上皮细胞线粒体超微结构变化比　　　［例（%）］

组别	例数	线粒体					线粒体嵴	
		数目	肿胀肥大	基质变淡	空泡变性	固缩	数目	断裂与排列紊乱
单纯性胆囊炎	30	62.7±18.1	4.4±0.8	3.5±0.9	3.1±0.9	1.3±0.6	11.7±0.9	1.5±0.7
胆囊炎胆石症	32	50.5±15.5△	7.9±0.9※	6.9±1.1※	6.8±0.8※	4.2±0.5※	8.9±0.7※	3.5±0.5※

注：t 检验，△$P<0.05$，※$P<0.001$

　　胆石的形成是多因素作用的结果：肝胆系统细菌或寄生虫感染性炎症病变在胆石形成过程中是不可忽视的基本因素，甚至是启动因素。肝胆系统感染性炎症病变能够改变胆汁成分、理化特性和流体力学，遂为胆石形成创造了基本条件。其发生机制涉及胆固醇浓度增高、胆汁滞留、免疫因素、促成石因子和抗成石因子作用失衡以及胆囊动力损害等原因。

　　SFM 发现上皮细胞微绒毛减少，长短不一，并出现球形微绒毛，细胞间出现空泡，有时有寄生虫残体。TEM 发现上皮细胞细胞器减少，吞饮空泡及微丝增多，线粒体膨胀，嵴消失。上皮下胶原纤维增多是由于长期慢性炎症刺激、胆囊排空障碍、胆汁浓稠造成的化学性损伤引起胶原纤维形成增加所致。

胆囊黏膜经碱性品红染色检出 HP,黏膜和胆汁中检出 HP 的 DNA 及其相关抗体。通常胆盐可抑制 HP 黏附在胆囊黏膜生长,尤其是甘氨酸结合胆酸则对 HP 的抑制作用更强。但在一定情况下,HP 能形成耐受性而生长,并通过其自身代谢产物影响结石的形成。胆道中无论是需氧菌如大肠埃希菌、克雷白杆菌,还是厌氧菌如脆弱类杆菌、梭形杆菌的存在,与 HP 一样都能促使 β 葡萄醛酸酶活性增强,从而使胆固醇溶解度下降,胆汁浓稠,瘀胆,促使结石形成。

胆囊上皮细胞分泌的糖蛋白被认为是一种成核因子,在胆固醇结石形成过程中,胆囊组织前列腺素 E_2 增多激活细胞膜上腺苷酸环化酶,使细胞 cAMP 浓度增加,粗面内质网合成蛋白作用增强,经高尔基复合器加工为糖蛋白,分泌到细胞外起网架作用,参与胆固醇结石的形成。胆红素钙结石形成过程中,肝细胞内钙离子增多,大量流入细胞内并激活蛋白激酶,而钙离子、蛋白激酶均可激活磷脂酶 A_2 (PLA_2),使磷脂降解,释放花生四烯酸,在(环脂)加氧酶作用下生成前列腺素 E_2 和血栓素,同时还生成氧自由基和脂质过氧化物,再反馈发生上述反应,形成恶性循环。HP 还产生 PLA_2 磷脂酶 C(PLC)。它们都有促进胆固醇沉淀的作用。同时,磷脂酶 A 降解卵磷脂形成溶血卵磷脂及脂肪酸,其中主要是棕榈脂肪酸和饱和硬脂酸等与钙结合而沉淀,促进胆色素类结石形成。

HP 自然定植部位在胃黏膜上皮表面和胃黏液的底层,在胃窦部数量较多,在胃底则较少。HP 培养所需条件相对较高,导致培养成功率较低的困难。目前通常采用[14]C 尿素酶呼气试验阳性同时病理切片碱性品红染色见到杆状球状红染菌体或 Giemsa 染色见到蓝染杆状菌体,可诊断 HP 感染。近年来的研究从胆囊结石及胆汁中用 PCR 方法扩增到 HP DNA,引起人们的注意。我们采用[14]C 尿素酶呼气试验阳性同时病理切片碱性品红染色见到杆状球状红染菌体诊断胆囊

HP感染,阳性率为30%左右,不能定其为胆囊炎和胆石症的主要病因。我们于1989年的研究结果就认为胆石的形成是多因素作用的结果:肝胆系统感染性炎症病变在胆石形成过程中是不可忽视的基本因素,甚至是启动因素。肝胆系统感染性炎症病变能够改变胆汁成分、理化特性和流体力学,遂为胆石形成创造了基本条件。其发生机制涉及胆固醇浓度增高、胆汁滞留、免疫因素、促成石因子和抗成石因子作用失衡以及胆囊动力损害等原因。

HP通过其产生的毒素如空泡细胞毒素(vacuolating cytotoxin A,VacA)相关蛋白(cytotoxin associated protein A,CagA)和有毒性作用的酶如尿素酶、黏液酶、磷脂酶(PLA)以及诱导黏膜炎症反应造成胃黏膜屏障的损害。现在多数学者认为HP是急慢性胃炎和十二指肠球部溃疡的"主要"致病菌,且与胃癌发生有关。我们认为幽门螺杆菌可能是消化道的正常微生物,是条件致病菌。在肝、胆组织中至今未培养出HP,但毕竟又从胆囊黏膜中经碱性品红染色检出HP,胆囊黏膜和胆汁中检出HP的DNA及其相关抗体,表明:①HP经Oddi氏括约肌逆流一过性地进入胆道和定植于胆道系统并通过其自身大量的代谢产物影响胆结石的形成;②HP可能是由于胆道疾病导致Oddi氏括约肌松弛,胆道扩张,有利于它逆行进入胆道。通常胆盐可抑制HP黏附在胆道黏膜生长,尤其是甘氨酸结合胆酸则对HP的抑制作用更强。但在一定情况下,HP能形成耐受性而生长,并通过其自身代谢产物影响结石的形成。胆道中无论是需氧菌如大肠埃希菌、克雷白杆菌还是厌氧菌如脆弱类杆菌、梭形杆菌的存在,与HP一样都能促使β-葡萄醛酸酶活性增强,从而使胆固醇溶解度下降,胆汁浓稠,淤胆,促使结石形成。

中医理论认为肝气郁结间杂湿热证的病机是:肝失条达、气机不畅,湿热壅遏,胆失疏泄,多见于慢性胆囊炎急性发作;肝郁气滞瘀血内停证的病机是:肝郁气阻,横逆犯脾。由于气的运行郁滞不畅,以致血液运行障碍,继而出现气滞血瘀的病理状态。气滞血淤病变与肝的生理功能失调关系极为密切。肝主疏泄而藏血,若肝气郁结不畅,疏泄失职,则气机郁滞。肝脉布于两胁,故有胸肋胁满疼痛。气滞血瘀,或使经脉瘀阻不通或瘀血结聚而成形,以致出现瘕聚、症积等病症。气滞血瘀,瘀血内停,积结"成石",临床一般多见胆囊内结石。

　　HP 在人群中广泛存在,定植于消化道,如果要把消化道的炎症、结石和癌肿的发生都归咎于 HP 感染结论似乎太偏颇。HP 是条件致病菌,致病性与 HP 菌株也有关。胆囊炎胆石症的胆囊黏膜和胆汁中未培养出 HP,但用 PCR 技术基因扩增到 HP DNA,引起人们的注意。目前通常采用^{14}C 尿素酶呼气试验阳性同时病理切片碱性品红染色见到杆状球状红染菌体或 Giemsa 染色见到蓝染杆状菌体,可诊断 HP 感染。32 例肝气郁结间杂湿热证患者成石率 37.5%(12 例),胆囊黏膜有 HP 菌体者 11 例,^{14}C 尿素酶呼气试验阳性 11 例,阳性率均为 34.4%;30 例肝郁气滞瘀血内停证患者成石率 66.7%(20 例),胆囊黏膜有 HP 菌体者 8 例,^{14}C 尿素酶呼气试验阳性 8 例,阳性率均为 26.7%。肝郁气滞瘀血内停证组成石率显著高于肝气郁结间杂湿热证组,有统计学意义($P<0.05$),组间 HP 阳性率无显著性差异,无统计学意义($P>0.05$)。所以不能肯定 HP 为胆囊炎和胆石症的主要病因。

　　不过,为郑重起见,对胆囊炎胆石症患者做^{14}C 尿素酶呼气试验和胃黏膜碱性品红染色有幽门螺杆菌存在的,可以作为手术切除胆囊的指征之一。因为,幽门螺杆菌可能逆流进入胆道和定植于胆道系统,成为胃胆幽门螺杆菌反复感染反复发作难于根治的原因。

第四节　胆囊收缩素（CCK）胆囊造影术与 CCK 中西医结合总攻排石疗法

胆石症的治疗至今仍是国内外学者致力研究的重要课题。在碘番酸显影条件下通过观察胆道排石汤、油脂餐、吗啡、电针、胆囊收缩素（cholocystokinin, CCK）等对胆囊运动的影响,在 20 世纪 80 年代初研究胆石症 CCK 中西医结合总攻排石疗法算得上是前沿的课题。

胆囊收缩素（cholecystokinin-pancreozymin,简称 CCK-PZ）我 1981 年在国内首先报道了实验研究。我们采用国产 CCK-PZ 肌内注射替代油脂餐的口服胆囊造影,见到胆囊收缩一般都比油脂餐更快而有力,胆囊管、胆总管的显影率显著高于常规口服胆囊造影和静脉胆道造影,显影清晰,造影时间短;依据 CCK-PZ 肌内注射后的机体反应性症状和胆系 X 线表现,有助于对那些常规口服胆囊造影"正常"的胆系疾病的诊断。

一、胆囊收缩素（CCK）胆囊造影术

选择临床上反复发作右上腹不适或疼痛,近期（3～15 天,平均 5 天）内做过常规口服胆囊造影的患者 40 例（男 17 例,女 23 例）,年龄 25～59 岁,平均年龄 42 岁,病程 2～6 年,作 CCK-PZ 与油脂餐的胆囊造影两法自身对照;其中 20 例还作了两法同等摄片时间的自身对照。另又随机选择 40 例（无黄疸,男 17 例,女 23 例;年龄 22～66 岁,平均年龄43 岁）静脉胆道造影患者为对照组。

CCK-PZ 胆囊造影的方法:①术前准备同常规口服胆囊造影;②服碘番酸 4.5 g 后 14 小时摄 X 线片,胆囊显影,则肌内注射 CCK-PZ 5.4 mg,注射后 3、8、13、18、23、28、33 分钟摄片,摄片采取右后斜位,在各次摄片过程中应保持同一体位,以避免体位变动引起胆囊投

影面积改变,影响前后对比的可靠性;③密切观察和鼓励患者描述肌内注射 CCK-PZ 后所感受的症状,但切忌暗示和诱导;④摄片时患者仅暴露胆系区域,其他部位用铅橡皮遮挡。

胆囊收缩率是采用 Siffert 方法测量照片上胆囊面积计算得来。

两种造影的间隔日期比较短(平均 5 天),自身对照的可靠性相对增大。CCK-PZ 5.4 mg 肌内注射后,胆囊收缩通常比油脂餐更快更有力,表 7-19、表 7-20、表 7-21 是观察到的部分资料。

表 7-19　40 例 CCK-PZ 与油脂餐(平均间隔 5 天)的自身对照

X 线摄片征象		CCK-PZ 法		油脂餐法	
		例数	％	例数	％
局限性痉挛	底部	2	(5.0)	0	0.0
	体部	1	(2.5)	0	0.0
	颈及漏斗部	14	(35.0)	2	(5.0)
	胆囊管	2	(5.0)	0	0.0
胆道显影	胆囊管	37	(92.5)	14	(35.0)
	胆总管	35	(87.5)	9	(22.5)
	肝管反流	8	(20.0)	1	(2.5)

表 7-20　40 例 CCK-PZ 与油脂餐的反应性症状

机体反应性症状	CCK-PZ 肌内注射后	油脂餐后
	例(％)	例(％)
恶心	3(7.5)	2(5.0)
右上腹和上腹部疼痛突发	7(17.5)	1(2.5)
右上腹和上腹部疼痛症状再现	3(7.5)	1(2.5)

表 7-21　20 例 CCK-PZ 与油脂餐同等摄片时间间的自身对照

方法		CCK-PZ								油脂餐							
摄片时间		14 h	3'	8'	13'	18'	23'	28'	33'	14 h	3'	8'	13'	18'	23'	28'	33'
胆囊 面积缩小的比例(%)	0	20	18	11	8	3	2			20	20	20	18	16	11	3	2
	20		2	9	9	7	5	4	2				2	4	9	11	5
	30				3	8	6	5	6							6	9
	50					2	5	5	4								4
	70						2	6	6								
	80								2								
胆囊显影情况 胆囊管	显	2	9	13	16	18	20	20	20	4	4	4	5	8	9	10	10
	不显	18	11	7	4	2	0	0	0	16	16	16	15	12	11	10	10
胆总管	显	0	3	7	13	16	18	18	18	4	4	4	5	6	8	8	8
	不显	20	17	13	7	4	2	2	2	16	16	16	15	14	12	12	12
肝管	显	0	0	5	5	5	6	6	6	0	0	0	0	0	0	0	0
	不显	20	20	15	15	15	14	14	14	20	20	20	20	20	20	20	20

有70%的病例，胆囊最大收缩时间发生在肌内注射CCK-PZ后23～33分钟。以缩胆面积30%计，18分钟时，CCK-PZ是10例（50%），油脂餐是0例；33分钟时，CCK-PZ是18例（90%），油脂餐是13例（65%）；CCK-PZ的缩胆速度、强度都大于胆脂餐（$P<0.02～0.001$）。

40例常规胆囊造影有22例胆囊功能正常，18例胆囊结石伴功能不良。CCK-PZ使14例常规造影功能正常，8例胆囊结石伴功能不良者的胆囊在肌内注射8分钟后呈向心性普遍均匀的收缩，连续摄的X线片上胆囊形状变化不大，主要表现为胆囊面积的缩小（图7-29），结石由体向颈部移动。CCK-PZ肌内注射后13～28分钟，其余病例的胆囊在一个或两个局部区域（底、体、颈及漏斗部、胆囊管）呈不均匀的痉挛性收缩，使胆囊形态异常（图7-30、图7-34），其中尚有10例在肌内注射后13～18分钟出现右上腹部或上腹部痉挛性疼痛，持续5分钟以上。CCK-PZ肌内注射后23～33分钟是胆道显影率最高的时间。三种造影术（各40例）的胆道显影率，CCK-PZ是87.50%，常规胆囊造影是22.5%，静脉胆道造影是37.5%，差异显著（$P<0.001$）。CCK-PZ与油脂餐同等时间摄片，CCK-PZ胆道显影早（图7-31）。CCK-PZ使13例常规造影多次正常的患者显示胆囊管狭窄、过长扭结、肝管反流、胆总管扩张等征象（图7-32、图7-33）。

1928年，Ivy从小肠黏膜中提取出的胆囊收缩素与1943年Harper从小肠黏膜中发现的促胰酶素，现已知为同一种物质，是一含33个氨基酸的单链多肽，分子量3.882。该激素在脂肪、氨基酸、盐酸和钙离子的刺激下，由十二指肠及上段空肠黏膜的含胺和（或）摄取胺前体并能进行脱羧反应的细胞（APUD细胞）分泌。它的主要生理作用是促使胆囊收缩、胆总管及Oddi's括约肌松弛、胆汁分泌、胰消化酶分泌、小肠和结肠蠕动。它的胆囊收缩作用并非是通过神经反射路径，而是直接作用于胆囊肌组织；其第二信使物质可能是环磷酸鸟苷（cGMP），而不是环磷酸腺苷（cAMP）。

机体内存在着影响内源性 CCK-PZ 分泌的各种抑制因素，如肠腔内胆盐的浓度和消化产物。油脂餐未必能够使小肠黏膜的 APUD 细胞分泌足量的 CCK-PZ；油脂餐制作质量的人为差异很大，难以统一控制，油脂餐还受到患者年龄、性别、胃排空及肠道运送等因素的影响，因而油脂餐缩胆作用既弱又缓慢，摄片时间不易掌握，胆道显影状态难以捕捉。应用外源性 CCK-PZ 则不受这些因素的影响，用量亦易控制掌握，更趋标准化、统一化，对胆囊收缩的预测是可靠的。

国外自 1954 年制成纯 CCK-PZ 制剂后，即应用于临床替代油脂餐作胆囊造影。当时由于价格昂贵，难以推广，直到 1970 年 Ondetti 人工合成 CCK-PZ 羧端 8 肽，并证实它具有整个 CCK-PZ 分子的生物活性，才在临床上较广泛应用。静脉注射 CCK-PZ 后，胆囊收缩的最大强度大多发生在注射后 5～10 分钟，因而多于注射后 1、3、5、10、15、20 分钟摄片。Sargent 研究证明，静脉注射 CCK-PZ 后，胆囊面积缩小的最大百分数（50%）大于油脂餐者（29%）；发生收缩的时间（5～15 分钟）明显早于油脂餐者（40～60 分钟）。Monti 等还提出 CCK-PZ 能帮助胆总管显影，特别是壶腹部胆管的显影。我们提取的 CCK-PZ 临床研究的资料说明：肌内注射 CCK-PZ 后，胆总管、胆囊管的显影率显著高于常规胆囊造影和静脉胆道造影（$P<0.001$）；胆囊最大收缩时间（23～33 分钟）和造影时间均比常规胆囊造影为短（$P<0.001$）；显影清晰，重复性好，与国外报道基本相符。

多数学者认为在静脉注射 CCK-PZ 后 15 分钟，胆囊排空应在40% 以上，也有人认为收缩 20% 以上即为正常。Goldberg 等提出：诊断 CCK-PZ 阳性结果有两个同等重要的征象，即 X 线片的征象和受检者对 CCK-PZ 的症状反应，仅有阳性 X 线片表现或仅有阳性症状反应均可作阳性诊断；阳性 X 线片的表现包括胆囊底、体、颈及漏斗部痉挛，或胆囊管痉挛、狭窄，胆囊扭曲，严重时成角，胆囊收缩过度或无力，Oddi's 括约肌痉挛或由于纤维化所引起的狭窄等，受检者的症状反应，特别是右上腹疼痛，是病理性胆囊和（或）胆总管狭窄的可靠指征。

　　临床所谓的"胆囊管综合征"（biliary cystic duct syndrome, BCDS），是指非结石性机械性胆囊管部分梗阻。其病因及病理改变可归纳为：①胆囊管外面炎性粘连或有纤维束带；②胆囊过长、屈曲或扭结；③胆囊与周围脏器有炎性粘连；④胆囊管与漏斗部相接处呈锐角；⑤先天或后天的胆囊局部狭窄、纤维化；⑥胆囊壁炎性肥厚增生等。常规口服胆囊造影通常难以对 BCDS 作出比较肯定的诊断，而 CCK-PZ 则可为 BCDS 提供阳性结果的诊断资料。

　　CCK-PZ 胆囊造影基本上是一种安全可靠有效的方法，对非结石性胆囊炎、BCDS 及胆运动功能障碍、Vater 壶腹部病变的诊断有大的帮助。但 CCK-PZ 毕竟是生物制剂，采取预防过敏反应措施是必要的。我们曾遇到 1 例未做皮试直接肌内注射 CCK-PZ 引起急性球结膜水肿、全身荨麻疹、呕吐胆绿色胃内容物 500 ml 左右，血压从 120/70 mmHg 下降至 90/60 mmHg，即刻应用地塞米松等药物治疗，2 小时后症状体征消失。因而制定措施为：凡选择做 CCK-PZ 造影术者，术前一律做皮试，阴性者方可进行此术，造影时备好抗过敏反应的急救药品。

二、CCK 中西医结合总攻排石疗法

　　选择临床上无黄疸的、反复发作右上腹疼痛、近期胆囊造影显影清晰的患者 66 例，其中胆石症 40 例，胆囊炎 26 例；男 27 例，女 39 例；年龄 23～59 岁；病程 2～6 年，中医辨证，气（肝）郁型 45 例，湿热型 21 例。

　　每例均按口服胆囊造影常规准备，服碘番酸 4.5 g 后 14 小时摄 X 线片，作为观察药物应用前的对照资料。66 例分成四组：①20 例（其中 10 例胆石症）作 CCK（5.4 mg 肌内注射）和油脂餐（两枚油煎鸡蛋）的缩胆效应自身对照，两种试验平均间隔 5 天，用药后均在 3、8、13、18、23、28、33、60 分钟摄片；②20 例（其中 9 例胆石症）作胆道排石汤

中医脾胃的中西医结合研究

（200 ml 口服）缩胆效应观察,按上组同等时间摄片对照,其中 5 例服药后 60 分钟皮下注射吗啡(5 mg),随后 15、30、90 分钟摄片;③11 例(其中 6 例胆石症)胆道排石汤(200 ml)服后 15 分钟摄片,并皮下注射吗啡(5 mg),随后 15、30、60 分钟摄片;在 60 分钟时,5 例肌内注射CCK(5.4 mg),6 例电针日月、胆俞,均在此后 30、60 分钟摄片;④15 例作胆石症 CCK 总攻排石治疗(表 7-22),其中 10 例在碘番酸胆囊造影条件下进行。均于胆道排石汤服前、服后 40 分钟、硫酸镁服后 10 分钟、稀盐酸服后 10 分钟、CCK 肌内注射后 30、60 分钟各摄一片。

表 7-22 胆石症 CCK 总攻排石方案

时间	措施		
8:00	胆道排石汤或总攻辨证方	200 ml	口服
8:40	33%硫酸镁	40 ml	口服
8:50	0.5%稀盐酸	30 ml	口服
9:00	CCK	5.4 mg	肌内注射

CCK 应做皮试,阴性可用作肌内注射。胆道排石汤的组成为:金银花30 g、茵陈 60 g、金钱草 60 g、槟榔 30 g、枳壳 15 g、大黄 30 g、芒硝6 g(冲服),加水 500 ml 煮沸浓缩 200 ml。

在上述定时连续摄片时,用铅橡皮遮挡患者躯体,仅暴露胆系区域,保持同一右后斜位,避免体位变动引起胆囊投影面积改变,影响对比性。胆囊面积用 Siffert 方法计算。

CCK、油脂餐自身对照 20 例与胆道排石汤 20 例的胆系图像分析,胆囊最早收缩时间(以 45%以上的病例胆囊面积收缩超过 20%为衡量标准):CCK 是 8 分钟,油脂餐是 23 分钟,胆道排石汤是 33 分钟。胆囊最大收缩时间(以 50%以上的病例胆囊面积收缩超过 30%为衡量标准):CCK 是 23 分钟,油脂餐是 33 分钟,胆道排石汤是 60 分钟。在胆囊最大收缩时间内,胆总管的显影率:CCK 是 90%,油脂餐是40%,胆道排石汤是 30%。缩胆强度、速度和胆总管显影率,CCK 与其他两者比较(图7-29)差异显著($P<0.02\sim0.001$)。应用 CCK 后,X 线片上明显可见胆囊结石由底、体向颈部移动(图7-30)。

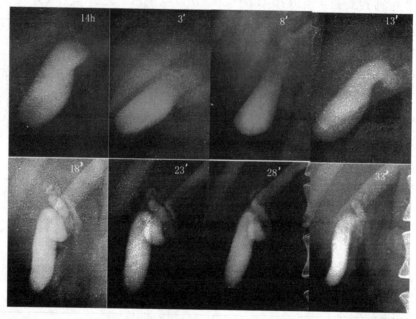

图7-29　CCK-PZ 使胆囊呈向心性收缩,胆囊管、胆总管显影清晰

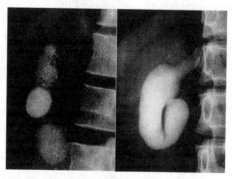

图7-30　CCK-PZ 使胆囊呈局限性收缩,形态异常

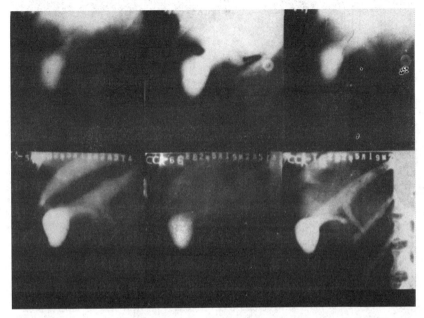

图 7 - 31　CCK-PZ(下)与油脂餐(上)"同等时间"23(5)、28(6)、3(7)摄片对照,CCK-PZ
有胆管显影

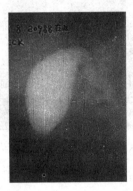

图 7 - 32　CCK-PZ 使胆管显影,此系胆管过长扭结

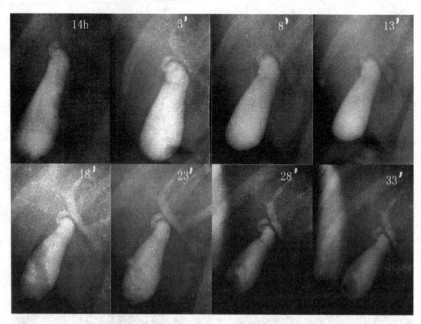

图 7-33　CCK-PZ 使胆囊向心性收缩,但收缩力差,示肝管反流、胆总管扩张

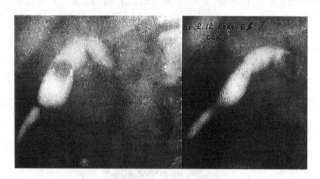

图 7-34　异形胆囊用 CCK-PZ 后,胆石由胆囊体移动到胆囊颈管排不出去

　　观察胆道排石汤服后 15 分钟(11 例)和 60 分钟(5 例)应用吗啡引起胆囊增大的作用,以前者为佳。从用吗啡 60 分钟片分析,胆囊增大 30% 以上,前者有 9 例(占 82%),后者为 3 例(占 60%);90 分钟片胆囊面积并未继续增大,与 60 分钟片相同大小,这提示存在两个可能:①胆道排石汤利胆作用持续 60 分钟左右;②吗啡使胆道口括约肌痉挛引起胆道内压升高到一定程度,抑制了肝脏的泌胆作用,故胆囊不再胀大,内压亦不再升高。CCK-PZ 使胆囊呈局限性收缩,形态异

常,见图7-30。

11例胆道排石汤服后15分钟用吗啡,其后60分钟,有5例用CCK,6例电针。CCK30分钟片胆囊面积缩小50%以上,60分钟片胆囊面积未再缩小,电针30分钟、60分钟片与针前无差别。可见电针拮抗吗啡的作用是很弱的,CCK虽能拮抗吗啡,但持续时间比较短。

根据上述胆道动力学观察的结果,可以为制订"胆石症CCK总攻排石方案"提供参考。10例在胆囊显影条件下观察总攻排石胆道运动,片上胆囊面积随着硫酸镁、稀盐酸和CCK的使用逐渐缩小,尤在CCK用后30分钟胆囊面积骤然缩小50%~70%,胆石的阴影向胆囊颈部移动和减少;患者阵发性腹痛、腹泻,漂洗粪便均有米粒大小胆石检出。另有5例未作造影观察,其治疗结果相仿。曾有1例,在总攻后临床症状加重,频发右上腹痛,终经手术取出嵌顿胆囊管结石1枚,大小为0.8 cm×1.0 cm。

"胆石症CCK总攻排石方案"中,胆道排石汤起利胆及清热解毒作用;0.5%稀盐酸具有刺激十二指肠及上段空肠黏膜释放内源性CCK和胰泌素(Secretin)的作用。CCK能促进胰酶和胆汁分泌、胆囊收缩和胆道口括约肌松弛、小肠和结肠蠕动。国产CCK(江苏泰州产品)亦具有天然CCK的作用,在兔胆道平滑肌电活动上有拮抗吗啡的作用。Secretin具有促进胰液和胆汁分泌的作用,并能协同增强CCK的缩胆囊作用。在"总攻排石"方案中,在稀盐酸等刺激APUD细胞释放内源性CCK和Secretin基础上,加用外源性CCK,可在药理学上起到加强作用,迅速有效持久地促进胆汁、胰液大量分泌,强力地收缩胆囊,引起有力的排胆活动,促使胆石和炎症产物通过松弛了的胆道口括约肌向肠腔排出。

综观CCK总攻排石治疗15例胆石症的结果,启示中西医结合总攻排石的治疗,宜从胆道的病理生理学与药物动力学等诸方面着手研究,来组织各项治疗措施以提高疗效。CCK作为机体的一种生理活性物质,如何更好地用于治疗胆石症,有其深入探讨的意义。

第五节　水飞蓟果实提取物治疗急慢性乙型肝炎的临床回顾性研究

　　根据主治性药物的应用为回顾性研究的切入点,我在无锡市传染病医院从 2003～2007 年经免疫学和分子生物学检测标准明确诊断为急性乙型肝炎 28 例和慢性乙型肝炎 152 例住院患者,同时将肝穿刺肝组织病理诊断炎症活动程度和纤维化程度为研究对象,进行了回顾性研究。

　　28 例急性乙型肝炎患者,男性 20 例,女性 8 例,年龄 17～55 岁,平均年龄 32.4 岁,病程 3～180 天,平均病程 36.8 天;152 例慢性乙型肝炎患者,男性 132 例,女性 20 例,年龄 16～77 岁,平均年龄 38.9 岁,病程 0.6～28 年,平均病程 4.87 年。出院标准:患者病情稳定,肝功能基本正常。

　　治疗前均在 B 超引导下肝右后叶取 1 点或 2 点穿刺,但是治疗后仅 2 例做过肝穿刺肝组织病理复查。

　　肝组织经常规甲醛固定后,石蜡包埋,行连续切片($4\ \mu m$ 厚):①用于 HE 染色作诊断用。肝组织炎症活动度计分(HAI)标准分为汇管区炎症(P)、小叶内炎症(L)、碎屑样坏死(PN)、桥接坏死(BN)四项,每项根据病变程度分别计 1～4 分。因为 PN、BN 严重度与预后直接相关,故计分 2 倍于其他病变。计分公式为:$P+L+2PN+2BN$。肝纤维化程度病理学诊断参照 2000 年(西安)全国病毒性肝炎防治方案,将纤维化程度分为 S0～S4 级。②免疫组织化学 SP 法染色:HbsAg(乙肝病毒表面抗原鼠抗人单克隆抗体,目录编号:R-0283,K-0283)和 HbcAg(乙肝病毒核心抗原鼠抗人单克隆抗体,目录编号:R-0282,K-0282)由上海长岛生物技术有限公司提供,根据试剂盒说明书步骤操作。

酶联免疫分析法（elisa enzyme linked immuno sorbent assay）肝纤三项：透明质酸（hyaluronic acid，HA；单位 ng/ml），层黏蛋白（Laminin，LN；单位 ng/ml），IV 型胶原（Type IV collagen，IV-C；单位 ng/ml）。采用 Spectra-classic 酶标仪（瑞士 TECAN 公司）检测。

常规肝功能检查：丙氨酸氨基转移酶（alanine transaminase，ALT；单位 U/L），门冬氨酸氨基转移酶（aspartate transaminase，AST；单位 U/L），总胆红素（total bilirubin，TB；单位 $\mu mol/L$），直接胆红素（direct bilirubin，DB；单位 $\mu mol/L$），碱性磷酸酶（alkaline phosphatase，ALP；单位 U/L），γ-谷氨酰转肽酶（γ-glutamyl transferase，GGT；单位 IU/L）。采用日立 7600 生化分析仪（日本日立公司）检测。其中 ALT、AST、TB 试剂采用日本第一化学药品株式会社产品，GGT、ALP 试剂采用上海骏实生物技术有限公司产品。

急性乙型肝炎（28 例）和慢性乙型肝炎（152 例）各分为两组：①水飞蓟宾葡甲胺片（Silybini Meglumini tab，江苏中兴药业有限公司产品）加拉米夫定、能量合剂和维生素 B_6、维生素 C 支持疗法为第一组；②肝炎灵（常熟雷允上制药厂）-甘利欣（连云港正大天晴制药厂）加拉米夫定、能量合剂和维生素 B_6、维生素 C 支持疗法为第二组；慢性乙型肝炎依据 ALT 检测结果分为轻度、中度和重度。

急性乙型肝炎第一组 14 例，肝脏病理（平均秩次），炎症程度 15.16，纤维化级 16.87，免疫组化（平均秩次）HbsAg 20.13，HbcAg 20.35，HA（6 例）86.00±61.32，LN（6 例）159.57±105.67，IV（6 例）163.72±157.62；急性乙型肝炎第二组 14 例，肝脏病理（平均秩次），炎症程度 23.16，纤维化级 21.15，免疫组化（平均秩次）HbsAg 25.86，HbcAg 27.64，HA（7 例）159.07±165.22，LN（7 例）87.32±69.81，IV（7 例）81.99±53.09。肝脏穿刺组织病理改变的炎症程度和 HbcAg 在两组间经秩和检验有显著差异（$P<0.05$），纤维化分级和 HbsAg 无显著差异（$P>0.05$）。

慢性乙型肝炎第一组 78 例（轻度 36 例，中度 22 例，重度 20 例），肝脏病理(平均秩次),炎症程度 90.85,纤维化级 97.71,免疫组化(平均秩次)HbsAg 98.48,HbcAg 99.86,HA(43 例)126.15±88.75,LN(43 例)94.11±73.24,IV(43 例)99.53±117.61;第二组 74 例(轻度 29 例,中度 29 例,重度 16 例),肝脏病理(平均秩次),炎症程度 104.34,纤维化级 102.12,免疫组化(平均秩次)HbsAg 104.05,HbcAg 103.25,HA(42 例)150.49±175.60,LN(42 例)88.03±65.43,IV(42 例)113.14±110.57,肝脏穿刺组织病理炎症程度和纤维化级组间比较(秩和检验)$P>0.05$;肝纤三项指标组间比较(t 检验)$P<0.05$。从两组治疗前 ALT 的平均值和标准差的倒置(表 7 - 23)可以看出是与轻度病例、中度病例和重度病例分布有关。

急性乙型肝炎治疗前后常规肝功能检查,ALT 第一组在治疗后有比较明显的改善;在两组的治疗前比较和治疗后比较都无显著差异($P>0.05$);AST 在第一组的治疗前后比较有显著差异($P<0.001$);GGT 在同组的治疗前后比较,以及在两组的治疗前比较和治疗后比较都无显著差异($P>0.05$);ALP 在同组的治疗前后比较有显著差异($P<0.05$);TB 在同组的治疗前后比较,以及在两组的治疗前比较和治疗后比较都无显著差异($P>0.05$);DB 在同组的治疗前后比较,以及在两组的治疗前比较和治疗后比较都无显著差异($P>0.05$)(表 7 - 23)。急性肝炎第一组住院治疗时间比第二组平均少 3 天。

慢性乙型肝炎治疗前后常规肝功能检查,ALT 在同组治疗前后比较有显著差异($P<0.001$);在两组的治疗前比较和治疗后比较都无显著差异($P>0.05$)。AST 在同组治疗前后比较有显著差异($P<0.05\sim0.001$);在两组的治疗前比较和治疗后比较都无显著差异($P>0.05$);GGT 在同组的治疗前后比较都无显著差异($P>0.05$);ALP 在同组和组间治疗前后比较都无显著差异($P>0.05$);TB 在第一组治疗前后比较有显著差异($P<0.05$);DB 在同组的治疗前后比较,以及在两组的治疗前比较和治疗后比较都无显著差异($P>0.05$)(表 7 - 24)。慢性肝炎第一组住院治疗时间比第二组平均少 2~4 天。

表 7-23 急性肝炎治疗前后肝功能改变（t 检验）

组别	例数	ALT(U/L)	AST(U/L)	GGT(IU/L)	ALP(U/L)	TB(μmol/L)	DB(μmol/L)
第一组	14						
治疗前		266.79±338.44	159.64±23.17	100.50±99.22	84.93±23.75	22.83±28.71	10.60±15.49[a]
治疗后		81.21±78.55	56.86±53.95[a]	86.00±59.73	73.00±26.15	18.52±18.01	4.91±2.38
第二组	14						
治疗前		281.64±322.77	197.57±274.94	141.29±99.14	94.36±36.37	30.28±43.78	16.56±29.34
治疗后		57.36±51.61[a]	47.43±39.79	109.00±77.95	71.86±37.64	14.70±7.13	6.49±3.54

注：同组内治疗前后比较，a P<0.05；第二组与第一组治疗前比较，b P<0.05；第二组与第一组治疗后比较，c P<0.05。

表 7-24 慢性肝炎治疗前后肝功能改变（t 检验）

组别	例数	ALT(U/L)	AST(U/L)	GGT(IU/L)	ALP(U/L)	TB(μmol/L)	DB(μmol/L)
第一组	78						
治疗前		141.44±195.92	85.70±91.67	67.21±76.26	74.36±45.63	16.88±10.10	7.06±5.64
治疗后		77.25±60.87[a]	60.66±48.92[a]	75.42±106.33	78.05±52.44	13.17±9.98[a]	5.76±6.27
第二组	74						
治疗前		173.55±158.98	103.31±129.79	94.27±73.71	81.26±40.85	22.22±26.82	10.36±17.00
治疗后		78.02±69.51[a]	59.88±62.70[a]	86.71±64.04	80.27±50.24	17.54±26.86	8.71±19.39

注：同组内治疗前后比较，a P<0.05～0.001；第二组与第一组治疗前比较，b P<0.05；第二组与第一组治疗后比较，c P<0.05

第七章 与脾胃相关的肝胆中西医结合研究

水飞蓟宾葡甲胺片、肝炎灵和甘利欣都是从植物药中提取的物质。水飞蓟宾葡甲胺片主要作用是保护和稳定肝细胞膜,促进病变肝细胞康复,特别是微粒体及粗面内质网的得以功能恢复,更重要的是促进肝细胞的再生能力。

全世界的医学科学家对于病毒和抗病毒药物的研究不断取得惊人的进展,但是特效的抗病毒药物还没有理想的成果。在当前的情况下,对保护和稳定肝细胞膜,促进病变肝细胞康复的有效药物如水飞蓟宾葡甲胺片等的正确应用是非常必要的。

当患有急性乙型肝炎和慢性乙型肝炎时,肝脏的正常生理功能肯定是依靠它的代偿功能来维持机体的物质代谢,而使机体维系一般的生命活动的。但是这种代偿功能是有限度的,如果物质代谢的程度超过代偿功能,那么,就会出现失代偿而加重的病理状态,促进肝脏病变的发展。因而,我们认为对于急性肝炎和慢性肝炎的治疗,原则上应该是用药要少而精,抗病毒和阻止炎症是根本,加上适量和适当的营养以及休息,这样既可以减轻疾病状态的肝脏的负担,又可以达到治疗疾病的目的。多品种混杂大剂量用药,不仅无益于治疗,反而加重了疾病肝脏的代谢功能的负荷,促进疾病向不良的方向转归和发展。

肝脏的再生能力是非常强的,只要阻止炎症的不断发展,减轻肝脏的负担,急性乙型肝炎和慢性乙型肝炎就能得到控制,慢慢地恢复到正常的健康的肝脏功能状态,甚至可能会恢复到正常的肝脏组织结构(遗憾的是没有完整的随访和随访中再做肝穿刺复查等,但是这是可以弥补的)。反思一下,如果治疗急性乙型肝炎和慢性乙型肝炎时,再谨慎地采用中医辨证论治,疏肝理气,解郁清火,祛湿消滞,通过适量的中药小处方(最好不要超过6味中药)治疗,促进疏通肝脏微循环,增进肝脏内代谢产物在血液内的交流,解毒排毒,会更有利于肝脏功能和肝脏组织结构的恢复。

从本项回顾性研究的结果初步证明,水飞蓟宾葡甲胺片对急性乙型肝炎特别是慢性乙型肝炎的疗效,如疗程的缩短、肝功能恢复状态等相对较好,可以减轻病人的和国家的经济负担。相对来说水飞蓟宾葡甲胺片可以作为首先考虑药物。

以上治疗学观点和在治疗前后再观察病毒载量（HBVDNA）和随访复查肝穿刺是值得继续做的更具科学性的前瞻性研究的课题。

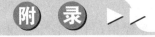

附录一　胃康复的发明专利

说明书摘要

本发明涉及一种治疗胃炎及胃黏膜癌前病变的药物,它由黄芪、白术、甘草、茯苓、白芍、柴胡、元胡、莪术、厚朴、黄连配制成Ⅰ号组方,加高良姜和吴茱萸配制成Ⅱ号组方,加元参和麦冬配制成Ⅲ号组方,加沉香和陈皮配制成Ⅳ号组方,经商购、称重、水溶性提取、乙醇溶性提取等常规方法制备而成。它由纯中草药制备而成,安全、无毒,治愈率高,兼顾疾病过程中整体、局部和时相的特点,以助于治愈临床症状,提高防治癌前病变的疗效。

权利要求书

1. 一种治疗胃炎及胃黏膜癌前病变的药物,它主要由纯中草药材黄芪、白术、甘草、茯苓、白芍、柴胡、元胡、莪术、厚朴、黄连配制成Ⅰ号组方,加高良姜和吴茱萸配制成Ⅱ号组方,加元参和麦冬配制成Ⅲ号组方,加沉香和陈皮配制成Ⅳ号组方,经商购、称重、水溶性提取、乙醇溶性提取、制成蜜丸或片剂或胶囊或颗粒冲剂、包装、检验等常规方法制备而成,其特征在于它是由下述重量(g)配比的原料制成的本发明Ⅰ号药物。

黄芪	6～30 g	白术	5～25 g
甘草	2～6 g	茯苓	3～20 g
白芍	3～15 g	柴胡	4～15 g
元胡	5～15 g	莪术	3～15 g

厚朴　　3～15 g　　黄连　　3～15 g

2. 根据权利要求 1 所述的一种治疗胃炎及胃黏膜癌前病变的药物,其特征在于:它是在Ⅰ号组方的基础上,加下述重量(g)配比的原料制成的本发明Ⅱ号药物。

高良姜　　2～10 g　　吴茱萸　　2～10 g

3. 根据权利要求 1 所述的一种治疗胃炎及胃黏膜癌前病变的药物,其特征还在于:它是在Ⅰ号组方的基础上,加下述重量(g)配比的原料制成的本发明Ⅲ号药物。

元参　　2～15 g　　麦冬　　2～15 g

4. 根据权利要求 1 所述的一种治疗胃炎及胃黏膜癌前病变的药物,其特征还在于:它是在Ⅰ号组方的基础上,加下述重量(g)配比的原料制成的本发明Ⅳ号药物。

沉香　　0.8～3.5 g　　陈皮　　2～15 g

说明书

一种治疗胃炎及胃黏膜癌前期病变的药物。

本发明涉及一种治疗胃炎及胃黏膜癌前病变的药物,具体说是涉一种根据中医中药辨证施治的原则提供的一种治疗慢性胃炎及其胃黏膜癌前病变的中药组方和制剂,又名为"胃康复"。

目前,胃病是临床医学中的一种常见病、多发病,其常见症状是上腹部、胃脘部疼痛,胃胀气,腹胀,恶心,呕吐,嗳气,反酸,烧心,泛酸,口苦,纳差,乏力,厌食等,给人们的身体带来了极大的损害。当前国内常用的治胃病的中医药品多采用一方一药的治疗方法,如由三桠苦、九里香、白芍、生地、木香等组成的"三九胃泰",由紫苏梗、陈皮、香附、佛手等组成的"胃苏冲剂"等。但是由于它们均无中西医证病结合治疗范围,也不重视辨证施治的原则,因而对不同种类的慢性胃炎或相同种类的不同阶段不同证型难以取得相似的满意疗效。

本发明人经过多年的经验积累与研究,针对慢性胃炎的疾病特征进行分析,即临床医学中的慢性胃炎及其胃黏膜组织细胞的癌前病变(肠上皮化生和不典型增生)在疾病发生发展的不同阶段,具有不同的中医脾虚证类型。无论哪种治胃药物,只能对某种胃病的某类型某个阶段有效,不可能对所有类型所有阶段都有相同的疗效。且采用中西医结合原则,因证而组方,辨证施治,兼顾疾病过程中整体、局部和时相的特点，针对不同种类的慢性胃炎或相同种类的不同阶段、不同证型，对证组方，分别配制成本发明Ⅰ号、Ⅱ号、Ⅲ号和Ⅳ号的药物，以助于治愈临床症状，提高防治癌前病变的疗效。

本发明的Ⅰ号药物，主要是用于治疗脾气虚证慢性胃炎，称其为胃康复Ⅰ号；本发明的Ⅱ号药物，是在Ⅰ号药物的组方上加高良姜和吴茱萸，即得用于治疗脾阳虚证慢性胃炎，称其为胃康复Ⅱ号；本发明的Ⅲ号药物，是在Ⅰ号药物的组方上加元参和麦冬，即得用于治疗脾阴虚证慢性胃炎，称其为胃康复Ⅲ号；本发明的Ⅳ号药物，是在Ⅰ号药物的组方上加沉香和陈皮，即得用于治疗脾虚气滞证慢性胃炎，称其为胃康复Ⅳ号。

本发明的药物，它不仅能够缓解和消除临床症状，而且能够逆转胃黏膜组织学改变，使之正常化，且疗效更为显著，也更有科学性。

本发明的目的在于提供一种能够针对不同种类的慢性胃炎或相同种类的不同阶段、不同证型，对证组方，分别配制一种治疗胃炎及胃黏膜癌前病变的药物。

本发明的目的是这样实现的：它主要由纯中草药材重量(g)配比的原料制成的本发明Ⅰ号药物。

黄芪	6～30 g	白术	5～25 g
甘草	2～6 g	茯苓	3～20 g
白芍	3～15 g	柴胡	4～15 g
元胡	5～15 g	莪术	3～15 g
厚朴	3～15 g	黄连	3～15 g

其特征还在于：它是在Ⅰ号组方的基础上，加下述重量(g)配比的原料制成的本发明Ⅱ号药物。

高良姜	2～10 g	吴茱萸	2～10 g

其特征还在于：它是在Ⅰ号组方的基础上，加下述重量(g)配比的原料制成的本发明Ⅲ号药物。

元参	2～15 g	麦冬	2～15 g

其特征还在于：它是在Ⅰ号组方的基础上，加下述重量(g)配比的原料制成的本发明Ⅳ号药物。

沉香	0.8～3.5 g	陈皮	2～15 g

本发明与现有技术相比，它是针对不同种类的慢性胃炎或相同种类的不同阶段、不同证型，对证组方，分别配制，由纯天然中草药制备而成，安全、可靠、无

毒副作用,且疗效显著,治愈率高,复发率低,并更具科学性,它兼顾疾病过程中整体、局部和时相的特点,有助于治愈临床症状,提高防治癌前病变的疗效。

以下结合实施例进一步说明本发明:

实施例 1

①商购并称重(g)符合国家卫生标准的下述纯中草药材,在符合国家卫生标准的环境下加工制备。

黄芪 12 g	白术 10 g
甘草 3 g	茯苓 10 g
白芍 10 g	柴胡 6 g
元胡 10 g	莪术 6 g
厚朴 6 g	黄连 6 g

②将上述中草药材置于提取罐中,灌入 800 ml 的纯净水。

③在常温下浸泡 48 小时后,煎沸 1 小时,取滤液,留滤渣,即水溶性提取。

④取 800 ml 的无水乙醇(酒精)灌入提取罐中,再一次浸泡。

⑤在常温下醇沉 48 小时。

⑥溶解至含量为 75%,取滤液,留滤渣,即乙醇溶性提取。

⑦将水溶性提取液和乙醇溶性提取液浓缩、干燥成粉,并过 180 目筛。

⑧将上述粉末混匀。

⑨将其粉末灌入囊壳。

⑩包装、检验合格后,即得 I 号本发明一种治疗胃炎及胃黏膜癌前病变的药物,又名为"胃康复 I 号"。

实施例 2

①在 I 号组方的基础上,商购并称重(g)下述纯中草药材。

高良姜 6 g   吴茱萸 6 g

②加工方法与实施例 1 相同,经水溶性提取、乙醇溶性提取、干燥成粉、灌入囊壳、包装、检验后,即得胶囊状的本发明 II 号药物,又名为"胃康复 II 号"。

实施例 3

①在 I 号组方的基础上,商购并称重(g)下述纯中草药材。

元参 10 g   麦冬 6 g

②加工方法与实施例 1 相同,经水溶性提取、乙醇溶性提取、干燥成粉、灌入囊壳、包装、检验后,即得胶囊状的本发明 III 号药物,又名为"胃康复 III 号"。

实施例 4

① 在Ⅰ号组方的基础上,商购并称重(g)下述纯中草药材。

沉香 1.5 g   陈皮 10 g

②加工方法与实施例 1 相同,经水溶性提取、乙醇溶性提取、干燥成粉、灌入囊壳、包装、检验后,即得胶囊状的本发明Ⅳ号药物,又名为"胃康复Ⅳ号"。

本发明为一种治疗胃炎及胃黏膜癌前病变的药物,是根据中医中药辨证施治的原则所提供药物组方,其制剂经多地区广泛临床应用和实验研究,证明其是一种高效、安全、无毒副作用的药物,不仅能够缓解和消除临床症状,而且能够逆转胃黏膜组织学改变,使之正常化,较之采用一方一药治疗多种慢性胃炎不同阶段的中医证型的"三九胃泰""胃苏冲剂"等,疗效更为显著,也更有科学性。研究实例如下:

【实例 1】

本发明药物治疗脾虚证胃癌前病变的疗效及其对胃黏膜 Zn、Cu、cAMP、SOD、LPO 和 ^{3}H-TdR LCT 的影响。

1. 目的   观察本发明药物冲剂治疗胃黏膜肠化生(IM)和不典型增生(ATHP)的临床疗效及其作用机理。

2. 方法   中西医证病结合,辨证施治,随证加减,应用本发明药物冲剂作为治疗组(61 例),不予辨证浑用胃苏冲剂作为对照组(54 例),另设健康对照组(15 例)。治疗前后均作胃镜检查,取胃窦部黏膜作病理诊断、组织化学染色肠化生分型、胃黏膜 Zn、Cu、cAMP、SOD 和血清 LPO、^{3}H-TdR LCT 检测。

3. 结果

(1) 治疗组的症状疗效和病理疗效明显优于对照组($P < 0.05 \sim 0.001$)。

(2) 治疗组疗前的胃黏膜 Zn、Cu、cAMP、SOD 和 ^{3}H-TdR LCT,均较健康对照组低;治疗后均有提高;血清 LPO 治疗后则随之降低,以上变化均有显著性差异($P < 0.05 \sim 0.001$)。

4. 结论   本发明冲剂逆转 IM 和 ATHP,是通过改善胃黏膜 Zn、Cu、cAMP 和 SOD 的水平,促进细胞分化,提高细胞免疫功能,降低氧自由基和 LPO 的机制实现的。

【实例 2】

本发明药物对脾虚证胃黏膜癌前病变上皮细胞核、线粒体 Zn、Cu 和 DNA 的影响。

1. 目的　观察本发明冲剂对胃黏膜上皮细胞核、线粒体 Zn、Cu 和 DNA 的影响。

2. 方法　应用本发明冲剂治疗 61 例脾虚证胃黏膜肠化生和不典型增生患者,治疗前后均做胃镜检查,取胃窦部黏膜测定细胞核与线粒体的微量元素,以及测定细胞核 DNA 含量。

3. 结果　4 组脾虚证和 4 组肠化生亚型,在治疗前胃黏膜上皮细胞核 Zn、Cu 和 DNA 水平均较健康对照组为高,而线粒体 Zn、Cu 水平则较健康对照组为低($P < 0.05 \sim 0.01$)。治疗后均有不同程度的改善($P < 0.05 \sim 0.01$)。

4. 结论　本发明冲剂治愈临床症状,逆转 IM 和 ATHP,是通过改善胃黏膜上皮细胞核与线粒体的 Zn、Cu、DNA 含量和体内其他生物活性物质的水平,以维护机体内环境适应性调节机制实现的。

【实例 3】

本发明药物对胃癌前病变脾虚证胃黏膜上皮细胞超微结构的影响。

1. 目的　观察本发明冲剂对胃黏膜上皮细胞超微结构的影响。

2. 方法　应用本发明冲剂治疗 61 例脾虚证胃黏膜肠化生和不典型增生患者,治疗前后均做胃镜检查,取胃窦部黏膜采用透射电镜,观察上皮细胞超微结构。

3. 结果　4 组脾虚证在治疗后胃黏膜上皮细胞核、线粒体的超微结构均有不同程度的改善($P < 0.05 \sim 0.001$),趋向接近于健康对照组。

4. 结论　本发明冲剂是通过改善胃黏膜上皮细胞核与线粒体的 Zn、Cu、DNA 含量和体内其他生物活性物质的水平,促进上皮细胞分化和亚细胞超微结构正常化,以维护机体内环境适应性调节机制,达到治愈临床症状、逆转 IM 和 ATHP 的效果。

【实例 4】

本发明药物对胃癌前病变脾虚证胃黏膜超微结构的影响。

1. 目的　观察本发明冲剂对胃黏膜组织超微结构的影响。

2. 方法　应用本发明冲剂治疗 61 例脾虚证胃黏膜肠化生和不典型增生患者,治疗前后均做胃镜检查,取胃窦部黏膜作组织病理和采用扫描电镜作胃黏膜超微结构观察。

3. 结果　4 组脾虚证胃窦部病灶区组织病理、肠化生亚型和非病灶区黏膜超微结构中的"背景病变",在治疗后均有改善,$P < 0.05 \sim 0.01$,趋向接近于健

康对照组。

4. 结论　本发明冲剂是通过改善体内生物活性物质间的量比平衡关系，以维护机体内环境适应性调节机制，促进胃窦部黏膜超微结构正常化，而治愈临床症状，逆转 IM 和 ATHP 的。

到目前为止本发明的药物胶囊与冲剂经多地区广泛临床应用3 000余例均得到满意的疗效。

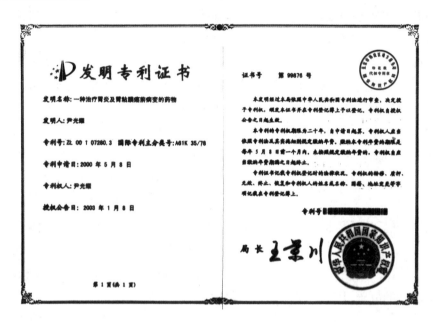

附录二 《黄帝内经》哲学精义的现代诠释

《黄帝内经》成书于春秋战国,历代有所增修,到唐代才成定版。佛教从东汉明帝时从印度传入中国,历经顿挫起伏的发展过程,才融进中国文化中来。因而《黄帝内经》中的哲学体系就有儒家的、道教的、佛教的,相辅相成为一个体系。佛教的"非空非有,无虚无实""理外无智,智外无理,理智一如""无我相,无法相,无非法相"的哲学思想也用儒、道的语言在《黄帝内经》中有所反映。

采用阴阳之中复阴阳、纵横交叉相互嵌套联系的思维模式,研究和诠释《黄帝内经》中几个比较重要而有潜在开发意义的哲学问题。

一、精、气、神

母亲给新生儿生命,一出娘肚子就带有先天之"精气神",哭声啼叫声,手舞足蹈。如果把一出娘肚的新生儿放在一个没有空气的环境里,那么先天之"气"不足于维持新生儿几十分钟生命或新生儿3～5天内不给喂食(食气),生命就会消失。新生命先天之"精气神"仅仅只有这样一段时间作用,如果新生儿一出娘肚子立即接上后天之气(空气和食气),这样先天之气和后天之气合而为一。有了这个"气"新生命就能顽强地进入人生的生长过程。

关于《黄帝内经》中的"精气神",至今很少有人去清晰地认识它,全面地理解它。"你看,对面走来的人多精神啊!"这个精神是外表的现象,外表神气,有劲有力,显露出开朗明快的气质。但是它是不是就是《黄帝内经》的精气神呢? 精气神是什么?

实际上"精气神"形而上形而下是统一的,"精气神"都由"有形的(物质的)和无形的(表象的)精气神"组成。有形的精是指具体能量物质和遗传物质(精液精子,卵子),无形的精是指人体外露气质与精神现象。"气"有物质性的特质,也有功能性(动力作用)的特质。"气"的外露部分与"精"的外露部分相似,如"气质、气力、气色、精神抖擞、精力充沛",这是现象。"神"的物质基础就是"有形的精与气",但是"神"又不同于"精和气","神"具有调节指挥人体的所有生理功能的内环境以及对外环境沟通与顺应的作用。

庄子曰:"人之生,气之聚也;聚则为生,散则为死。若死生之徒,吾又何患!

故万物一也,是其所美者为神奇,其所恶者为臭腐;臭腐复化为神奇,神奇复化为臭腐。故曰'通天下一气耳'"。《灵枢·天年》曰:"血气已和,营卫已通,五藏已成,神气舍心,魂魄毕具,乃成为人"。《素问·灵兰秘典论》曰:"心者,君主之官,神明出焉"。应该翻译成"心为君,圣明的旨意由他颁布出来"。"心主神"翻译成"心是五脏六腑之主,一切政策法令由他主持",明确地讲,这里的"神"与"精气神"的"神"的涵义是不同的。前者的"神"是为了强调心的作用,是一个虚拟词。后者的"神"由"有物质性的和功能性的"两个内涵组成。心有物质的心和精神的心,即有形之心(血肉之心)和无形之心;精神的心有常态思维活动的心和非常态思维活动的心,如灵感思维,直觉领悟,顿悟,此可称之谓"神"。《黄帝内经》强调:心是第一位的,神是第二位的。

二、心与神

《灵枢·口问篇》曰:"心者,五脏六腑之主也……故悲哀愁忧则心动,心动则五脏六腑皆摇"、"心为十二官之主";《素问·天元纪大论》曰:"物生谓之化,物极谓之变,阴阳不测谓之神。"《素问·八正神明论》曰:"神乎神,耳不闻,目明心开而志先,慧然独悟,口弗能言。"即顿悟,犹如《灵枢·邪气藏府病形》曰:"按其脉,知其病,命曰神。"这个"神"就是直觉领悟的能力。《灵枢·九针十二原》曰:"神者,正气也。"《类经·藏象十四》曰:"神藏于心,而凡情志之属,惟心所统,是为吾身之全神也。"《素问·五常政大论》曰:"根于中者,命曰神机,神去则机息。"《类经·运气十五》曰:"物之根于中者,以神为之主,而其知觉运动,即神机之所发也,故神去则机亦随而息矣。""中者"指的是心,这里"神"是物质性的神,"机"是功能。《灵枢集注》曰:"神气者,真气也,所受于天,与谷气并而充身者也。"《素问·八正神明论》曰:"血气者,水谷之精气也。"《灵枢·营卫生会》曰:"血者,神气也。"意思是指血由物质性的神与气共同促进生成的。

《素问集注》曰:"神气,神藏之阳气也。"《素问·八正神明论》曰:"凡欲刺病,必明天时,如日月星辰八正之气,了然胸次,乃可调血气而治百病,斯真神而明之者也。"道家和医家所称"人身三宝,精、气、神",三者合而为一,分而为三。精、气为形而下,有形之物;神为形而上,无形之道。"形而上者为之道,形而下者为之器"。《素问·宣明五气》曰:"心藏神,肝藏魂,肺藏魄,脾藏意,肾藏志,是谓五藏所藏。"《枢·本神》曰:"故生之来谓之精,两精相搏谓之神。随神往来者谓之魂,并精而出入者谓之魄,所以任物者谓之心,心有所忆者谓之意,意之所存谓之志,因志而变谓之思，因思而远慕谓之虑，因虑而处物谓之智"，"得神者昌，失神者亡"。

东西文化是有异同，如心，在身体上部"正中"，并有相同社会的含义，因为见到美女帅哥"心蹦蹦跳"，呼吸也急促了；德国诗人歌德"哪个少年不钟情，哪个少女不怀春"；中国与西方都用"心爱的"这个词。《类经·藏象十四》曰："神藏于心，而凡情志之属，惟心所统，是为吾身之全神也。"但是我现在还找不到心脏移植手术后受体是否存在授体的记忆及某些性格特点与生活方式的直接凭据，我相信会有科学家留心去找，但愿总有一天获得直接凭据。

三、极、无极与阴阳

我认为"极"是数是方向是端。"无极状态"是无数无方向无端的无限状态！有人用佛教语"妙有"、"妙无"，"妙"这个词在佛教是最高境界的"好，或没有比此更好"；我认为在一般哲学用语里，这里用"妙"不恰当，还是用"所谓"比较恰当，褒贬皆可用。"有"所谓"无"，意味"无有无无"，"有无共存为一体"；"空与色""色即是空，空亦可为色""色空为一在互变中"这符合物质不灭定律。

"天空地实"，其实，天空不空，地实不实，地窍之气化而成粒子飘浮上升入天空。看着的蓝天白云，似乎空旷，其实，天不空，天外有天，无边无际，无穷无尽，天空中有无以计数的星球在不断运动，更有难以量化计数的看不见摸不着的分子、原子、中子、量子等等粒子悬浮其中，随气流，随四时气候昼夜温度的变化成风霜雨雪，粒子浮沉升降，又进入大地。凡是物质，无论是有生命的，或无生命的，在毁灭中成了元素，原子、质子、中子、量子，随时进入生物体内替代代谢的废料，而成了生命物质，这种替代是无穷尽的。

我认为"一分为二，合二为一，是一体的，不能决然分开"。天空都是"以空有实，以实有空"统而为一，此乃无极。《素问·阴阳应象大论》曰："阴阳者，天地之道也……神明之府也"；阴阳共生，阴阳互根，阴阳为一。阴中有阴阳，阳中有阴阳，阴阳复阴阳，层层迭迭无穷尽，即为无极状态。有无共存为一，阴阳为一，一归于零，"零与一"，数学的二进制，就成了现代科技电子计算机人工程序设计基数与密码。我做诗曰："哲人立峰尖，山色有无间，归一为零时，计算机普世践。"

佛教《金刚经》是唯识唯物共存的。唯识宗的核心理论："三界唯心尔，离一心外，无别法故"。佛教的"因明学"就是唯物的逻辑理论。佛教曾被一棍子打成唯心主义，很长时期被忽略了它的唯物性。《黄帝内经》《金刚经》唯识唯物即形而上形而下是合而为一的,这就是"无极和无极态",宇宙是无限大的,天外有天,地球只有一个,但星球无数,我认为如人一样的生命存在于地球上及层层叠叠的宇宙间,因此有天人、世人、阴人及他人,他们可能存在于另一个世界。这些课题值得研究。

四、鬼神之说

《黄帝内经》中有"魂""魄""魅"这类词。

爱因斯坦的老师,量子力学之父普朗克博士曾叹道:"我对原子研究的最后结论是世界上根本没有物质这个东西,物质是由快速运动的量子组成",又有人说:"头上顶着高层次的灵性世界,脚下踏着物质化的实体世界,人既有肉体也是灵体"。中国科学家朱清时院士做了两次重要报告:一次是"物理学步入禅境:缘起性空";一次是"量子意识,现代科学与佛学的汇合处",报告中引用了大量现代研究结果,论证了"心物一元论"。

生命中物质部分是遵循物质不灭定律和新陈代谢进行"轮回转世"的。生命中非物质部分"灵魂"是怎样轮回转世的?"灵魂"又是什么? 在全世界各民族自远古至今的观念里,将"神"理解为神仙、鬼神、上帝等等,是非常普遍的,如果说不出所以然,就难以对普通民众和各类宗教有所交代。

《周易·系辞》却处处曰:"精气为物,游魂为变,是故知鬼神之情状"。《素问·宝命全角论》曰:"歧伯曰:'若夫法天则地,随应而动,和之者若响,随之者若影,道无鬼神,独来独往'"。我认为"鬼神""灵魂"出于三界之外的时空里是存在的。为了地缘生态不得不赞扬孔子中庸之道的聪明,孔子曰:"敬鬼神而远之。"

最后,我还要说几句:儒、道和释三教主张修身养性,自悟万物而通灵,亦主张为愚者指点迷津而开悟。星云法师在当世是这方面的典范,但愿心理医师能学他千分之一的慈悲心,那就是当今越来越多的心理障碍患者的福音。

主要参考文献

[1] 陈士奎,危北海,陈小野. 发展中的中西医结合医学. 济南:山东科技出版社,2001.

[2] 沈自尹,王文健. 中医虚证辨证参考标准. 中西医结合杂志,1986,6(10):590.

[3] 李益农. 慢性胃炎的分类、纤维胃镜诊断标准及萎缩性胃炎的病理诊断标准. 中华内科杂志,1993,22(5):257.

[4] Shun CT, Wu MS. Lin J　T, et al. Relationship of P53 and cerbB-2 expression to histopathological features, H elicobacter pylori infection and prognosis in gastric cancer[J]. Hepatogastroenterology. 1997,44(14):604-609.

[5] Yonemura Y, Ninomiya I, Tsugawa K, et al. Correlation between altered expression of retinoblastoma protein and clinical outcome in patients with gastric cancer[J]. Int. J. Oncol. 1993,3:71-75.

[6] Soussi T, Legros Y, Lubin R,et al. Multifactrial analysis of p53 alteration in human cancer. A review[J]. In J Cancer,1994,75:1.

[7] Starzynsk T, Bromley , Ghosh A, et al. Prognostic significance of p53 overexpression in gastric and colorectal carcinoma[J]. Br J Cancer,1992,66:558.

[8] Prives C,Hall PA. The P53 pahtway[J]. J Pathol, 1999,187:112-126.

[9] Lane DP. A death in the life of P53[J]. Nature,1993,362:786-787.

[10] MichaelPD,Clinical significance of HER-2/neu overexpression:Part I[J]. Practise of Oncology,1999,13(1):1.

[11] Mizutani T, Onda M, Tokunaga A et al. Relationsipe of c-erbB-2 protein expression and gene amplification to invasion and metastasis in human gastric cancer[J]. Cancer ,1993,72(7):2083.

[12] Johannes L Bos. Ras oncogenes in human cancer: a review [J]. Cancer Ras,1989,49:4682-4689.

[13] Schluter C, Duchrow M, Wohlenberg C, et al. The cell proliferation associated antigen of antibody Ki-67: a very large, ubiquitous nuclear protein with numerous repeated elements, representing a new kind of cell cycle-maintaining proteins[J]. J Cell Biol, 1993,123:513.

[14] 杨丽华,李惠义. HP 感染性胃炎的中药治疗及实验研究进展. 中医药研究 2000,16(4):54-55.

[15] 翟慕东,王小平,刘光宪. 辨证治疗慢性胃炎的体会. 湖南中医药导报 2000, 6(8):18-19.

[16] 褚燕君,卢艳如,陈玉龙. 醋氨己酸锌、雷尼替丁、甲硝唑三联疗法清除幽门螺杆菌的疗效. 中国临床药学杂志,2000,9(4):211-213.

[17] 承伯钢,施红. 慢性胃炎从气血论治. 新中医,2000,32(9):6-7.

[18] 刘连杰,张宏琪,闫跃生,等. 胶体铋三联疗法治疗幽门螺杆菌阳性慢性胃炎疗效观察. 中华内科杂志,2000,27(8):30-31.

[19] 周雁,龙毓灵,朱戎,等. 胃粘膜相关样淋巴组织增生的内镜、病理及实验研究. 云南医药,2000,21(4):290-292.

[20] 吴勤动,钱可大,朱永良,等. 血清幽门螺杆菌可溶性抗原检测的临床意义. 中华内科杂志,2000,39(8):521-523.

[21] 彭玄杰,陈锦春,屠玲丽. 幽门螺杆菌、胃泌素与慢性胃炎的关系. 临床消化病杂志,2000,12(4):155-156.

[22] 万卓越,黄丽娟,王开利. 应用基因工程表达抗原建立检测 HP 感染的 ELISA 诊断. 中国公共卫生,2000,16(8):760.

[23] 李斌,周小林. 养阴清胃汤治疗慢性浅表性胃炎 60 例. 湖南中医药导报, 2000,6(7):31-32.

[24] 朱庄松. 陈香胃丸治疗慢性胃炎 108 例. 湖南中医药导报,2000,6(7):32.

[25] 郑嘉岗,卢林耿,段艳霞,等. 慢性胃炎与微观辨证分型的相关性及临床意义. 中医杂志,2000,41(8):490-491.

[26] 李大伟. 中西医结合治疗慢性胃炎 86 例. 中国中西医结合脾胃杂志,2000, 8(4):250.

[27] 唐卓斌,周子成,杨建民,等. 丽珠胃三联治疗幽门螺杆菌相关性胃炎及溃疡病疗效观察. 第三军医大学学报,2000,22(7):710-711.

[28] 李碧茜. 补脾阴汤治疗慢性胃炎 68 例的疗效. 广东医学,2000,21(8):706.

[29] 陈洁,许春娣.小儿慢性胃炎、消化性溃疡诊断治疗推荐方案.中国实用儿科杂志,2000,15(8):509-510.

[30] 许鑫梅.慢性胃炎从郁论治.新中医,2000,32(7):3-4.

[31] 黄晋红;张仲海.慢性胃炎应重视调肝.山东中医药大学学报,2000,24(4):251-252.

[32] 刘菲,陆玮,陆震宇,等.肝胃宁对大鼠胃粘膜的保护作用及临床研究.中国新药与临床杂志,1998,17(1):20-22.

[33] 刘炯,许国铭,屠振兴,等.幽门螺杆菌感染者中cag致病岛的分布及其意义.中华内科杂志,2000,39(7):457-460.

[34] 陈岚,周镇苏,黄全华,等.清幽片对幽门螺杆菌阳性胃病根除作用的临床研究.中国中西医结合脾胃杂志,2000,8(3):168-169.

[35] 魏学琴,韦红.慢性胃炎患者感染幽门螺旋杆菌情况分析.成都中医药大学学报,2000,23(2):27.

[36] 汪寿鹏,许亚娜.四季气候变化对慢性胃炎复发及HP感染的影响.中医杂志,1999,40(6):364-365.

[37] 徐珊.论治慢性胃炎调和五法.中国中医药信息杂志,1999,6(6):59-60.

[38] 虞蔚红.养阴清胃汤治疗慢性胃炎胃阴不足型42例.河南中医药学刊,2000,15(3):67-68.

[39] 杨树德.灭滴灵治疗幽门螺旋杆菌阳性慢性胃炎疗效观察.井冈山医专学报,2000,7(2):39-40.

[40] 许英萍、吕宾、朱林喜,等.慢性胃炎患者幽门螺杆菌CagA抗体检出分析.浙江医学,2000,22(7):423-424.

[41] 唐海宁.中医分阶段治疗慢性胃炎HP阳性的临床观察.上海中医药杂志,2000,34(7):26-27.

[42] 李绍琼,余娜,王文文.慢性胃炎和消化性溃疡与幽门螺杆菌感染:附1362例分析.海南医学,1997,(1):16-17.

[43] 郜恒骏,白剑峰,彭延申,等.胃癌、癌旁组织中抑癌基因和凋亡调节基因表达及其内在关系.中华消化杂志,2000,20(3):178-181.

[44] 周凡,唐福康,武一曼,等.人慢性胃炎与神经内分泌G、D细胞关系的研究.中国组织化学与细胞化学杂志,2000,9(2):161-163.

[45] 刘海峰,刘为纹,房殿春,等.胃癌前组织和胃癌中Bax基因表达及其与细

胞凋亡的关系.世界华人消化杂志,2000,8(6):665-668.

[46] 徐杨,凌奇荷,林礼茂,等.血清 HP-IgG 测定的临床意义.中国内镜杂志,2000,6(3):33.

[47] 林三仁,于中麟,胡品津,等.全国慢性胃炎研讨会共识意见.胃肠病学,2000,5(2):77-79.

[48] 沈善增.还吾老子.上海:上海人民出版社,2004.

[49] 张耿光.庄子全译.贵阳:贵州人民出版社,1992.

[50] 朱清时.物理学步入禅境:缘起性空.第二届世界佛教论坛论文集,2009.

[51] 张志聪.黄帝内经集注.北京:中医古籍出版社,2017.

[52] 陈可冀.中医有国籍,文明无疆界——谈当代中西医学人文情怀与科学精神的认同.中国中西医结合杂志,2017,37(6):645-646.

[53] 胡适.胡适论学近著[M],上海:商务印书馆,1935:556.

[54] 苏与.春秋繁露义证[M].北京:中华书局,1992.

[55] 陈寅恪.寒柳堂集[M].北京:三联书店,2001.

[56] Soloway RD. Pigment gallstones. Gastroenterology. 1977:72:162.

[57] Bode G,Song Q,Bath R, et al. phospholipase C activite of helicobacter pylori is gene[J]. Gut,1977,(suppl 1):A12 16(1)26-28.

[58] 李建业:胆道排石汤对狗胆道动力学的影响,江西医学院学报,4(7):7,1980.

[59] 华东石油学院.沉积岩石学.北京:石油工业出版社,1982:177.

[60] 尹光耀.胆囊收缩素在胆囊造影术中的应用.中华消化杂志,1983,3(3):162.

[61] 尹光耀.胆囊胆管形态与结石形成的关系.铁道医学,1983,11(4):193.

[62] Wait M. Approaches to the study of mammalian cellur phospholipase[J]. Lipid Res,1985,26:1379-1388.

[63] 尹光耀,等.胆石成因的实际研究.江苏医药,1988,14(1):2.

[64] 尹光耀,杨柏岩,孙复兴等.胆石形成基本因素和条件研究.中西医结合杂志,1989,9(7):391-395.

[65] 黄燕,邹益友,范学工等.幽门螺杆菌对胆汁耐受性研究.中国现代医学杂志,2004,14(3):100-102.

[66] 杨玉龙,潭文翔,付维利等.胆系感染的菌群结构分析及临床意义.肝胆胰

中医脾胃的中西医结合研究

外科杂志,2004,16(1):26-28.

［67］Lichtenberger LM，Hazell SL，Romero JJ，et al. Helicobacter phlori hydrolysis of artificial phospholipid monolayers：insight into a potential mechanism of mucosal injury［J］. Gastroenterology，1900，98：A78.

［68］郑芝田主编. 胃肠病学. 第二版. 北京：人民卫生出版社,1986 年.

［69］李乾构主编. 中医胃肠病学. 北京：中国医药科技出版社,1993 年.

［70］危北海主编. 中医脾胃学说应用研究. 北京：北京出版社,1993 年.

［71］陈士奎主编. 中西医结合医学导论. 北京：中国中医药出版社,2005 年.

［72］张志聪(清). 黄帝内经集注. 北京：中医古籍出版社,2015 年.

［73］季钟朴主编. 现代中医生学基础. 北京：学苑出版社,1991 年.

［74］夏玉亭. 胃炎临床研究进展,上海：上海科技出版社,2003 年.

［75］Marshall BJ. Marshall B. Lancet 1983;1:1273_1275.

［76］Marshall BJ. et al. Microbios Lett 1984;25:83-88.

［77］Morris AJ，et al. Nicholson G. Am J. Gastroenterology1987;82:192-199.

［78］Morris AJ，et al. NZ Med J 1986；99:657-658.

［79］Morris AJ，et al. Ann IntMed 1991；114:662-663.

［80］Marshall BJ. et al. Lancet 1986；1:965.

［81］Lambert JR. et al. Gastroenterology 1987；92:1488.

［82］Marshall BJ. et al. Lancet 1984；2:281.

［83］Marshall BJ. Goodwin CS. Int J Syst Bacteriol 1987;37:68.

［84］Lambert JR，et al. J 1nfect Dis1987；155:1344.

［85］Whitehead R，et al. J ClinPathol 1972；25:1-11.

［86］潘启明. 周易参同契解读. 北京：光明出版社,2005 年.

［87］南怀瑾. 小言黄帝内经与生命科学. 北京：东方出版社,2017 年.

［88］张耿光. 庄子全译. 贵阳：贵州人民出版社,1992 年.

［89］沈善增. 还吾老子. 上海：上海人民出版社,2004 年.

［90］张耿光. 庄子全译. 贵阳：贵州人民出版社,1992 年.

［91］张志聪. 黄帝内经集注. 北京：中医古籍出版社,2017 年.

参考文献

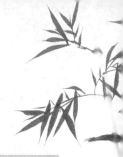

　　20 世纪 40 年代，我出生在交通闭塞风景秀丽的无锡阳山尹城一个 700 多年历史的古老家庭里。父母教导我："不为良相则为良医"。1961 年我考入南京医学院本科，从此走上中西医结合研究之路。随着阅历的累积，我深信《周易》二元互补相成的辩证关系中的要素是："一切事物，无不在变化之中，唯有'变化'永远是不变的"人生智慧。

一、父母指点我入医学之门

　　1. 南京医学院奠定基础

　　我在"家学"读书，古文启蒙，母亲督促非常严格。我进了无锡最好一家私立学校"锡光初中"。开学那天，母亲只告诉我"要学范仲淹""不为良相则为良医"！我在初中三年级时自学高中课程，每天只睡 5 个小时，打瞌睡时，就用指背敲打台角，疼痛醒脑。我初中毕业即考取了南京医学院医疗系本科，进入西医之门。在这里我最爱的是图书馆、实验室以及学校后面的清凉山尼姑庵（明末清初李香君在此出家，我敬佩她的气节），在幽静的尼姑庵里我深深思考书本与见闻的异同与相关联系。

　　大学二年级时，我自学南京中医学院编写的《中医学概论》。暑假回无锡拜名老中医陈豫康为师，从此每年寒暑假都在陈师家学习，直至老师仙去。

　　二年级时，我的实验论文《肌肉完全强直性收缩的电生理学机制》完成，业师葛志恒教授看了十分高兴，把论文带到生理学年会上；三年级时，病理学老师薛婉芬语重心长地对我说："希望你踏上工作岗位后，见到病人就能在你脑海里见到他们病灶上细胞的变化，成为一个真正的好医生。"葛志恒教授和薛婉芬老师对我的教导为我日后从事临床工作和科研工作奠定了基础。在上临床课时，陈钟英教授手把手教我触诊"平、轻、紧"三字诀。妇产科杨怀恭教授在我毕业时，特地找我说:"产妇分娩是一脚在棺材内一脚在棺材外,你一定要小心谨慎啊!"因此,我走上中西医结合之路是自然而然水到渠成的自觉自发过程。

林克老师是南京医学院党委书记,"文革"后任清华大学第一书记,后调任复旦大学党委书记。在清华大学和复旦大学都有我做实验研究的足迹。我与复旦大学还签订协作合同(合同号92148,项目名称《胆胃综合征"脾虚证课题延伸"》)。我每次成果鉴定林克老师一般都会来无锡参加旁听,因此吴咸中、陈可冀、裘法祖、过晋源、江绍基、沈自尹、李连达和吴孟超都与他在我的鉴定会上相见过。季钟朴是万万不可忘却的导师。邓铁涛、姜春华、邝安堃诸先生都是脚踏实地真正的学者,永远会在学术界受到尊敬。他们都是我在中西医两条道路上起着奠定我日后坚实学术基础的恩人。

2. "祸兮福之所倚,福兮祸之所伏"

"文革"期间,我的临床工作是非常艰辛的,但也给我带来了走"白专道路"的机会。为抢救一个服5瓶敌敌畏自杀的患者,我18天日夜陪伴在患者身边,直到她清醒可以下床为止。这种工作作风我一直延续至今。我也从道义与医疗上救助从而结识了很多中国文化艺术大师,如张仃、张正宇、曹涵美、叶圣陶、冯其庸、蒋风白诸先生。他们的人生经历激励了我的奋斗意志和决心。

二、我的中西结合研究之路

我先后在内、外、妇、儿四科轮转20年,在放射科学习一年,其间"西学中"一年,最后定于内科,担任副主任。1981年因工作需要组织上把我调入第三人民医院,任消化科常务副主任,兼病理科主任、中心实验室主任和中西医结合研究所所长。这个消化科是集消化内科、普外科、中医科为一体的科室,当时号称为"中西医结合消化科",实际上就是手术加西药加中药。

1981年我参加了第一届全国中西医结合代表大会暨学术交流会,我从此走上了中西结合研究之路,在这条充满艰辛的科研路上一走就是27年。同邑乡贤钱穆先生和钱钟书先生,他们一个是新儒学家,一个是中西文化比较学者,他们带给我的是固守本土文化同时兼容西方文化的要旨。

1. "工欲善其事,必先利其器"

我在无锡市所有医院中首先建立放射线免疫检测工作室。1981年我在国内首先用猪小肠黏膜中提取的胆囊收缩素(CCK)进行CCK胆囊造影术临床研

后
记

究获得成功，用于兔子实验未发现明显的副作用，才在志愿者身上做 CCK 胆囊造型术研究。当年 11 月中华医学会第一届全国普外科学术会议在无锡市召开，我作为无锡市唯一的正式代表，在大会上做了《CCK 胆囊造影术临床研究》演讲，受到参会学者的一致好评，从而结识了裘法祖、沈魁和吴孟超等大家。《CCK 胆囊造影术临床研究》经过"成果鉴定会议"论证其科学性、可行性、先进性、实用性，从而获得政府科技成果奖。该论文发表于中华消化杂志，震动了现代肝脏病之父西德人汉斯·帕波。1983 年 11 月耄耋之年的汉斯·帕波赴沪与我晤谈，从此我有了一些国际声誉。

我学会扫描电镜、透射电镜和能量色散 X 射线分析仪（能谱仪）操作技术，在"地质部江苏省无锡市地质石油实验中心"进行扫描电镜和能谱仪观察胃黏膜、胆囊黏膜和胆结石的形貌变化及其微量元素和氧化物测定；后来这个工作转移到上海复旦大学，这里的仪器设备更全面更先进。我检测人体胃黏膜 cAMP 和 cGMP，人体胃黏膜、上皮细胞核、线粒体及其微量元素和氧化物和上皮细胞核 DNA；检测胃黏膜和血 SOD，胃黏膜免疫组织化学染色、基因表达染色和生物化学等现代科学技术手段的 38 项指标。我从组织-细胞-亚细胞-分子生物学水平同步检测，再进行整体性-局部性-时相性、功能态-结构态-代谢态内在联系的研究。

我如车轮一样不断地在消化科、病理科和中心实室工作。直到 41 岁才结婚。婚后我的工作仍然非常繁忙，根本照顾不了家庭。我的妻子是非常贤惠婉淑大气美丽的护士，我永远不会忘记她对我工作的支持。

我于 1990 年提出："脾胃"的主要生理功能是运化功能，气血生化、统摄血液和"合肌肉主四肢"则是"脾胃"运化的延伸功能。我在《胃黏膜病理组织学及其相关指标检测研究肠化生、癌变、脾虚证与核酸代谢间关系》中指出：脾虚气滞证胃黏膜伴有不完全性结肠型肠化生、DNA 含量异常增高是胃的癌变信号，应予以高度重视。我在《脾气虚证慢性胃病肠化生的临床与实验研究》指出了："肠化生可以逆转"。我在《慢性胃炎脾虚证分型与临床证方验证（治疗）的现代病理生理学基础研究》中指出：①脾虚证既可发生在胃黏膜器质性病变的基础上（有病有证），也可发生在胃黏膜无器质性病变的基础上（有证无病，亚疾病状态），但都发生在胃黏膜上皮细胞的细胞核与线粒体 Zn、Cu 互为消长的量变基础上。②胃黏膜 cAMP、SOD、Zn、Cu，线粒体 Zn、Cu 和细胞核 DNA、Zn、Cu 的量变既是胃粘膜组织结构产生病变的物质基础,也是决定脾虚证分型的物质基础。

我在《中西医互补整合研究慢性胃炎与胃黏膜癌前病变的临床意义》中阐明了:"胃康复"合煎、单味药煎后合并对动物药理药效研究,证明"胃康复"具有抗癌和促进刀头球蛋白 A(concanavalin A,ConA)诱导的 T 淋巴细胞增殖作用;阐明了中医"脏与证本质"的现代概念,明确中医五脏,每脏都由"有形之脏"和"无形之脏"组成。

我提出了"有证无病"、"有病有证"和"有病无证"的新概念,为发挥中医药学辨证论治优势,"治未病","未病先防"及防治"亚健康"状态等提供了理论基础,具有重要的临床指导意义。发现胃黏膜上皮细胞内线粒体结构变化,线粒体膜分三层,膜上有小孔,线粒体嵴可伸入细胞质。这是线粒体产生的能量物质ATHP进入细胞质和组织液的结构基础。我提出了临床上客观存在脾虚气滞证与脾虚气滞证胃病和脾虚气滞证胃病胃黏膜组织伴有大肠型肠化生Ⅱ型是胃的癌变信号的观点。

三、我对中西医结合创新发展之路的一点感悟

"结合"的概念是含糊而混淆不清的,结合可能为一,可能仍然是各自为一;"整合"的概念是在有条件选择情况下产生的有机融合,即合二为一,成为一个整体。《中医药法》确定沿用 "中西医结合医学"这个名词,免得当前用词争辩,不是没有道理的,相信凡是科学都会与时俱进。

1935 年胡适在评论"本位文化"时说:"我们肯往前看的人们,应该虚心接受这个科学工艺的世界文化和它背后的精神文明,让那个世界文化充分和我们的老文化自由接触,自由切磋琢磨,借它的朝气锐气来打掉一点我们的老文化的惰性和暮气。将来文化大变动的结晶品,当然是一个中国本位的文化,那是毫无可疑的"。胡适是非常有远见的学者。我把他的话诠释为:中国古代"四大发明"长期停留在狭窄的实用范围,而没有展开上升到科学层面的理论研究;"四大发明"传到西方,在实用过程中进行了理论层面的研究,出现热兵器、喷气力学,从而又引起第一次、第二次工业革命,世界进入了近现代社会。中国传统医疗技术中确实存在的宝贵发明不能重蹈"四大发明"的历史,我们一定要努力在新的起点上融合创建"世界通适现代医学",这个结晶品当然是以一个中国本位的文化为主的。

中医药技术之义必须进入现代发展。现代医学也是整体医学,它以神经一

后记

激素－免疫三大调节系统相关互补调节使人体在疾病过程中成为整体性变化。产妇生产时不仅是产道肌肉起作用，这时心脑血管和全身各器官都在配合着活动，机体自身在瞬息万变中调节着全身各器官尽可能保持着正常生理状态，生产婴儿，万不得已才剖宫产。这种立体式的医疗思维模式使母婴双亡率极度降低，而且预测了婴儿有无遗传性疾病存在的可能性。

盐酸小檗碱，是从中药黄连、黄柏或三颗针中提取的有效成分，具有显著的抑菌作用，现代药理学研究证实黄连素具有显著的抗心力衰竭、抗心率失常、降低胆固醇等作用。据推测有可能是继青蒿素之后，又一个可以在国际医药界夺标的一个项目。又有日本科学家大隅良典的开拓性研究阐明细胞自噬（Autophagy，或称自体吞噬）的分子机制和生理功能："细胞在缺乏营养和能量供给的饥饿时候，能把自己体内的无用或有害物质自行吃掉，以提供自己生存需要的能量，从而维持生命。自噬作用也可能降解潜在的毒性蛋白等体内多余的垃圾物质，而这些物质会阻止细胞凋亡进程"。他从而获得 2016 年的诺贝尔生理学或医学奖。大隅良典的研究是否受到中国道教"辟谷断食"的启迪，不得而知。

总之，中医药技术知识的内涵必须加速理论层面上的研究并拓宽应用技术研究，已经在有识之士界达成共识，而且切实行动起来了！我们在反思中精益求精，即《易经》所谓"天行健，君子以自强不息"的道理。如果在这个基础上我们有了更大的突破，那么，这个"结晶品"当然是以一个中国本位的文化为主的。作为一个有良知和抱负的自然科学与社会科学兼俱的医学科学工作者，我真诚默默的追求"仁爱"矢志不渝的跨越了半个多世纪。

我认为，为了促进中西医结合医学的发展，要从以下几个方面做起：

1. 中医、西医和中西医结合的工作者必须要有求实、勤奋作风及开拓、创新精神

自然科学的发展创新有其内在的发生发展和转化的规律可循，实事求是，有根有据，以事实说话，这就是科学观。与时俱进开拓创新的研究思路对待中医药，这才是脚踏实地的坚持'科学发展观'促进中医药现代化的具体方法学准则、道德准则和行为准则。

作为科学工作者既要有自尊人格，又要尊重他人的人格。要尊重权威学者，但是不要盲目崇拜。科学研究可以借鉴他人成败的经验教训，但是不能篡改剽窃和掠夺他人成果；要有独立自主的创新思维，不要随波逐流，人云亦云；从科学

中医脾胃的中西医结合研究

研究的感悟、选题、比较、分析、假设、推理、归纳、综合、质疑、观察、验证、判断、立论，一直到写出论文，发表成果，乃至于实际应用，创新思维贯穿于科学研究的全部过程。思维研究在于形象思维的建立，因为形象思维是宏观的、整体性的，如中医的"比类取象"，阐释了中医学理论与实践。中医学原创思维的传承与创新是中医药学发展的主要途径和动力。运用科学思维方式，可以求证诠释前贤的理论。寓继承之中求创新，从理论层面阐发古人之未备，从而推动中医学科进步。科技工作者的思维模式，既要有批判性思维，又要树立自由探索、不断创新的攀登的精神。

当今"中医药学现代化"和"中西医结合"学者所采用的研究方法手段和研究内容实际相同！中国的西医界、中医界和中西医结合界的学者绝大多数是随大流的，绝大多数的学术论文围绕几个漩涡旋转。毫无疑义，现代西方医学界有什么新的研究"指标"，中国的西医界、中医界和中西医结合界很快就"囫囵吞枣"地紧紧跟上，卷进漩涡旋转，为他人做验证。这也是一种悲哀。为什么我们没有自己的创新"指标"呢？

当务之急，是中医药学必须在继承中创新。每个中医药学者都应该在"独立人格，自由思想，求实精神，勤奋作风"层面上发挥自己的主观能动性来思考重大课题。

中医药学是在中国哲学思想指导下创立的学科，"无穷嵌套"、"阴阳之中复有阴阳"是中华传统文化中最为重要的哲学精髓。中医学以宏观、整体、动态、综合的研究方法，直接在人体上实践，揭示生命活动规律。由于中医基本理论表述得不规范，或概念模糊，所采用的"以象测脏"、"取象比类"和"司外揣内"研究的方法，缺少科学研究的严密性。自古至今，文字学和语言学历经变革（甲骨文字、钟鼎文字、秦篆文字、汉隶文字、宋楷文字；文言文，白话文），现在还有"网络语言"、"电子语言"，唯独中医学理论的术语不变。随着现代科学技术的迅速发展，其理论体系的语言表述形式已无法适应时代需求，出现了因语言形式滞后而导致中医学的科学内涵难以被理解和接受的现状。举例如，中医的"经络"的"络"和"络脉"的"络"，是否有所区别，该不该要分分清楚？"经络"的"络"可能是客观存在的，但是目前还没有办法找到，因此暂称它为无形之络；"络脉"的"络"，往往在治疗脑中风的时候应用这个名称比较多，络脉堵塞或者破裂所谓中风，我们发挥一下独立自由的思想，我认为"络脉"的"络"应该是一个小管道系统即小或微血管系统,这个假说或论点,是要通过求实精神、勤奋作风进行实验研究,质疑、观察、验证、判断才能成立。因此,我们必须从自己的根本思想意识上,"坚持科学发展观""与时俱进"传承与创新现代中医药学(包括中医药的现代语言)。应该看清楚黄帝、张仲景、沈括等先贤,早就借"上古之人"寄自己的思想与愿望于今时,要今时之人力图改革、创新和与时俱进!

怎样才能真正有助于学术发展?怎样保持学术队伍的贞洁和清白?怎样增强和恢复学术成就的公信力和公誉度?培养具有健康人格自尊自爱无私奉献的人是首要任务。对虞誉不喜,对求全苛责不计,是我们民族的精神。一家创编近40年的杂志,从第四届至第八届的一位编委说了一句"互补整合比结合更恰当"一句话竟然被编辑部主任(女青年)把他编委抹去了。以史为鉴,建立《科学技术法》,有关立项、立题、评审、经费、职称评定都要有严格法律界定,奖惩法制化,引进刑法……是当务之急的大事。这样才能促进中国医学科研工作在正确的轨道上前进,才能正确地应用和坚持"科学发展观",中医药现代化就会健康快速发展。

2. 加强对中医脾胃的现代认识

"脾胃运化"即消化吸收和营养代谢功能,没有这个功能安能提供气血生化、制造凝血物质统摄血液和肌肉和四肢发达之物质基础。陈先生指责笔者把"四时五脏和血肉五脏混为一谈"。笔者认为对知识和批评必须是全面开放的,让它有自我调节的功能,无论哪里出问题都可以根据最新的知识求得一种最合理的具体解决办法。正常人体随四时季节变化而变化即内环境适应外环境之变化,这样"金木水火土"才会平衡的,"五脏六腑"相安无事。中医"五脏"之每个脏则有"有形之脏"与"无形之脏"组成的。"四季脾旺不受邪"之说,实际上是古人强调了"脾胃"功能强健体质的重要性。人体决不可能每季换有一个"心肝脾肺肾"。中医究竟用"人"体来比拟"天"体?还是用"天"体来比拟"人"体?"天亦有喜怒之气,哀乐之心,与人相副。以类合之,天人一也";"天"与"地"都拟之人,"天者拟之人,故自脐以下,人之阴也。""形体有骨肉,当地之厚也。有九窍脉理,当川谷也。血气者,风雨也。"这种观点起于秦汉,其"根本比喻"沿用至今,对此,苏舆先生持批评的态度。不能读死书死读书,读而不化是治书者而不是治学者。中国古代近代科技只重程序(即所谓法),不讲究直接详细明确的证明(即所谓义);法即技术,义则指原理。故只知其然不其所以然,中医药亦然。令人怅然神伤者,那些因无理可言而抽丝剥茧到史前甲骨文伏羲时代,真是天地混沌,赤条条,从"零开始"另立八卦教"名物象数"也。严复早就在《与梁启超书》中批评说:"无似因缘际会,得治彼学二十余年,顾自揣所有,其差有一日之长者,不过名物象数之末而已。"(《严复文集编年》一,105页)。极端的功利论往往会走上反智识主义(antiintellectualism)。空言不足以取信于人,舍虚就实,言必有据,对于一名一物之微都要详细究其始末,一切理论都必须建立在实学的基础之上。"以身作则""言教不如身教",要把它溶化在"日用常行"之中方可为师也。孟子曰:"人心不同各如其面",难也愧也! 严复的《天演论》在中国种下了中国、印度和西方这三支源远流长的文化因子,称之为"中国古典文化"。今天世界一切文化都是混合体,没有一个文化是单一而纯粹的。国学大师陈寅恪说:"中医有见效之药,无可通之理",他让女儿读西医学院。笔者认为研究事物变化必须宏观与微观交互为用,注意其中微观的根据,留心其宏观的涵义。"道欲通方,而业须专业"。研究无论从什么专业入手都必须通于文化整体,旁通其他,才能免于见树不见林。中国传统医药技术中的科学成分也是在变动中发展的。

3. 中西医结合的结晶应该是产生于中国

中药现代化面对的门槛是"标准化"。这也是中药获得国际认可的关键,是中医证的现代化研究,特别是证的现代病理生理学基础研究,确立中医证的诊断的定性定量的客观化指标,或综合诊断客观化的标准,将是中医走向国际、普及世界,并为各国医学家和民众所理解所接受,促进治疗观念的更新和中医药学的发展,所必需的极为重要的科技革命。我认为不要把"五行"当做实体的物质,而应把它当做有功能的"代数"符号(这个功能的界定也非常模糊,有取舍的必要)。

人体是一个有机组合的整体,体内各种组织细胞的结构成分和各种生物活性物质都是以一定含量、一定量比关系组合而成的。测定各种生物活性物质的"绝对"含量固然重要,但是测定活性物质之间的"含量比值"则更为重要,更能说明机体纵横交叉联系的整体性和内环境变化的动向及规律;正常机体的这种比值在一定的域值范围内处于动态平衡状态,打破这种动态平衡就产生病理现象和机能失调。某一生物活性物质的比值波动超过或低于正常域值范围,就能引起这一生物活性物质系列连锁的比值变化,由此产生现代医学的某一诊断明确的病,同时也产生中医的证的临床表现(非特异性的综合征)。中药复合成分的特性是调整病理比值,此为中药治疗疾病的机制之一,从而也就可以解释中药具有对人体多层次多靶点双向调节作用,调整病理比值机理。中药调整病理比值的过程是比较缓慢的,因此,中药的治疗作用(效果)也是相对缓慢的。测定系列活性物质之间的"含量比值"将是医学科学和生命科学今后研究的方向,更是中医中药的基本理论的研究核心。因此,提取中药的有效成分按比例整合配方,也不失为是一个创新思路。

采用现代科学技术进行中西医互补整合"五脏相关"的临床基础研究放在首位。机体各部分(体表与内脏、脏腑与五官、脏腑与脏腑)之间密切相关,互相联系、相互影响的整体观点,要用现代科学方法进行多方面、多层次、多指标地比较研究,提供大量证据,证实它的科学性、可行性和合理性。这就是 21 世纪中西医结合创新研究的平台。我认为:中医学五脏都由"有形之脏"和"无形之脏"组成,"无形之脏"是"五脏相关"内在联系的基础。

当然,以上几个重大课题都必须在统一标准下,经过国内或国际间多中心、随机、双盲、对照的循证医学研究,才会得到全球认同的结果。

我们曾经失去了先机。中国的传统医疗技术也是累积经验进而归纳出若干病证的特点,也寻到若干可用的草药。但明朝李时珍(1518—1593,字东璧)所著《本草纲目》和瑞典林奈(Cart von Linne,1707—1778,他创立对植物分类"双名命名制")的《自然系统》)相比,就有很大的差距。林奈的植物科目的分类奠定了后世植物演化谱系研究的基础。南宋宋慈(1186—1249,字惠父)所著《洗冤集录》、清代王清任(1768—1831,字勋臣)所著《医林改错》竟然没有受到医疗界高度重视,失去了进入现代科技领域的机会,我为此扼腕痛惜之。我们应发奋图强,急起直追。